# The Tooth Preparation
# 全新牙体制备图解
## 各类修复体成功治疗的牙体制备技术

（日）岩田淳 著　　汤学华 译

北方联合出版传媒（集团）股份有限公司

辽宁科学技术出版社

**图文编辑**

张 浩 刘玉卿 肖 艳 刘 菲 康 鹤 王静雅 纪凤薇 杨 洋 戴 军 张军林

The Tooth Preparation Author: Jun Iwata

Copyright © 2023 Ishiyaku Publishers, Inc. Tokyo, Japan.

All rights reserved.

First original Japanese edition published by Ishiyaku Publishers, Inc. Tokyo, Japan.

Chinese (in simplified character only) translation rights arranged with Ishiyaku Publishers, Inc. Tokyo, Japan. though CREEK & RIVER Co., Ltd. and CREEK & RIVER SHANGHAI Co., Ltd.

©2025，辽宁科学技术出版社。

著作权合同登记号：06-2024第36号。

**图书在版编目（CIP）数据**

全新牙体制备图解 /（日）岩田淳著；汤学华译. -- 沈阳：辽宁科学技术出版社，2025. 1. -- ISBN 978-7-5591 -3823-1

Ⅰ. R781.05-64

中国国家版本馆 CIP 数据核字第 202438D982 号

出版发行：辽宁科学技术出版社
　　　　　（地址：沈阳市和平区十一纬路25号　邮编：110003）
印 刷 者：凸版艺彩（东莞）印刷有限公司
经 销 者：各地新华书店
幅面尺寸：210mm×285mm
印　　张：19.75
插　　页：4
字　　数：400 千字
出版时间：2025 年 1 月第 1 版
印刷时间：2025 年 1 月第 1 次印刷
出 品 人：陈　刚
责任编辑：张丹婷　殷　欣
封面设计：袁　舒
版式设计：袁　舒
责任校对：李　硕

书　　号：ISBN 978-7-5591-3823-1
定　　价：198.00 元

投稿热线：024-23280336
邮购热线：024-23280336
E-mail:cyclonechen@126.com
http://www.lnkj.com.cn

# 译者前言 Preface

近年来,随着修复材料、粘接材料、器材设备及修复数字化等的迅速发展,在给广大口腔修复临床工作者带来了极大便利的同时,也带来了许多挑战。作为临床工作者只有不断地认识新材料、学习新技术,才能实现美学效果与功能兼备的高质量修复治疗。特别是随着数字化技术在口腔修复领域应用的不断加深,对我们口腔修复专科医生也提出了更高的新要求,其中最关键的便是牙体制备的技术。

日本岩田淳先生的著作《全新牙体制备图解》于2023年10月一经出版就受到我的高度关注。全书通读下来发现书中不仅介绍了所有修复体的牙体制备技术,还与时俱进地融入了大量走在科技前沿的新设备、新材料及数字化技术等新内容,使传统的牙体制备技术提高到一个全新的高度。我深感受益良多,这些内容完全与这个口腔修复全新时代的全新技术与材料相契合。

通过对《全新牙体制备图解》一书的学习一定能给广大口腔修复临床工作者带来巨大帮助,于是我迫不及待地想把它翻译成中文呈现给广大同仁,帮助大家提高适应新时代口腔修复治疗要求的能力,为广大患者提供高质量的治疗。衷心希望本书能给广大口腔修复临床工作者的日常工作带来福音。

本书在翻译过程中得到了南京久雅口腔医疗管理有限公司全体同事的大力支持与帮助,在此深表谢意!

因时间仓促,不足之处在所难免,敬请广大读者谅解!

汤学华

2024年夏

# 前言 Preface

近年来，随着修复体制作材料与设备的发展，牙体制备技术也呈现出多样性。特别是粘接修复治疗与微创修复治疗的发展，感觉牙体制备也到了一个转变期。另外，随着修复治疗数字化技术的不断推进，使以计算机技术为基础的牙体制备、形态与材料空间的确认等成为可能。尽管如此，牙体制备仍然需要由牙科医生在口腔内进行模拟操作，所以操作技术很大程度影响修复治疗的成功。

本书把我掌握的修复治疗中必要的牙体制备与形态，以病例或图解以及模型上的制备步骤为中心进行解说。另外，对于修复治疗中必要的牙体制备以外的治疗技术，我也加入了文献与我对现状的见解。

掌握进行恰当的牙体制备所必备的知识、技术及经验。以成功的修复治疗为目标，本书哪怕能给读者带来一点点帮助，我也会感到万分荣幸。

最后，对平时给予我指导的牙科医生本多正明先生、松川敏久先生、六人部庆彦先生，牙科技工士西村好美先生和日本临床牙科学会（SJCD）的专家们及给予我粘接修复治疗基础指导的青岛彻儿先生、Dr. David Gerdolle、Dr. Didier Dietschi、Bio_emulation的成员表示感谢，另外也对负责本书技工部分的奥森健史先生、胁田太裕先生、瓜坂达也先生、青木健治先生，在本院工作的仓木慎也先生，为本书的制作尽心尽力的医齿药出版株式会社的上田雄介先生、井贯幸一先生，本院工作人员及家属表示感谢！

岩田淳

2023年9月

# The Tooth Preparation

## 全新牙体制备图解

**各类修复体成功治疗的牙体制备技术**

# 目录　Contents

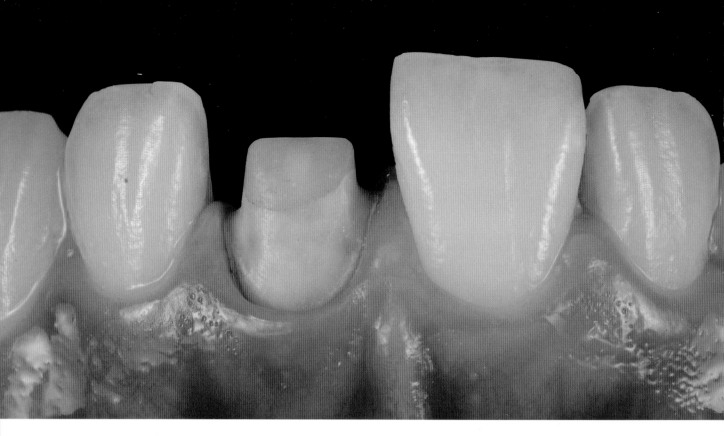

# 牙体制备的基本原则

牙体制备是修复体在口腔内准确就位与协调行使功能的必要治疗步骤之一。实际临床上必须根据基牙及周围组织的具体情况进行恰当的牙体制备。本书以牙体制备的知识与技术为中心给各位读者进行介绍。

本章关于全冠牙体制备介绍以下基本原则：

- 基牙的生物学要素（牙体、牙髓、牙周组织）。
- 基牙修复体边缘位置的设定。
- 基牙的固位形与抗力形。
- 边缘形态。
- 牙体制备必需的器材与工具。

## 基牙的生物学要素

牙体制备应该考虑的生物学要素是①牙体（基牙残留牙体组织的质与量）、②牙髓及③牙周组织的关系。

## 1. 牙体（基牙残留牙体组织的质与量）

修复体为了获得美学效果与强度如果牙体的制备量较大，牙齿折裂的风险就会增高。近年来，随着粘接技术与材料强度的不断改良，为了防止牙体制备量过大必须根据具体病例进行处置（图1，表1）[1]。

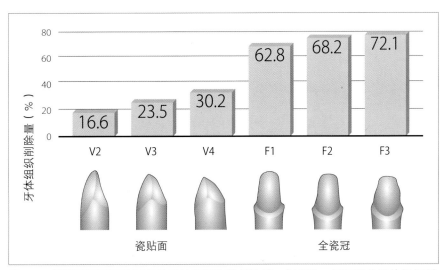

图1　一例前牙不同牙体制备的牙体组织削除量比较。据报告，牙冠部位牙体组织削除量按重量计测：贴面与粘接桥为16%～30%，是牙体制备量最少的设计；全瓷冠与金属烤瓷冠削除量为63%～73%（根据Edelhoff等，2002[1]制作）

表1　牙体组织削除量导致的基牙与冠的关系。牙体组织削除量大，修复体的美学效果与强度就高，但是存在固位与牙齿折裂的风险，会出现再次治疗困难等问题

|  | 牙体组织削除量大 | 牙体组织削除量小 |
| --- | --- | --- |
| 修复体美学效果 | 优 | 差 |
| 修复体折裂风险 | 小 | 大 |
| 修复体固位力 | 小 | 大 |
| 牙齿折裂风险 | 大 | 小 |
| 再次治疗的难易程度 | 难 | 易 |

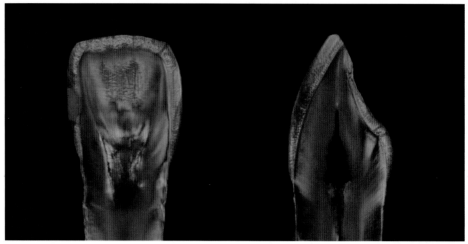

图2，图3　天然牙冠状面与矢状面的截面。牙体制备时必须掌握牙齿形态与牙髓的关系。无论哪种牙齿的近中，髓角的髓腔多数情况下都比较突出，所以在此附近制备时必须注意

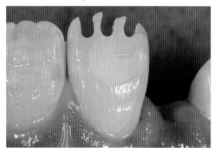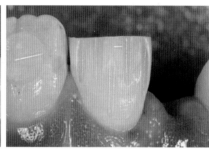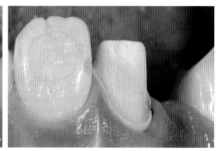

图4～图6　活髓牙制备时必须事先制作引导沟，制备过程中必须反复确认距离牙髓的距离

### 2. 牙髓

活髓牙进行牙体制备的情况下必须注意确保不发生漏髓的制备量、干燥、温度变化、振动等对牙髓的影响（图2，图3）[2]。以下情况由于制备的面距离牙髓很近，必须特别注意：

- 改变牙轴进行修复治疗的情况。
- 颈缘向牙根方向设定较深的情况。
- 连冠与固定桥的基牙必须确保共同就位道平行的情况。

考虑牙轴进行牙体制备时的处置有以下几点：

- 制作引导沟进行制备（图4～图6）。
- 为了减轻温度对牙髓的刺激，尽可能在注水的状态下进行切削。
- 使用锋利的车针制备时注意要轻轻接触牙齿。
- 注意牙体组织不要过度干燥。
- 要注意年轻人的髓腔大小。
- 拍摄X线片或CBCT确认到达牙髓的距离。
- 分阶段进行牙体制备，促进第二牙本质形成。
- 考虑不同种类牙齿的解剖学形态。

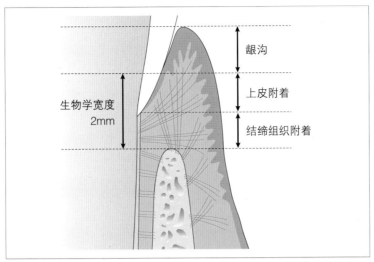

图7　Gargiulo等认为龈沟约1mm、上皮附着约1mm、结缔组织附着约1mm，将结缔组织附着与上皮附着的合计（牙槽嵴顶端到龈沟底的距离）称为生物学宽度（Biologic width）（根据Gargiulo等，1961[3]制作）

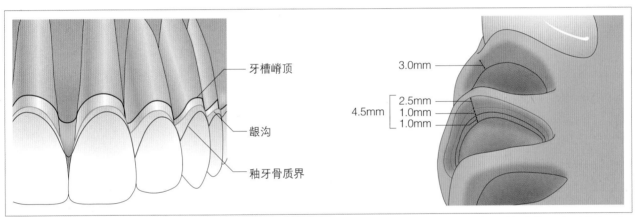

图8　Kois认可齿龈复合体（Dentogingival complex，DGC）的概念，这里介绍的牙槽嵴顶到龈缘的距离不确定，而是因位置不同而改变。总之临床上可以说把握龈缘到牙槽嵴顶或牙周袋底部，即开始附着的位置比较重要（根据Kois，1993[4]制作）

## 3. 牙周组织

牙周组织由牙龈、牙周膜、牙槽骨与牙骨质组成。牙体制备时为了决定修复体边缘及形态等，必须了解牙周组织。

以下介绍设定修复体边缘位置时应该考虑的要点。

①生物学宽度（Biologic width）

龈沟、上皮附着与结缔组织附着分别有1mm左右的宽度。生物学宽度是指上皮附着与结缔组织附着的部分，修复体侵袭了生物学宽度会给身体造成危害（图7，图8）[3-4]。

②牙周组织的性状

修复体边缘设定在龈缘下方的情况下必须考虑牙周组织的性状（图9～图11）[5-7]。

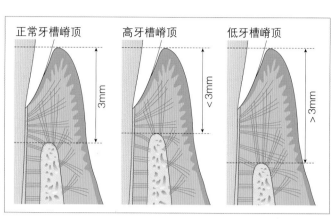

图9　Kois按照唇侧龈缘到牙槽嵴顶的距离分成3mm正常牙槽嵴顶、3mm以下高牙槽嵴顶与3mm以上低牙槽嵴顶。高牙槽嵴顶虽然牙周组织的稳定性高，但是容易侵害生物学宽度且设定修复体边缘的自由度低。低牙槽嵴顶龈缘容易变得不稳定，必须注意治疗后牙龈退缩或"黑三角"等（根据Kois，1994[5]制作）

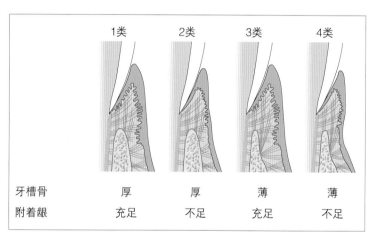

图10　Maynard提倡根据附着龈与牙槽骨的厚度分类。1类牙龈不发生退缩，2类、3类牙龈难发生退缩，3类牙龈容易发生退缩。通过上皮下结缔组织移植术把牙龈状态从2类改变成1类，从4类改变成3类可以应对牙龈退缩的风险（根据Maynard等，1979[6]制作）

1类：牙槽骨厚，且附着龈厚度也充足
2类：牙槽骨厚，但附着龈不足
3类：牙槽骨薄，但附着龈充足
4类：牙槽骨与附着龈都薄

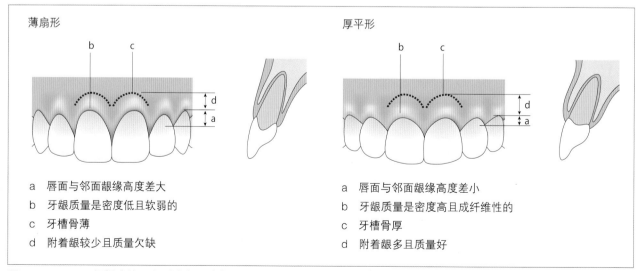

a　唇面与邻面龈缘高度差大
b　牙龈质量是密度低且软弱的
c　牙槽骨薄
d　附着龈较少且质量欠缺

a　唇面与邻面龈缘高度差小
b　牙龈质量是密度高且成纤维性的
c　牙槽骨厚
d　附着龈多且质量好

图11　Weisgold根据边缘牙龈形态与厚度把颈线分为弯曲大且薄的薄扇形（Thin-scalloped type）与厚且呈直线的厚平形（Thick-flat type）。薄扇形受到机械刺激或炎症容易发生牙龈退缩。厚平形遭遇炎症容易出现红肿，形成较深的牙周袋（根据Weisgold，1977[7]制作）

## 基牙修复体边缘位置的设定

修复体边缘位于基牙四周，必须形成清晰的移行。修复体边缘设定在龈缘上方可以保护牙、牙髓及牙周组织，而且取印模、安装修复体等都比较容易。

另外，修复体边缘设定在龈缘下方可以确保颈袖或提高修复体边缘部位的美学效果。但是，取印模或安装修复体等操作都比较困难，而且边缘适合性差还容易造成粘接剂残留等，最终可能导致牙周组织炎症。

如表2和图12所示修复体边缘位置的设定基准[8]。

表2　Newman等揭示的龈沟深度与修复体边缘位置设定的关系（根据Newman等，2012[8]制作）

| 龈沟深度 | 修复体边缘位置设定 |
| --- | --- |
| 1.5mm以下 | 设定在龈缘下0.5mm |
| 1.5~2mm | 设定在龈沟深度一半的位置 |
| 2mm以上 | 整形牙龈，探讨是否可以把龈沟深度减小到1.5mm<br>如果能减小到1.5mm以下，就按照上述标准设定修复体边缘 |

*超过2mm的依据：在深的龈沟内设定修复体边缘比较困难，而且很难获得长期稳定

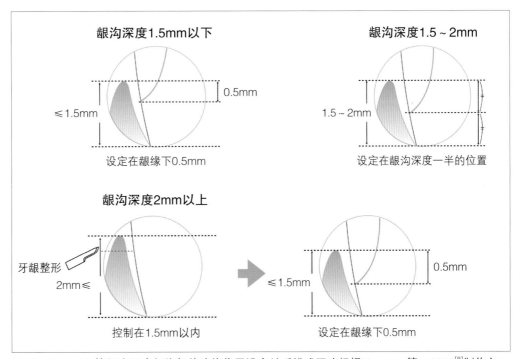

图12　Newman等龈沟深度与修复体边缘位置设定关系模式图（根据Newman等，2012[8]制作）

## 基牙的固位形与抗力形

为了修复体可以长期稳定地行使功能，必须给基牙形成恰当的固位形与抗力形。这些与基牙高度、直径、合聚角及形态有较大关系。具体情况必须在考虑图13、图14与表3所示的事项的基础上进行牙体制备[9-11]。

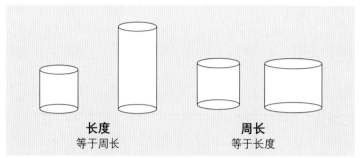

**长度**
等于周长

**周长**
等于长度

图13 基牙高度与直径的关系。基牙直径相同的情况下，高度越高，抵抗全冠脱落的固位力就越高。基牙高度相同的情况下，直径越大，抵抗全冠脱落的固位力就越高（根据Shillingburg等，1972[9]制作）

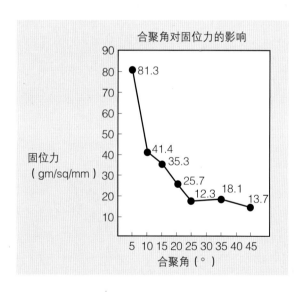

图14 合聚角与固位力的关系。合聚角越大，固位力越低。特别是合聚角超过6°，固位力显著下降（根据Jorgensen，1955[10]制作）

表3 全冠制备时基牙必要的合聚角基准（根据Smith等，1999[11]制作）

| 作者 | 合聚角 |
| --- | --- |
| Dykema等（1986） | 3°～5° |
| Malone等（1989） | 4°～10° |
| Rosenstiel等（1995） | 6° |
| Shillingburg等（1997） | 6° |

　　实际临床上根据邻牙与对颌牙关系等基牙的条件有各种各样，综合起来必须形成固位形与抗力形。以下表示具体的处置方法：

　　①基牙高度低的情况下合聚角减小。

　　②临床牙冠长度短的情况下把修复体边缘设定在龈下或施行牙冠延长术。

　　③制备沟或洞等辅助固位形。

　　④基牙形态不能形成简单的圆柱形，应该根据牙的解剖学形态制备基牙形态（图15，图16）。

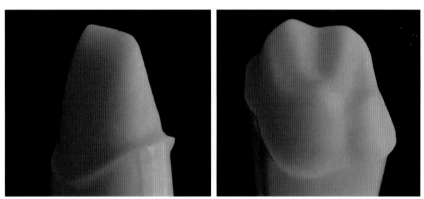

图15，图16　上颌中切牙及上颌第一磨牙的牙体制备形态模型。根据牙的解剖学形态制备基牙形态可以获得恰当的固位形与抗力形

## 制作修复体时容易出现问题的牙体形态

　　石膏模型破损或数字扫描时的差错等作为制作修复体时容易出现问题的基牙形态（图17）。

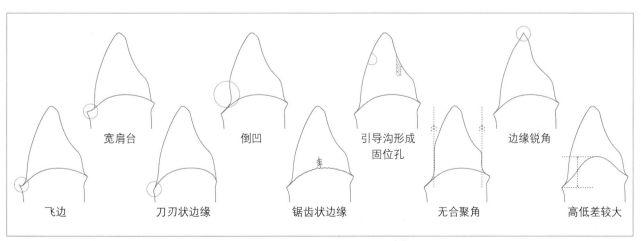

图17　制作修复体时容易出现问题的基牙形态（根据kuraraynoritake，2021[12]制作）

## 边缘形态

边缘形态随着修复体的变迁,设计与验证过各种各样的形态(图18,图19)[13-14]。考虑修复体种类、强度、适合精度及牙体组织保留等,必须选择恰当的边缘形态。笔者从牙体组织保留与适合性的角度出发,多数情况下选择斜面形。近年来提倡生物导向性制备技术(Biologically oriented preparation technique,BOPT)等观念[15](参考第15章)。

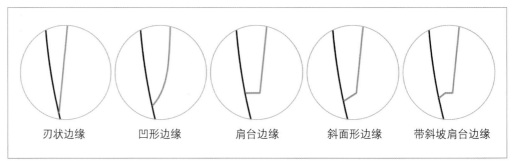

图18 修复体边缘有刃状边缘、凹形边缘、肩台边缘、斜面形边缘、带斜坡肩台边缘等各种各样形态(根据Wright,1992[13]制作)

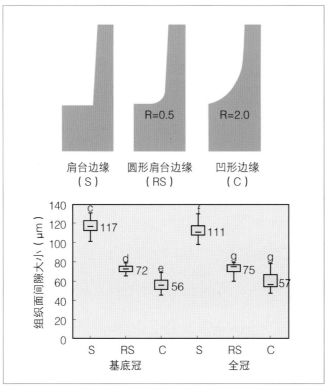

图19 Komine等研究氧化锆基底冠与全冠边缘组织面的适合性发现斜面形边缘适合性最好(引用Komine等,2007[14])

## 1. 修复体边缘牙体制备使用的金刚砂车针与边缘形态的关系

根据使用的车针，修复体边缘形态有各种各样。特别是车针尖端的形状非常重要。如果使用圆形末端的锥形车针制备到尖端半径以上，牙体边缘就会形成毛刺，所以制备的边缘宽度不要超过车针尖端的半径。

图20～图23为笔者日常临床使用的金刚砂车针与修复体边缘形态的关系。

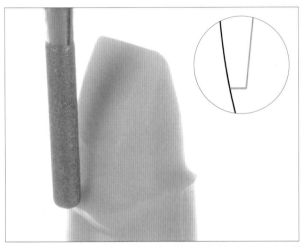

图20 制备肩台边缘。使用末端切削车针（114SF，松风）制备修复体边缘形态时牙体与车针尖端的接触状态

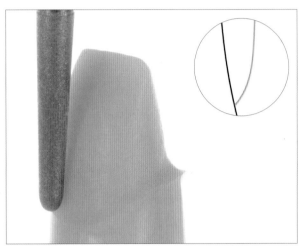

图21 制备凹形边缘。使用圆形末端锥形金刚砂车针（SF102RD，松风）制备修复体边缘形态时牙体与车针尖端的接触状态

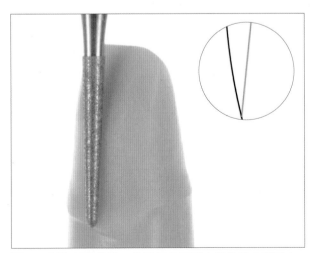

图22 制备刃状边缘。使用细的圆形末端锥形金刚砂车针（8868 012，Komet，MOMOSE齿科商会）制备修复体边缘形态时牙体与车针尖端的接触状态

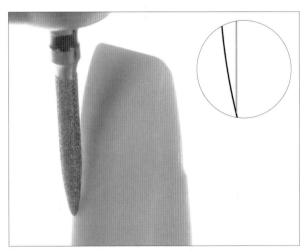

图23 生物导向性制备技术。根据基底形态选择的金刚砂车针（8862.02，Komet，MOMOSE齿科商会）与基于BOPT理念制备（生物导向性制备技术）。制备修复体边缘形态时使用车针尖端附近的锥形部位

病例概要：患者是40岁女性。来院主诉 1|1 修复体美学效果差。确认此部位修复体与面形、口唇及牙列不协调，并且适合性差。治疗计划是拆除现有的修复体，进行根管再治疗，构建基牙，使用临时修复体

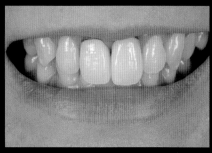

图24 初诊时微笑照片。确认 1|1 修复体与面形、口唇及牙列不协调，并且美学效果较差

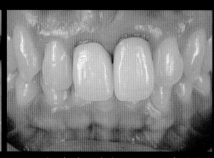

图25 初诊时口腔内正面照，确认修复体适合性差及边缘牙龈退缩

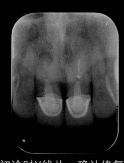

图26 初诊时X线片。确认修复体适合性差，并且根管治疗与牙体制备不完善

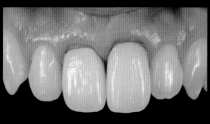

图27 修复体边缘与颈缘线的连续性不协调

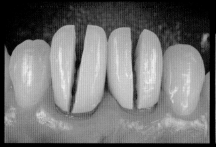

图28 首先拆除现有的修复体。扩大视野，认真、仔细地形成裂隙，避免无准备的牙体组织切削

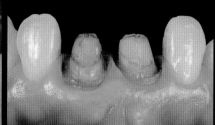

图29 刚拆除原修复体后。邻面制备到龈下，并且有牙龈炎

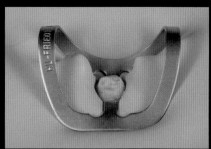

图30 拆除原来的桩核，进行根管再治疗

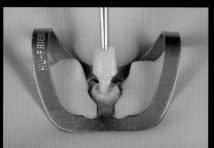

图31 根管充填后粘接纤维桩核

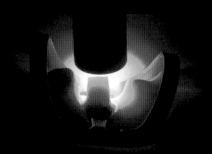

图32 在桩核边缘部位涂布甘油，进行充分的光照射

确认牙冠形态及牙龈的协调性。然后取印模，使用最终临时修复体最后确认美学效果及功能性等后，进行最终修复（**图24~图54**）。

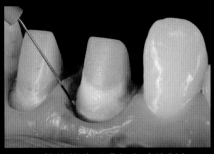

**图33** 桩核构建后进行大致的制备。使用电刀修整_1|唇侧边缘牙龈并切除

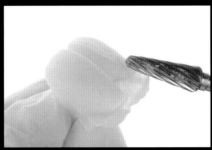

**图34** 调改临时冠

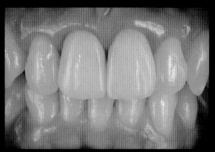

**图35** 在口腔内制作与调改的最初临时冠暂时粘接后

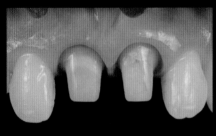

**图36** 最终牙体制备与临时冠暂时粘接后，经过2周的基牙状态。获得了左右对称的边缘牙龈

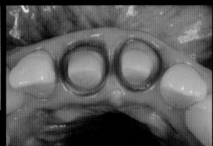

**图37** 基牙四周修复体边缘线清晰，确认没有牙龈炎症与倒凹

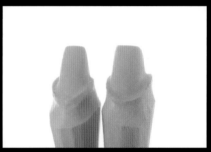

**图38** 首先取印模，制作副牙列模型，确认基牙没有问题

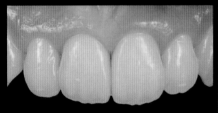

**图39** 最终临时冠暂时粘接后，上前牙部位放大照片

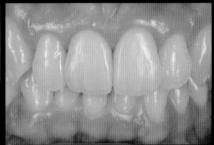

**图40** 最终临时冠暂时粘接后，经过1~2个月随访观察，并进行美学效果、功能性、构造力学及生物学评价

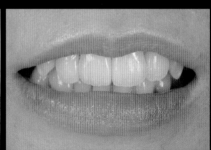

**图41** 可以认为口唇与牙的关系没问题

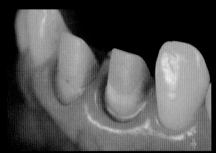

图42 通过最终临时冠的暂时粘接，形成牙龈边缘与牙冠协调的形态

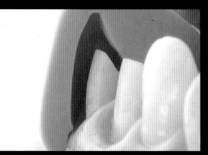

图43 根据戴用临时冠时的模型制作硅橡胶印模，并使用此印模确认牙体制备量是否恰当

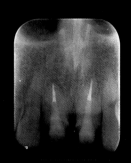

图44 最终牙体制备后的X线片。确认牙根间距离、到牙槽嵴顶的距离等

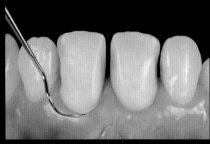

图45 确认制作最终修复休用氧化锆基底冠的适合性，并且进行比色

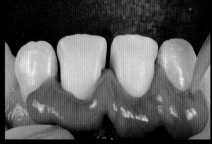

图46 为了确认氧化锆基底冠的位置关系，暂时固定基底冠并制取固定印模

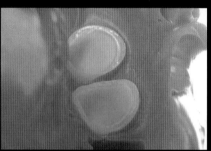

图47 制取固定印模后，印模的内面

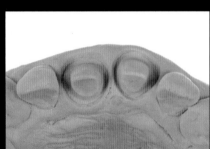

图48 制作最终修复体用模型。确认 1| 的牙根扭转

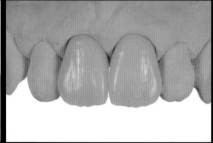

图49 使用氧化锆基底冠与饰面瓷完成制作的最终修复体。考虑了左右对称的形态

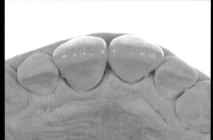

图50 考虑了牙齿扭转及颊舌侧位置与修复体形态协调性的制作

## 临床病例总结

类似本病例进行不对称 1|1 的修复治疗时，把握现有的牙齿位置及牙周组织状态，研究修复前处置是否有正畸治疗或牙周外科治疗的必要。本病例通过诊断蜡型或探诊、麻醉下牙槽骨探测、X线片、CBCT等

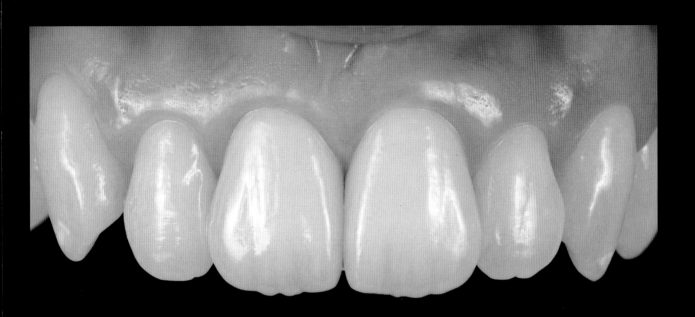

**图51** 安装最终修复体后，上前牙部位（制作技师：Dental ceramist胁田太裕）

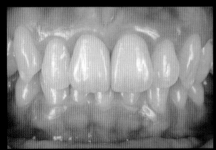

**图52** 安装最终修复体后，正面观察。确认颜色与形态是否协调

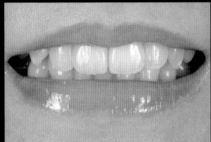

**图53** 安装最终修复体后，确认与口唇是否协调

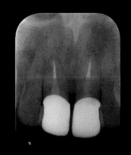

**图54** 安装最终修复体后，X线片。确认适合性良好，无多余粘接剂

评估，判断不需要进行正畸治疗或牙周外科治疗，而只需要微弱的牙龈切除调整基牙修复体边缘线及修复体外形就可以获得良好的美学效果。最终实现牙（修复体）与牙龈的协调。

## 牙体制备必需的器材与工具

牙体制备时使用的器材与工具有以下这些（图55~图58）：

- 空气涡轮机头：由于转速快，所以切削效率高。必须注意摩擦生热等。

- 5倍速度机头：与空气涡轮机头相比车针偏移少并且有扭矩，所以可以形成光滑的制备面及修复体边缘线。

- 低速机头：去除龋坏或修圆牙体边角时使用。

- 超声波工作尖、空气工作尖：可以进行不损伤软组织切削，在制备龈下修复体边缘线等情况时非常方便。

- 金刚砂车针：有各种各样形状金刚砂颗粒的车针。粗略制备时使用规则的粗颗粒金刚砂车针，最终制备时使用超细颗粒金刚砂车针。

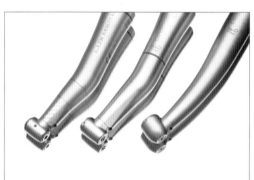

图55 根据用途选择转数、扭矩、机头大小与角度、注水孔的数量等

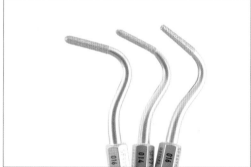

图56 制备龈下修复体边缘线使用（完成牙体制备用Komet超声波工作尖Massironi Model，Komet，MOMOSE齿科商会）

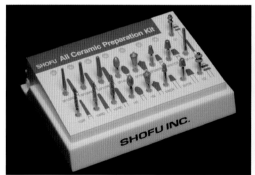

图57 笔者使用的金刚砂车针套装（全瓷修复体制备套装，松风）。由全瓷冠与嵌体制备等必要的金刚砂车针组成

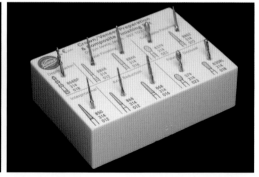

图58 笔者使用的金刚砂车针套装（全冠/贴面制备与混合完成套装，Komet）。用于全瓷冠或贴面制备，兼用于复合树脂充填后形态修整

# 参考文献

[1] Edelhoff D, Sorensen JA. Tooth structure removal associated with various preparation designs for anterior teeth. J Prosthet Dent. 2002; 87(5): 503-509.

[2] Langeland K, Langeland LK. Pulp reactions to crown preparation, impression, temporary crown fixation, and permanent cementation. J Prosthet Dent. 1965; 15: 129-143.

[3] Gargiulo AW, Wentz FM, Orban B. Dimension and relations of the dentogingival junction in humans. J Periodontol. 1961; 32(3): 261-267.

[4] Kois JC. "The gingiva is red around my crowns" a differential diagnosis. Dent.Econ. 1993; 83(4): 101-102.

[5] Kois JC. Altering gingiva levels. The restorative connection. Part 1: Biological variables. J Esthet Dent. 1994; 6(1): 3-9.

[6] Maynard JG, Wilson RD. Physiologic dimensions of the periodontium significant to the restorative dentistry. J Periodontol. 1979; 50(4): 170-174.

[7] Weisgold AS. Contours of the full crown restoration. Alpha Omega. 1977; 70(3): 77-89.

[8] Newman MG, et al. Restorative interrelationships. In: Carranza's Clinical Periodontology, 11th ed. Elsevier Saunders, 2012: 610-614.

[9] Shillingburg H ほか. キャストゴールドプレパレーション. 医歯薬出版, 1972.

[10] Jorgensen KD. The relationship between preparation convergence angle in cemented veneer crowns. Acta Odontol Scand. 1955; 13(1): 35-40.

[11] Smith CT, Gary JJ, Conkin JE, et al. Effective taper criterion for the full veneer crown preparation in preclinical prosthodontics. J Prosthodont. 1999; 8(3):196-200.

[12] クラレノリタケデンタル. ノリタケカタナジルコニアプレパレーションガイド. 2021.

[13] Wright WE. Selection of proper margin configuration. J Calif Dent Assoc. 1992; 20(11): 41-44.

[14] Komine F, Iwai T, Kobayashi K, Matumura H. Marginal and internal adaptation of zirconium dioxide ceramic copings and crowns with different finish line designs. Dent Mater J. 2007; 26(5): 659-664.

[15] Loi I, Di Felice A. Biologically oriented preparation technique (BOPT): a new approach for prosthetic restoration of periodontically healthy teeth .Eur J Esthet Dent. 2013; 8(1): 10-23.

[16] 藤田恒太郎, 桐野忠大. 歯の解剖学. 金原出版, 1976.

[17] 藤本浩平 監訳. クラウンブリッジの臨床 第5版. 医歯薬出版, 2018.

[18] 山﨑長郎 監修, 鈴木真名, 天川由美子 編集. コンベンショナルレストレーション. 医歯薬出版, 2004.

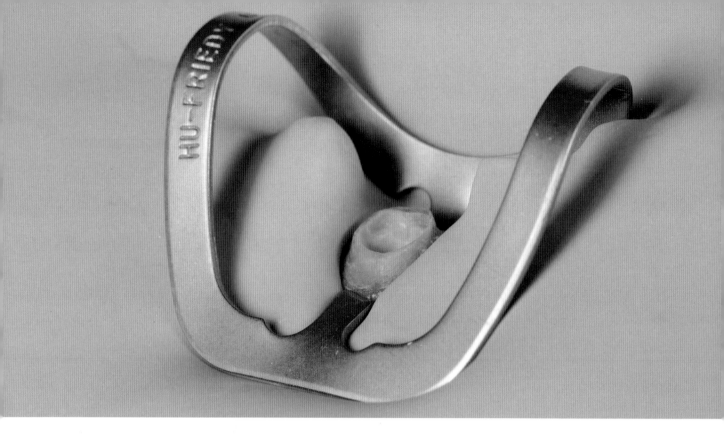

# 制作桩核

　　制作桩核是指牙髓治疗结束后，为了防止细菌从牙冠部位渗漏且可以安装修复体而对基牙形态的恢复。本章关于制作桩核介绍以下事项：

- ·桩核的形态。
- ·桩核的材料。
- ·纤维桩核（直接法与间接法）。

## 桩核的形态（图1）

### 1. 核

核是桩核的牙冠部位，目的是固定牙冠修复体。

## 2. 桩

桩是桩核的牙根部位，为了固定核而设置[1]。

关于桩应该考虑以下几点。

### （1）桩的长度

综合考虑以下2点决定桩的长度：

①根尖封闭性

牙髓治疗的大部分文献已经确定根尖封闭必须有4～5mm的根管充填材料[2-4]。

②桩的固位力

据文献报告，桩的长度越长，固位力越大[5]。桩的长度必须达到牙根长度的3/4或与牙冠长度相同[2-3]。

### （2）桩的粗细

据报告，桩的粗细对固位力影响不大。如果桩太粗，牙体组织的切削量就变大，可能导致牙根折裂。但是，太细的桩可能导致印模材变形或桩本身折断，所以必须有恰当粗细的制备量[5-6]。

### （3）桩的锥度

桩的锥度与固位力相关。但是，比锥度更重要的因素是长度（图2）[5]。另外，铸造桩如果形成固位沟等，固位力就会提高（图3）[7]。

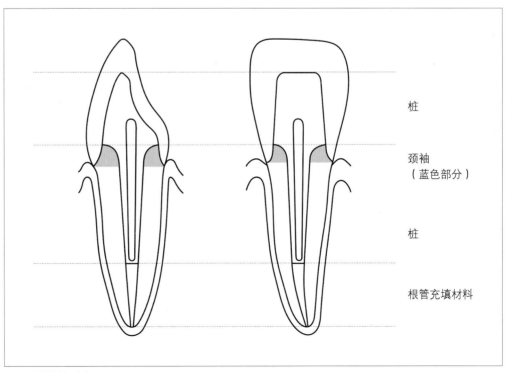

桩

颈袖
（蓝色部分）

桩

根管充填材料

图1　桩核的形态

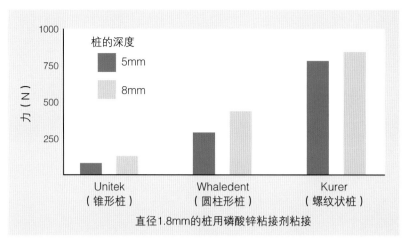

图2 桩的长度与固位力的关系。虽然桩的锥度与固位力相关，但是据报告，比锥度更重要的因素是长度（根据Standlee等，1978[5]制作）

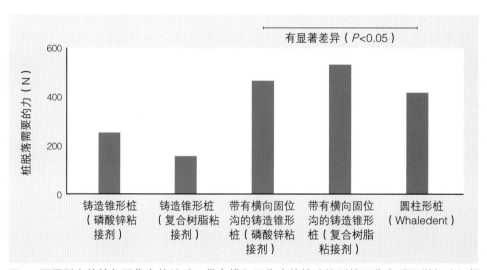

图3 不同形态的桩与固位力的关系。带有横向固位沟的铸造锥形桩固位力明显增加（根据Wood，1983[7]制作）

### 3. 颈袖

颈袖被定义为"牙根部位或牙冠部位适合性良好的金属带或环"。颈袖被认为是在安装修复体时起到从外侧箍紧残留牙体组织的作用，而且在行使功能时防止牙根折裂[8]。颈袖高度必须在1.5mm以上[9-10]，厚度必须在1.0mm以上[11]。另外，颈袖最好包绕基牙一圈[12]（图4～图6）。

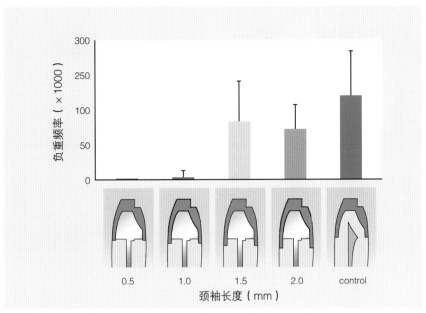

图4　颈袖长度与全冠固位相关的报告。据报告，四周1.5mm以上的颈袖与全冠固位有较大关系（根据Lidman等，1995[11]制作）

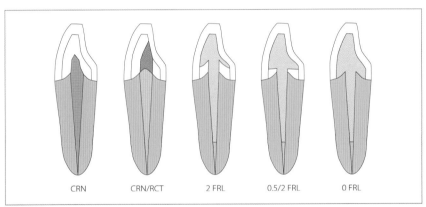

图5　Tan等介绍颈袖中特别重要的部分是颊舌侧颈袖（根据Tan等，2005[10]制作）（注：CRN：未做根管治疗的牙冠修复；CRN/RCT：根管治疗后无桩核的牙冠修复；2 FRL：2mm颈袖的桩核与牙冠修复；0.5/2 FRL：唇舌侧2mm颈袖与近中0.5mm颈袖的桩核与牙冠修复；0 FRL：无颈袖的桩核与牙冠修复）

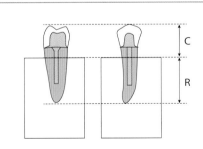

牙龈部位边缘向牙根方向延长侵害了生物学宽度。C表示牙冠长度，R表示牙根长度

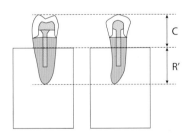

进行正畸延长或外科延长的图。牙根长度（R′）比R短，但牙冠长度（C）没有变化

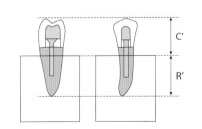

进行了外科牙冠延长术的图。牙冠长度（C′）变长。冠根比恶化

图6　颈袖与牙冠长度及正畸延长的关系。由于没有颈袖牙，如果单独进行牙冠延长术，冠根比就会恶化，所以牙的强度可能降低（根据Gegauff等，2005[13]制作）

## 桩核的材料

### 1. 桩核材料的选择标准

坪田[15]根据牙冠残留牙体组织（图7）[14]说明了桩核的临床指征（表1）。如果仅用牙冠残留的牙体组织可以固定核，那么就没有必要使用桩。必须根据牙冠残留牙体组织（残留壁的数量）选择是否需要桩、修复体材料及种类[15]。

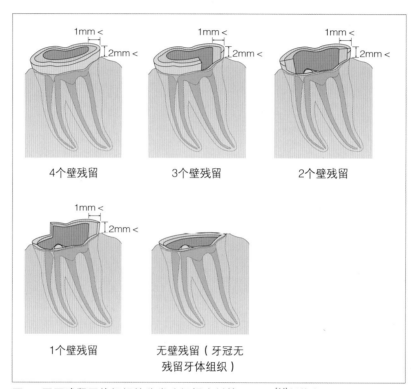

图7　牙冠残留牙体组织的分类（根据中村等，2017[14]制作）

表1　根管治疗牙桩核的临床指征（单冠基牙）（根据坪田，2012[15]制作）

| 分类 | 残留壁数 | 部位 | 桩 | 核 | 牙冠修复体 |
|------|----------|------|-----|-----|-----------|
| I类<br>II类<br>III类 | 4个壁残留<br>3个壁残留<br>2个壁残留 | 前后牙 | 不使用 | 复合树脂 | 不选择种类 |
| IV类 | 1个壁残留 | 前牙 | 纤维桩 | 复合树脂 | 全冠 |
|  |  | 后牙 | 纤维桩或金属桩 | 复合树脂或铸造金属 | 高嵌体或全冠 |
| V类 | 无壁残留 | 前后牙 | 纤维桩或金属桩 | 复合树脂或铸造金属 | 全冠 |

## 2. 铸造桩核、成品金属桩及纤维桩核的比较

桩核种类主要有铸造桩核、复合树脂+成品金属桩、纤维桩核等，关于这些桩核的比较研究文献也很多（表2，图8～图10）。以下是它们之间的差异：

- 铸造桩核与纤维桩核之间牙根折裂的发生率无较大差异[16]。
- 纤维桩核的长度不怎么影响折裂的抗力[17-18]。
- 铸造桩核越长折裂的抗力越大[17]。
- 纤维桩核折裂多数情况可以再次修复[17]。
- 铸造桩核折裂多数情况不可以再次修复[17]。
- 与金属核相比，树脂核对修复体（全瓷冠）美学效果的影响很小[19]。

笔者考虑修复体美学效果与再治疗的难易度，多数情况下选择纤维桩核。

表2

| 桩的种类 | 桩的长度 | 折裂位置的分布 | | | | |
| --- | --- | --- | --- | --- | --- | --- |
| | | I | II | III | IV | V |
| 铸造桩 | 5.0mm | — | 11 | 1 | — | 3 |
| | 7.5mm | — | — | 9 | 2 | 4 |
| | 10.0mm | — | — | — | — | 15 |
| 成品金属桩 | 5.0mm | 1 | 10 | 1 | — | 3 |
| | 7.5mm | 4 | — | 8 | 1 | 2 |
| | 10.0mm | 5 | — | — | 2 | 8 |
| 纤维桩 | 5.0mm | 15 | — | — | — | — |
| | 7.5mm | 15 | — | — | — | — |
| | 10.0mm | 14 | 1 | — | — | — |

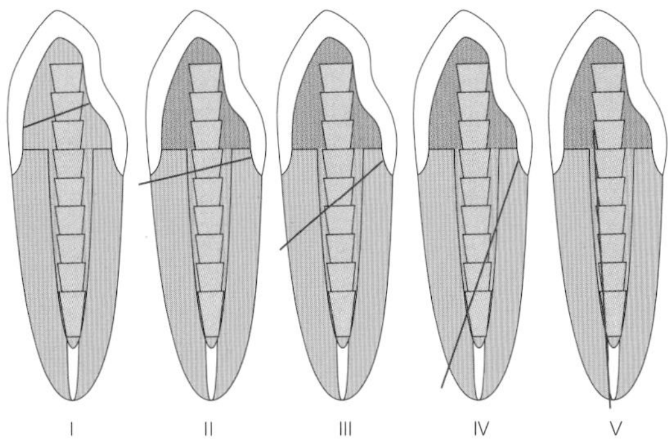

图8　　I　　II　　III　　IV　　V

表2，图8　桩的种类与长度对折裂位置影响的分布图。纤维桩几乎没有严重的折裂位置（根据Santos等，2008[17]制作）

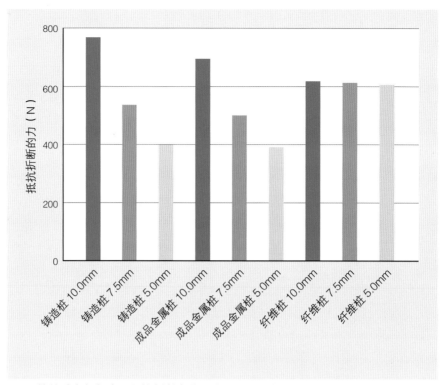

图9 桩的种类与长度对抵抗折断力的分布图。铸造桩核越长折裂的抗力越大，然而纤维桩长度与折裂的抗力没有关系（根据Santos等，2008[17]制作）

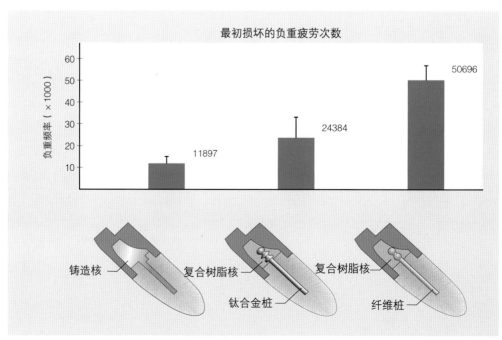

图10 疲劳次数与桩核材料的比较。纤维桩显示最高的数值，意味着有利于全冠的固位（根据Goto等，2005[20]制作）

## 纤维桩核（直接法与间接法）

纤维桩核的制作有直接法与间接法。由于各自存在优缺点，所以选择哪一种制作方法根据需要决定（表3）。临床实际感受是直接法由于患者的头位向后方倾倒，所以把纤维桩放置到正确位置及核的成形都比较困难，而且树脂溢出容易超出边缘，还容易混入气泡。

笔者由于考虑树脂聚合收缩、洞形因素［C因素（Configuration factor）；图11］的影响、纤维桩在正确位置就位及形成恰当的核形态，所以主要使用间接法。另外，牙体组织存在倒凹的情况下，使用硅橡胶印模材制取印模，然后在模型上缓冲倒凹并制作。选择直接法的病例是残留的牙体组织量较多、桩与核的部位使用树脂较少、树脂聚合收缩量也少等情况。

表3　直接法与间接法的优缺点

|  | 直接法 | 间接法 |
|---|---|---|
| 优点 | · 不需要取印模<br>· 由于可以容许窝洞内的倒凹，所以可以保留牙体组织<br>· 来院次数少<br>· 根管充填后立刻制作桩核的情况下，感染的风险降低 | · 容易制作恰当的基牙形态<br>· 椅旁时间短<br>· 受树脂聚合收缩的影响小 |
| 缺点 | · 一次椅旁时间较长<br>· 聚合收缩大（洞形因素的影响较大）<br>· 难以形成恰当的核形态 | · 来院次数增加<br>· 必须取印模<br>· 必须填补倒凹或缓冲 |

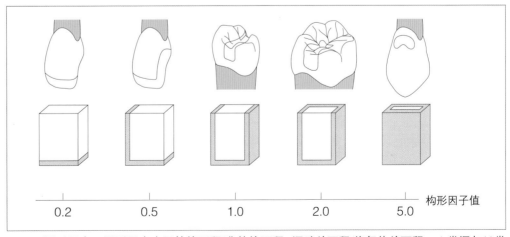

构形因子值

0.2　　　　0.5　　　　1.0　　　　2.0　　　　5.0

图11　洞形因素。洞形因素表示粘接面积/非粘接面积=洞壁总面积/修复体总面积。Ⅰ类洞与Ⅴ类洞洞形因素较大。另外，洞形因素大，收缩应力就会很强地作用于粘接面。结果就会导致复合树脂的构造间隙（根据Feilzer等，1987[21]制作）

# 间接法制作的纤维桩核安装步骤
## （图12～图20）（前一章前牙部位病例）

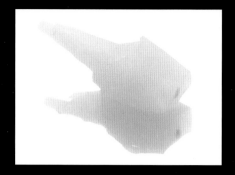

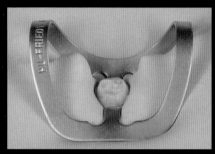

**图12** 为了安装间接法制作的纤维桩核，使用橡皮障进行隔湿

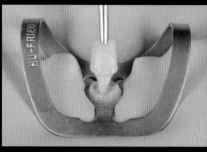

**图13** 在口腔内试戴纤维桩核，确认适合性

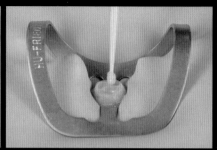

**图14** 使用根管治疗用超声波工作尖或喷砂清扫基牙后进行粘接处置

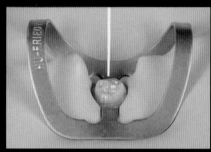

**图15** 使用纸尖去除根管内多余的处理剂与粘接剂

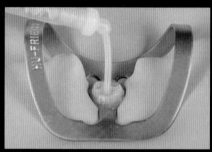

**图16** 在根管内填入与制作纤维桩核相同的双固化型复合树脂

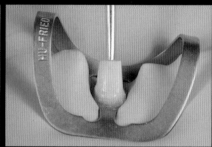

**图17** 安装纤维桩核

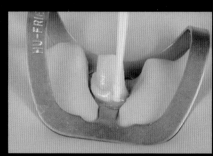

**图18** 固化前使用小毛刷去除多余的复合树脂

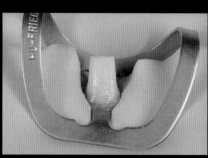

**图19** 考虑到聚合收缩，一直等到厂家规定的化学聚合完成时间

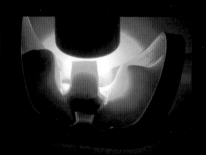

**图20** 为了未聚合层的抑制，在边缘涂布甘油凝胶，进行充分的光照

病例概要：患者是29岁男性。来院主诉⌐1⌐美学效果差。确认相应部位根管治疗与修复治疗不恰当及牙齿严重变色。治疗计划是根管再治疗及使用纤维桩核构建基牙，最终打算使用氧化锆基底冠烧附饰面瓷的全瓷冠修复（图21～图29）［制作技师：朗讯（LUCENT）齿科技工所 瓜坂达也］。

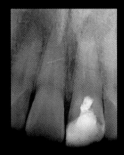

图21 初诊时X线片。确认复合树脂适合性差，根管治疗不完善，根尖部位有透射影像

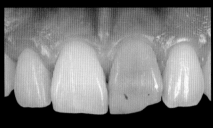

图22 初诊时口腔内正面照。由于严重变色，所以打算全瓷冠修复治疗

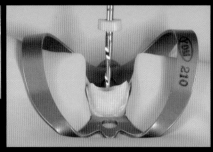

图23 使用橡皮障隔湿，去除充填物并进行轴面制备与根管再治疗

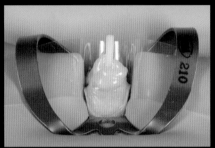

图24 根管充填结束后，同日使用纤维桩核通过直接法构建基牙

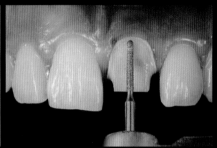

图25 纤维桩核制作完成后，去除橡皮障，进行牙体制备

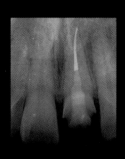

图26 牙体制备结束后的X线片。桩的粗细依据本来根管的解剖学形态。桩的长度与最终牙冠长度相同

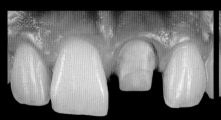

图27 临时修复体安装后经过1周时的状态。由于无牙龈炎症，所以制取最终印模

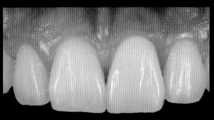

图28 安装最终修复体后。牙龈无炎症，颜色与形态和邻牙协调

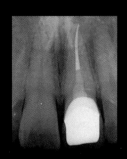

图29 安装最终修复体后，X线片。确认根管充填紧密，桩核与冠的适合性良好

## 制作桩核使用的器材

这里介绍笔者制作桩核时使用的器材（图30～图33）。

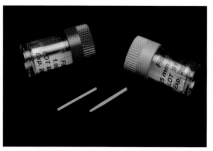

图30 纤维桩。有笔直形与锥形。根据根管粗细与形态选择恰当形态与尺寸的桩（纤维核桩，PENTRON）

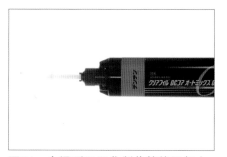

图31 自混型双固化制作桩核用复合树脂（可乐丽菲露DC桩核自混ONE，可乐丽则武齿科）

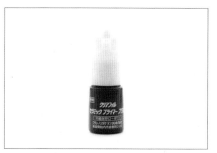

图32 不仅添加了硅烷偶联剂，还含有甲基丙烯酰氧癸基磷酸酯（MDP），所以作为陶瓷、硅酸盐基玻璃陶瓷、CAD/CAM树脂、氧化锆、金属的前处理剂有效（可乐丽菲露陶瓷前处理剂，可乐丽则武齿科）

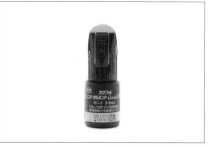

图33 一步法粘接剂（可乐丽菲露多用途粘接剂Quick ER，可乐丽则武齿科）。由于不需要涂布后的等待时间，所以可以大幅缩短牙齿表面处理时间

# 总结

　　本章主要介绍桩核制作。桩核制作有各种各样的方法。必须在理解这些方法的特征的基础上选择治疗方法。

## 参考文献

[1] Schwartz RS. Adhesive dentistry and endodontics. Part 2: bonding in the root canal system-the promise and problems: a review. J Endod. 2006; 32(12): 1125-1134.

[2] Goodcare CJ, Spolnik KJ. The prosthodontics management of endodontically treated teeth: a literature review. Part III Tooth preparation considerations. J Prosthodont.1995; 4(2): 122-128.

[3] Sorensen JA, Martinoff JT. Clinically significant factors in dowel design. J Prosthet Dent. 1984; 52(1): 28-35.

[4] Abramovitz I, Lev R, Fuss Z, Metzger Z. The unpredictability of seal after post space preparation: a fluid transport study. J Endod. 2001; 27(4): 292-295.

[5] Standlee JP, et al. Retention of endodontic dowels: effect of cement, dowel length, diameter, and design. J Prosthet Dent. 1978; 39(4): 400-405.

[6] Ruemping DR, et al. Retention of dowels subjected to tensile and torsional forces. J Proshet Dent. 1979: 41(2): 159-162.

[7] Wood WW. Retention of posts in teeth with nonvital pulps. J Prosthet Dent. 1983; 49(4): 504-506.

[8] Sorensen JA, Engelman MJ. Ferrule design and fracture resistance of endodontically treated teeth. J Prosthet Dent. 1990; 63(5): 529-536.

[9] Libman WJ, Nicholls JI. Load fatigue of teeth restored with cast posts and cores and complete crowns. Int J Prosthodont. 1995; 8(2): 155-161.

[10] Tan PL, Aquilino SA, et al. *In vitro* fracture resistance of endodontically treated central incisions with varying ferrule heights and configurations. J Prosthet Dent. 2005; 93(4): 331-336.

[11] Peroz I, et al. Restoring endodontically treated teeth with posts and cores--a review. Quintessence Int. 2005; 36(9): 737-746.

[12] Ng CC, Dumbrigue HB, et al. Influence of remaining coronal tooth structure location on the fracture resistance of restored endodontically treated anterior teeth. J Prosthet Dent. 2006; 95(4): 290-296.

[13] Gegauff AG. Effect of crown lengthening and ferrule placement on static load failure of cemented cast post-cores and crowns. J Prosthet Dent. 2000; 84(2): 169-179.

[14] 中村 洋, 須田英明ほか 編. 歯内治療学 第4版. 医歯薬出版, 2017.

[15] 坪田有史. 接着と合着を再考する─支台築造を中心に─. 日補綴会誌. 2012 ;4（4）:364-371.

[16] Figueiredo FE, Martins-Filho PR, Faria-E-Silva AL. Do metal post-retained restorations result in more root fractures than fiber post-retained restorations? A systematic review and meta-analysis. J Endod. 2015; 41(3): 309-316.

[17] Santos-Filho PC, et al. Effects of post system and length on the strain and fracture resistance of root filled bovine teeth. Int Endod J. 2008; 41(6): 493-501.

[18] Abdulrazzak SS, Sulaiman E, Atiya BK, Jamaludin M. Effect of ferrule height and glass fibre post length on fracture resistance and failure mode of endodontically treated teeth. Aust Endod J. 2014; 40(2): 81-86.

[19] 横上 智, 一志恒太, 城戸寛史, 佐藤博信. 高透光性モノリシックジルコニアクラウンの色調に関する研究─ジルコニアの厚さと支台（材料）およびセメントの透過性の違いによる影響─. 日補綴会誌. 2015 ; 7 :363-370.

[20] Goto Y, Nicholls JI, Phillips K, Junge T. Fatigue life of endodontically treated teeth with three different post and core systems. J Prosthet Dent. 2005; 93(1): 45-50.

[21] Feilzer AJ, De Gee AJ, Davidson CL. Setting stress in composite resin in relation to configuration of the restoration. J Dent Res. 1987; 66(11): 1636-1639.

[22] Goldfein J, Spears C, Finkelman M, Amato R. Rubber dam use during post placement influences the success of root canal treated teeth. J Endod. 2013; 39: 1481-1484.

[23] 石井 宏. 世界基準の臨床歯内療法 第2版. 医歯薬出版, 2021.

[24] 藤本浩平 監訳. クラウンブリッジの臨床 第5版. 医歯薬出版, 2018.

[25] 石部元朗, 澤田則宏. 歯内療法と修復治療のインターフェース. 歯界展望. 2018 ;131（1）:34-56.

[26] 山﨑長郎 監修, 鈴木真名, 天川由美子 編集. コンベンショナルレストレーション 3 根管治療と支台築造. 医歯薬出版, 2004.

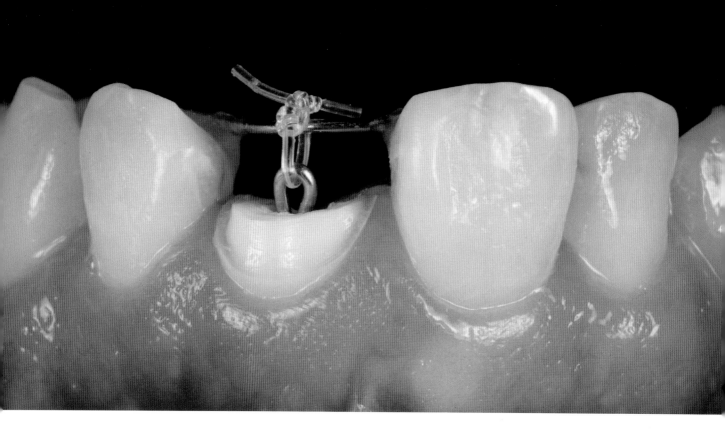

# 牙体制备的修复前处置

考虑牙的各种各样条件，在最终牙体制备前有时需要进行修复前处置。本章介绍以下几个方面：

- 牙体制备修复前处置的目的。
- 正畸治疗。
- 外科伸长。
- 外科牙冠延长术。
- 根面覆盖术。
- 牙槽嵴增宽术。
- 邻牙形态修整。
- 权宜拔髓。
- 龈壁提升（Deep margin elevation，DME）。
- 漂白。

## 牙体制备修复前处置的目的

牙体制备修复前处置的目的是调整牙轴、基牙高度、颈线等，是为了给修复体形成恰当的解剖学形态、修复空间、牙列的连续性、咬合关系等准备条件。另外，漂白也是为了实现修复体与余留天然牙颜色协调的重要修复前处置。

## 正畸治疗

修复治疗时有时需要改善牙的位置与牙轴而进行正畸治疗。这里说明以下几点：

- ·正畸用临时修复体。
- ·正畸伸长。
- ·使用正畸用分牙橡皮圈分离牙。

### 1. 正畸用临时修复体

修复前处置的正畸治疗有时安装正畸用临时修复体（图1~图6）。制作正畸用临时修复体注意以下几点：

- ·形成与牙根轴平行的基牙牙轴及临时修复体的牙冠形态。
- ·制作安装模型，考虑最终牙的位置决定临时修复体的形态。

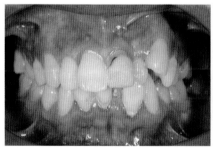

图1 初诊时口腔内状态。确认上下颌前牙拥挤及安装有不良修复体

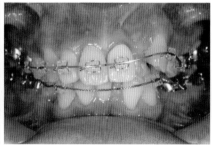

图2 拆除上颌左侧中切牙不良修复体，根据牙根轴制作桩核及安装正畸用临时修复体，开始正畸治疗

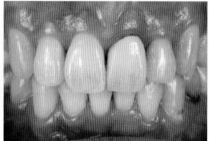

图3 正畸治疗结束后

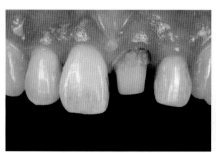

图4 拆除正畸用临时修复体后

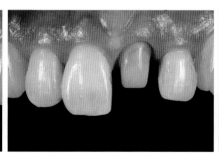

图5 完成最终牙体制备后

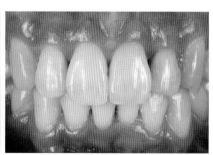

图6 安装最终修复体后

### 2. 正畸伸长

龋坏或破折等导致牙体组织缺损位于龈下的情况下通过矫治力使牙向牙冠方向牵引的治疗方法（图7～图9）。牙冠存在或可以安装临时修复体的情况下有时也可以使用正畸托槽，然而残留牙体组织较少的情况下必须在根管内临时安装钢丝作为固定装置，使用正畸橡皮圈施加牵引力[1]。由于牵引伸长方向决定于正畸钢丝位置及正畸橡皮圈的牵引方向，所以必须注意。

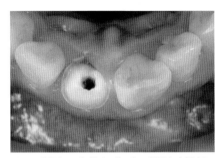 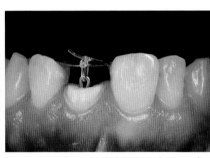 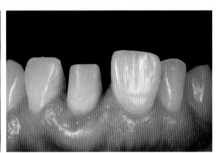

图7　拆除不良修复体后。腭侧破折侵袭了生物学宽度　图8　在根管内及两侧邻牙上安装正畸装置　图9　正畸牵引伸长结束后。制作桩核并进行生物导向性制备

### 3. 使用正畸用分牙橡皮圈分离牙

牙根接近等情况下安装临时修复体后在邻面压入正畸用分牙橡皮圈，待牙齿分离后修整临时修复体形态，确保恰当牙根间距离的方法（图10～图12）。此方法基本上是牙齿倾斜移动，难以控制牙齿的移动方向，所以不适合较大的牙齿移动。

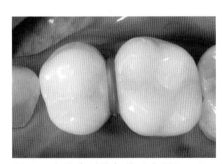 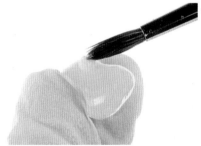 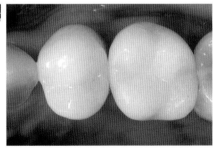

图10　安装临时修复体后在邻面压入正畸用分牙橡皮圈　图11　牙齿移动后在临时修复体邻面添加即刻固化树脂　图12　临时修复体形态修整及安装后

## 外科伸长

龋坏或破折等导致牙体组织缺损位于龈下的情况下通过牙齿脱臼即刻伸长的治疗方法（表1，图13～图18）。特征是具有不需要正畸治疗及治疗时间短等优点。注

意牙根弯曲或残存牙体组织的厚度，为了不发生牙齿破折，认真、仔细地进行脱臼操作[2-3]。

表1　以获得牙根牙体组织为目的的各种治疗方法比较（根据Becciani等，2018[2]制作）

| | 正畸伸长 | 外科牙冠延长术 | 外科伸长 |
|---|---|---|---|
| 治疗需要的时间 | ··· | ·· | · |
| 费用 | ··· | ·· | · |
| 术后不舒适感 | ··· | ··· | · |
| 牙冠延长程度 | — | ··· | — |
| 冠根比变化 | ·· | ··· | ·· |
| 牙龈形态变化 | · | ··· | — |
| 对邻牙的侵袭* | ·· | ··· | — |
| 术后发音障碍 | · | ·· | — |
| 术后出现冷水痛 | · | ··· | — |
| 牙根破折风险 | — | — | ·· |

－：无；···：高；··：普通；·：低

*：根分叉露出的风险，冠边缘露出的风险，牙根解剖学凹陷露出的风险，邻牙牙冠变长的风险，牙周支持减少

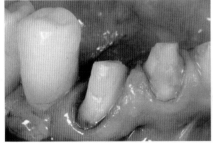

图13　边缘位于龈下

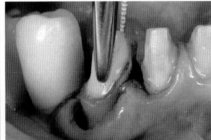

图14　注意牙齿破折，认真、仔细地进行脱臼操作

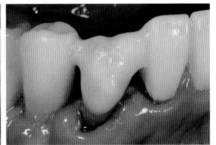

图15　外科伸长后，安装临时修复体，在恰当的位置与邻牙固定

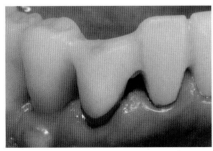

图16　固定时间3个月后

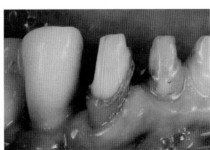

图17　拆除临时修复体后，确认龈上恰当的牙体组织量

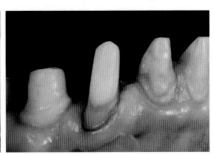

图18　最终牙体制备后

## 外科牙冠延长术

　　基牙高度不足或侵袭生物学宽度的龈下较深边缘情况下进行外科牙冠延长术（Surgical crown lengthening procedure），可以确保基牙高度与生物学宽度（图19～图27）。但是，可能出现冠根比恶化或对邻牙产生影响等。另外，为了整形牙龈及牙槽骨，有时可能出现角化龈宽度减少或根分叉暴露等，因此术前必须测定骨水平与角化龈宽度等数据。

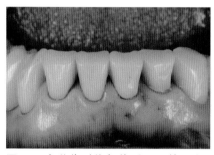

图19　安装临时修复体后。下前牙为了获得基牙高度及颈线连续性打算施行外科牙冠延长术

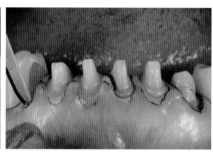

图20　牙龈切开后

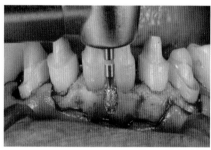

图21　牙龈翻瓣后，修整唇侧牙槽骨

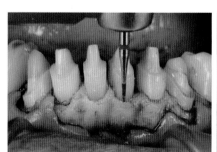

图22　修整牙根周围牙槽骨

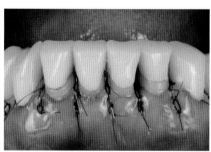

图23　缝合完成后，安装完临时修复体

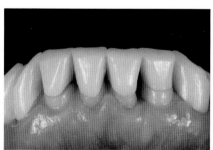

图24　术后3个月的状态

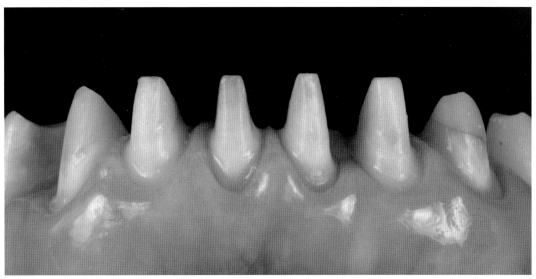

图25 最终牙体制备完成后

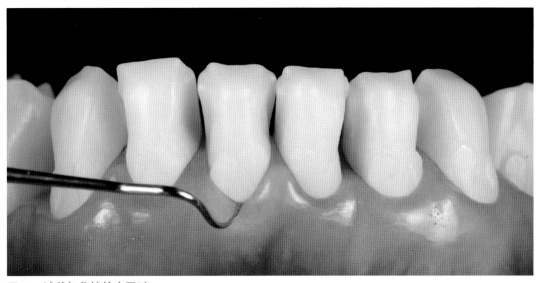

图26 试戴氧化锆基底冠时

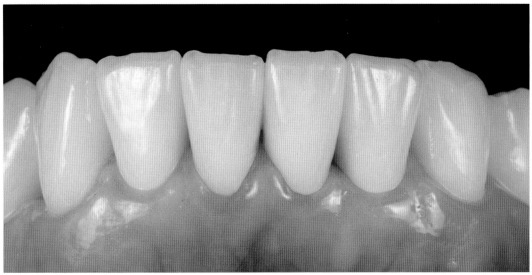

图27 安装最终修复体后（制作技师：LORE青木健治）

## 根面覆盖术

发现基牙牙龈退缩的情况下，为了改善美学效果，抑制牙体制备量，实现修复体安装后边缘线稳定等，有时需要进行根面覆盖术（Root coverage）（图28~图30）。检查牙龈退缩量、角化龈宽度、邻面接触关系等，选择恰当的手术方法[4-8]。

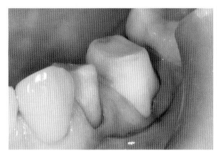
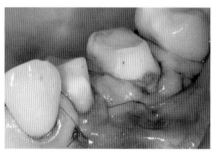
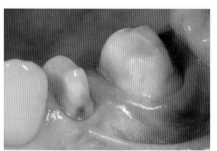

图28　术前口腔内状态。确认牙龈退缩　　图29　结缔组织移植后　　图30　术后3个月，进行最终的牙体制备

## 牙槽嵴增宽术

固定桥桥体部位牙槽嵴水平与垂直吸收的情况下，为了改善美学效果或自洁性等，有时需要进行结缔组织移植（Connective tissue graft）或引导骨再生（Guided bone regeneration）等牙槽嵴增宽术（Redge augumentation）[8-13]（图31~图36，引用自参考文献[18]）。

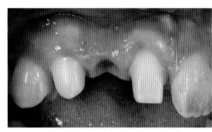
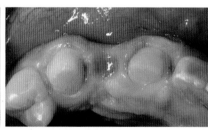
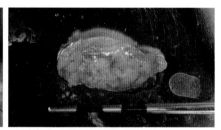

图31　确认临时修复体戴牙后基牙与缺失部位的状况　　图32　上颌右侧侧切牙缺失部位牙槽嵴水平厚度不足　　图33　从腭侧黏膜采取适当量的结缔组织

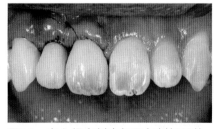
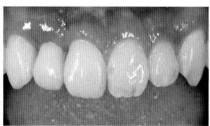
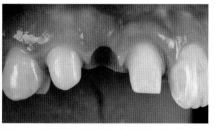

图34　在上颌右侧中切牙与侧切牙的黏膜形成龈瓣，插入结缔组织并链式缝合　　图35　术后经过3周　　图36　试戴最终修复体时基牙与黏膜的状态

## 邻牙形态修整

根据基牙的邻牙或相邻修复体的形态无法正确制作基牙部位修复体形态的情况下，有时需要修整（调磨及添加）邻牙或相邻修复体的形态（图37～图42）。

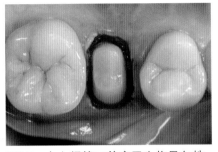

图37 右上颌第二前磨牙生物导向性制备结束后。右上颌第一磨牙修复体的形态向近中过度突出

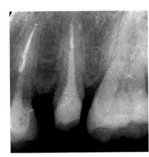

图38 制备结束后的X线片

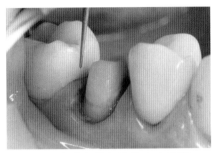

图39 对安装有修复体的右上颌第一磨牙近中邻面的形态进行修整

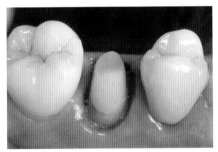

图40 右上颌第一磨牙近中邻面形态修整后

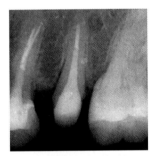

图41 形态修整后的X线片

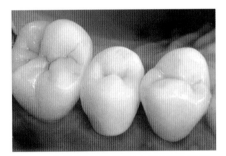

图42 在临时修复体远中邻面添加即刻固化树脂，进行形态修整

## 权宜拔髓

不通过正畸治疗来纠正牙的位置、牙轴等情况下，有时不得不靠拔髓来改变牙轴（图43～图45）。然而，牙轴方向的修正是有限度的，有时会导致牙体组织的大量丧失，所以尽可能寻求正畸治疗。

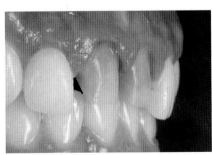

图43 进行大致的牙体制备并确认材料空间后，中央与颈部必须进一步制备

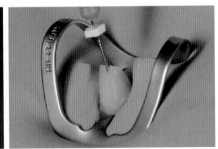

图44 拔髓并根管充填

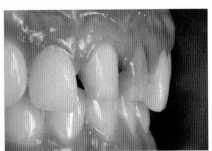

图45 牙体制备后追加中央与颈部制备，确保牙体制备量

## 龈壁提升（Deep margin elevation，DME）

龈壁提升是指把局部龈缘下修复体边缘向牙冠方向移动的处理方法（图46～图54）。特别是邻面龈缘下的修复体边缘在制取印模与安装修复体等操作时比较困难。龈壁提升为了让提升材料与牙颈部适合性，通过逐层粘接处理及压接复合树脂使修复体边缘向龈缘上方移动。这种方法被称为代替外科牙冠延长术的非侵袭性处置[14-16]。

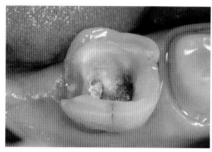
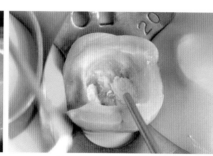
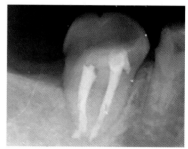

图46　拆除适合性差的修复体。确认远中龋坏至龈缘下方

图47　根管再治疗

图48　根管再治疗结束后的X线片。由于发现近中穿孔，所以使用MTA粘接剂封闭

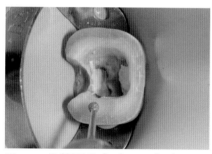
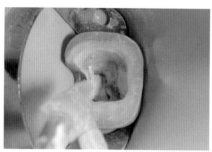
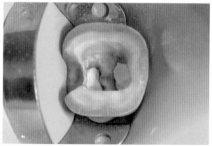

图49　根管再治疗后，牙本质露出了新鲜的面及制备即刻牙本质封闭（Immediate dentin sealing，IDS）空间

图50　使用氧化铝对牙本质进行喷砂处理

图51　喷砂处理后的状态

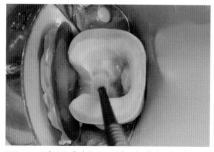
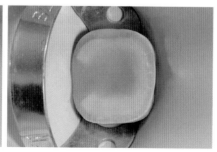
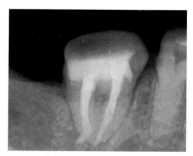

图52　在远中插入隔离壁进行预处理及粘接处置

图53　使用流动复合树脂进行基牙构建后进行高嵌体（咬合面贴面）的牙体制备

图54　牙体制备结束后的X线片

# 漂白

为了实现与邻牙的颜色协调，在制作修复体前有时需要进行牙齿漂白[17]（图55~图57）。漂白处置的具体情况如下：

- 活髓牙进行牙体制备的情况下，包含基牙使用家庭漂白或办公室漂白。

- 死髓牙改善基牙变色的情况下，在根管内使用持续漂白技术（Walking bleach technique）。

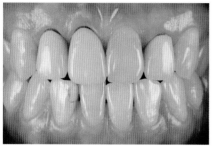 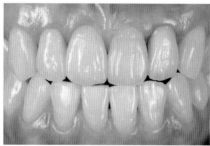 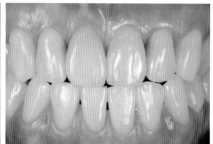

图55 初诊时口腔内状况。患者希望改善前牙的颜色与形态　　图56 漂白结束后，安装最终临时修复体确认颜色与形态的改善　　图57 安装最终修复体后

## 参考文献

[1] Olsburgh S, JacobyT, Krejci I. Crown fractures in the permanent dentition: pulpal and restorative considerations. Dent Traumatol. 2002; 18(3): 103-115.

[2] Becciani R, Faganello D, Fradeani M. Surgical extrusion: a simplified esthetic method of treating non-restorable teeth. Rationale and case report. Int J Esthet Dent. 2018; 13(2): 240-273.

[3] 山﨑長郎 編. QDT 別冊／ジャパニーズエステティックデンティストリー 2019. クインテッセンス出版, 2019.

[4] Miller PD. A classification of marginal tissue recession. Int J Periodontics Restorative Dent. 1985; 5(2): 8-13.

[5] Cairo F, Nieri M, Cincinelli S, Mervelt J, Pagliaro U. The interproximal clinical attachment level to classify gingival recessions and predict root coverage outcomes: an explorative and reliability study. J Clin Periodontol. 2011; 38(7): 661-666.

[6] Langer B, Langer L. Subepithelial connective tissue graft technique for root coverage. J Periodontol. 1985; 56(12): 715-720.

[7] Zucchelli G. Mucogingival Esthetic Surgery. Quintessence, 2013.

[8] Zuhr O, Hürzeler M. Plastic-Esthetic Periodontal and Implant Surgery. Quintessence, 2012.

[9] Seibert JS. Reconstraction of deformed, partialiy edentulous ridges, using full thickness onlay graft. 1. Technique and wound healing. 2: prosthetic/periodontal interrelationships. Compend Contin Educ Dent (Lawrenceville). 1983; 4: 437-453.

[10] Stein RS. Pontic-residual ridge relationship: a research report. J. Prosthet Dent. 1966; 16(2): 251-285.

[11] Abrams L. Augumentation of deformed residual edentulous ridge for fixed prosthesis. Compend Contin Educ. Dent. 1980;1 :205-213.

[12] Garber DA, Rosenberg ES. The edentulous ridge in fixed prosthodontics. Compend Contin Educ Dent. 1981;2 : 212-223.

[13] Langer B, Calagna L. The subepithelial connective tissue graft. J Prosthet Dent. 1980; 44(4): 363-367.

[14] Magne P, Roberto S. Deep margin elevation: A paradigm shift. Am J Dent. 2012; 2: 86-96.

[15] Magne P. M-i-M for DME: matrix-in-a-matrix technique for deep margin elevation. J Prosthet Dent. 2021; 25: S0022-3913(21)00655-7.

[16] Dietschi D, Spreafico R. Dietschi D, Spreafico R. Adhesive Metal-Free Restorations: Current Concepts for the Esthetic Treatment of Posterior Teeth. Quintessence, 1997.

[17] Feinman RA, Goidstein RE, Garbar DA. Blea-ching Teeth. Quintessence, 1987: 20-23.

[18] 岩田 淳. 実践・チェアサイドで作るプロビジョナルレストレーション 第 4 回. QDT. 2018 ;43（4）:110-120.

**临床病例**

## 外科牙冠延长术后使用贴面与全冠修复治疗的病例

病例概要：患者是30多岁女性。来院主诉上前牙美学障碍。⌊1 为大面积复合树脂修复治疗，⌊2 死髓导致变色，2 1⌋全冠适合性差及颜色不协调。为了改善⌊1 牙冠形态与表面特征，使用贴面修复治疗，对 2 1⌋2 感染根管进行根管治疗与全冠修复治疗。上颌4颗前牙牙冠较短，计划向牙颈部进行牙冠延长。4

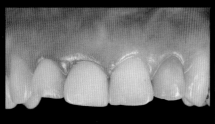
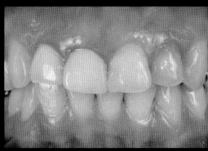
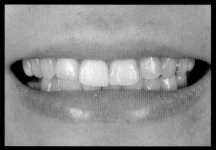

图58~图60 初诊时口腔内状况及口唇照片。2 1⌋装有不良修复体，⌊2 死髓导致变色

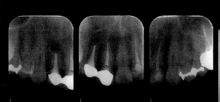
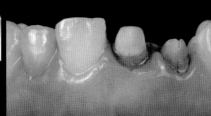
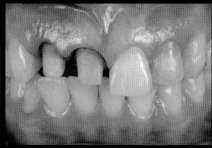

图61 初诊时X线片

图62 拆除不良修复体后。牙体制备直到龈缘下方较深的位置

图63 根管再治疗后制作纤维桩核并大致牙体制备

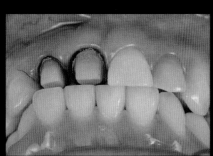
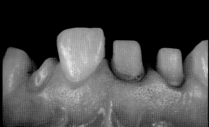

图64 确保与对颌牙的间隙

图65，图66 ⌊2 根管再治疗后为了获得 2 1⌋的颈袖及上颌4颗前牙的牙冠长度，打算使用外科牙冠延长术向牙颈部延长

颗前牙进行外科牙冠延长术并确认牙周组织稳定后，对全冠修复牙齿进行最终牙体制备并制取印模。根据蜡型进行贴面牙齿的导模（Mock up）及牙体制备。贴面牙齿的牙颈部不进行制备，修复体形成无边缘状态。为了协调贴面与全冠的颜色，首先制取贴面的印模、制作修复体并安装。然后试戴氧化锆基底冠、比色并制取精密印模，制作全冠并安装。贴面使用长石质陶瓷制作，全冠使用氧化锆基底冠烧附饰面瓷制作（图58~图135）。

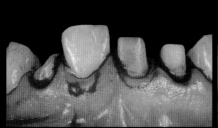

**图67** 切开牙龈后

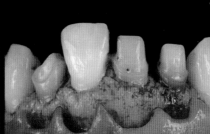

**图68** 龈瓣剥离后

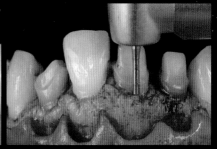

**图69** 使用末端切削车针修整唇侧牙颈部牙槽骨

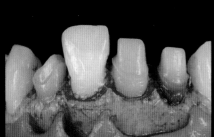

**图70** 唇侧牙颈部牙槽骨修整后

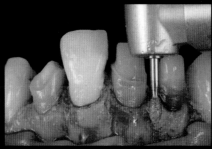

**图71** 使用橄榄球型金刚砂车针修整突出的牙槽骨及牙根间的牙槽骨

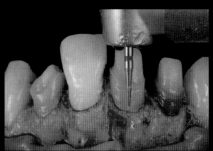

**图72** 使用金刚砂车针修整牙根周围的牙槽骨

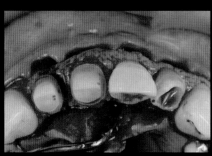

**图73** 牙槽骨修整后，咬合面观察

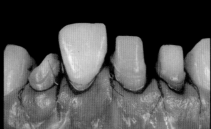

**图74** 缝合后，正面观察

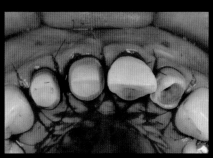

**图75** 缝合后咬合面观察

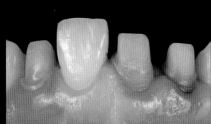

图76　术后经过3个月时

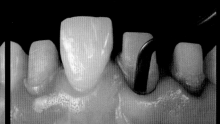

图77　为了进行全冠最后的牙体制备，压入细的排龈线

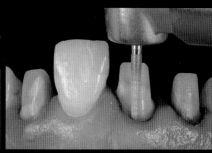

图78　进行全冠最后的牙体制备

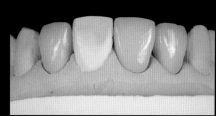

图79　制取印模后制作全冠的最终临时修复体与$\underline{1}$的蜡型

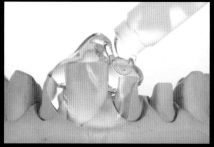

图80　使用透明硅橡胶印模材制作Mock up用硅橡胶导模（Silicone index）

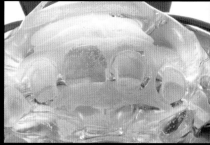

图81　在托盘内压接制作的硅橡胶导模

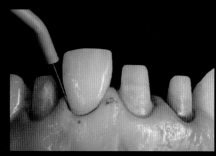

图82　使用电刀切除$\underline{1}$边缘的牙龈内缘上皮

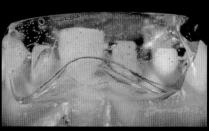

图83　在硅橡胶导模$\underline{1}$相应的部位填入复合树脂并压接到口腔内

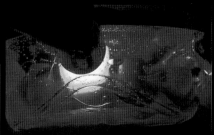

图84　进行光照

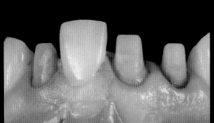

**图85** 直接Mock up后

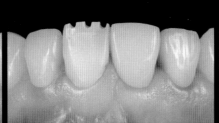

**图86** 在切缘形成3条引导沟

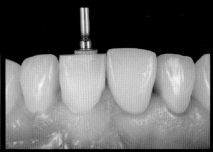

**图87** 沿引导沟粗略制备切缘

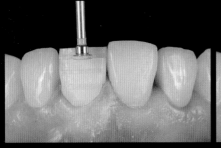

**图88** 牙颈部引导沟距离龈缘1.5mm以上，在唇面形成3条0.3mm的引导沟

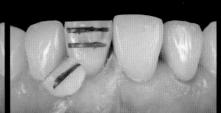

**图89** 标记引导沟后去除，直接Mock up

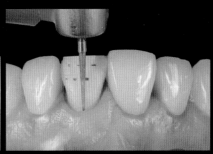

**图90** 使用细的斜面形金刚砂车针依据引导沟粗略制备唇面

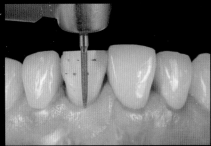

**图91** 使用基底型金刚砂车针平缓地制备完成牙颈部牙釉质的直立部分

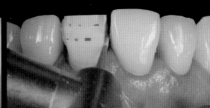

**图92** 使用细的斜面形金刚砂车针片切近中邻面

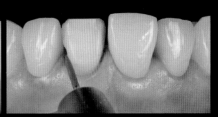

**图93** 使用基底型金刚砂车针调整邻接的移行部位

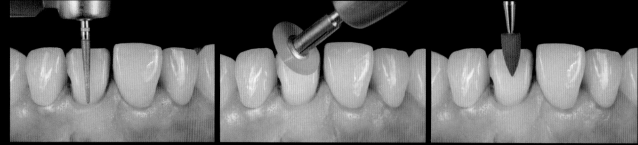

图94 使用超细颗粒的细斜面形金刚 图95 使用研磨砂片抛光线角或边角 图96 使用硅橡胶磨头进行最终研磨
砂车针进行唇侧最终的牙体制备

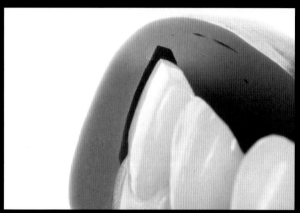 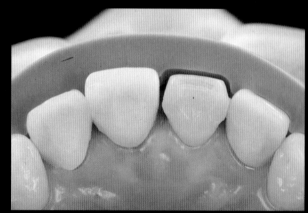

图97，图98 贴面最终牙体制备后。使用根据蜡型制作的还原导板确认获得恰当的牙体制备量。唇侧牙颈部虽然是未制备
的无边缘，但是为了比原来的牙齿形态更逼真，需要确保足够的材料空间

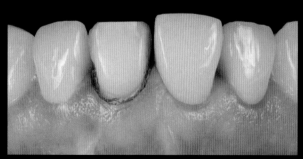 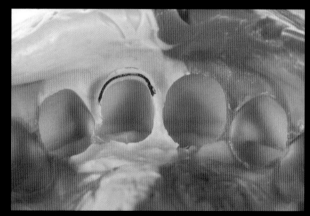

图99 为了制取印模进行二重压排 图100 制取印模后确认完成的修复体边缘线是否清晰

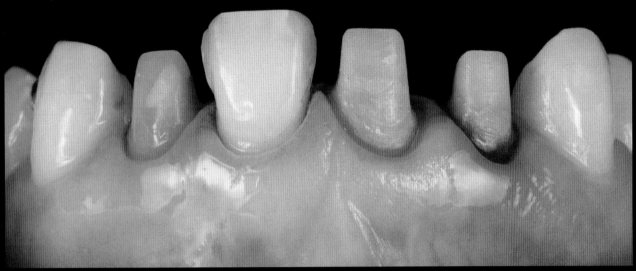

**图101** 最终牙体制备后

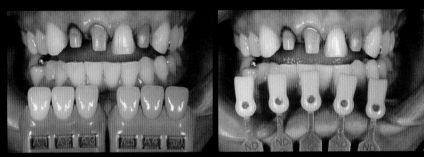

**图102，图103** 使用比色板及底层比色板进行比色

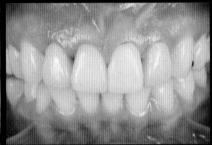

**图104** 贴面制备后的基牙临时修复体，再次进行直接Mock up

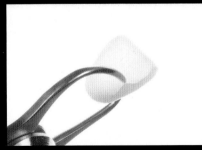

**图105** 制作的瓷贴面

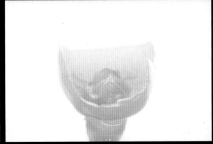

**图106** 在瓷贴面的组织面填入试色糊剂

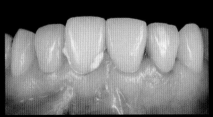

**图107** 试戴瓷贴面并确认颜色

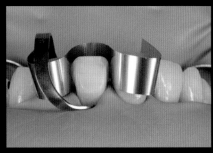

图108 橡皮障隔湿，为了保护邻牙插入金属基体

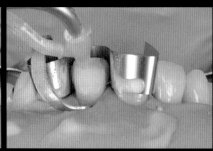

图109 喷砂处理

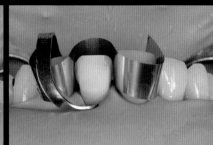

图110 喷砂处理后

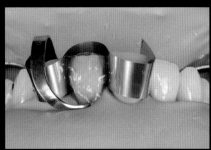

图111 磷酸酸蚀处理

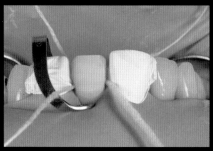

图112 在两侧邻牙上贴附特氟龙胶带，并在基牙邻接的牙颈部放入牙线

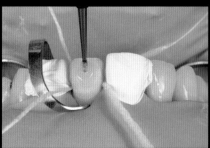

图113 表面预处理

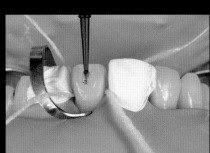

图114 粘接处理

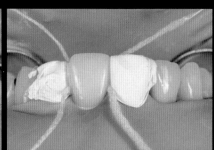

图115 在瓷贴面组织面一侧填入贴面粘接剂并压接到基牙上

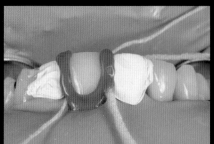

图116 为了容易去除邻面与牙颈部边缘附近多余的粘接剂，使用硅橡胶印模材

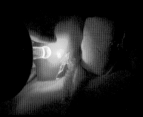
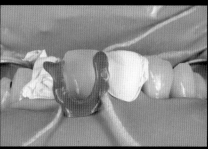
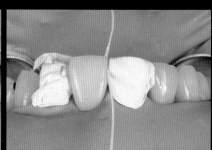

**图117** 从唇侧一边压接瓷贴面，一边光照3秒左右进行暂时聚合

**图118** 光照后去除硅橡胶印模材

**图119** 使用牙线等去除邻面未聚合的多余粘接剂

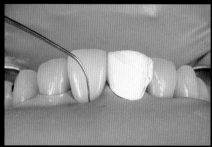
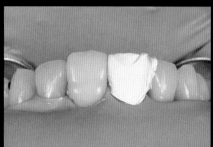
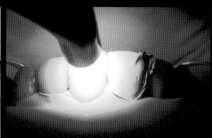

**图120** 使用探针去除牙颈部未聚合的多余粘接剂

**图121** 在边缘部位涂布空气遮蔽剂

**图122** 进行充分的光照，使粘接剂完全聚合

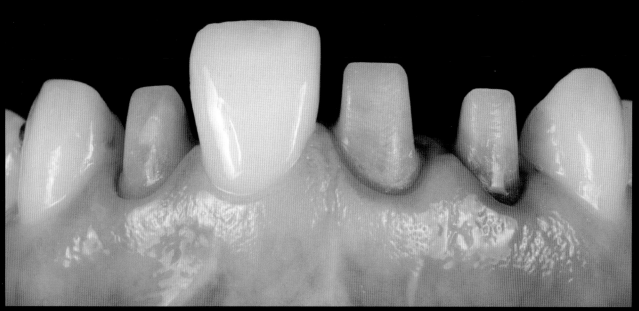

**图123** ⌐1 瓷贴面安装后，经过1周

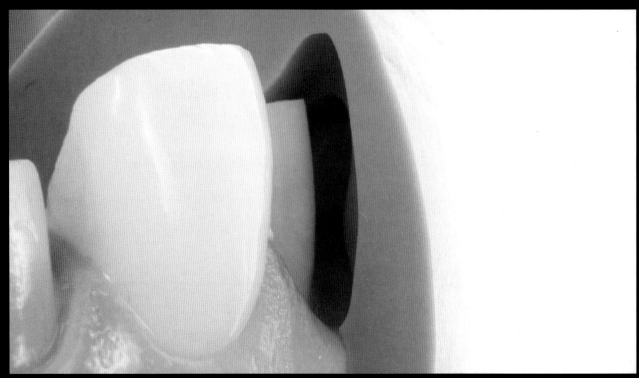

图124 使用还原导板确认全冠部位获得恰当的牙体制备量

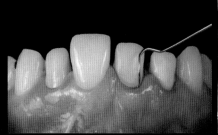

图125 试戴氧化锆基底冠时

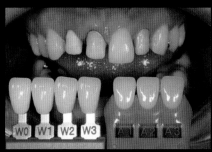

图126 试戴氧化锆基底冠时比色

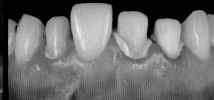

图127 为了防止制取固定印模时氧化锆基底冠移位，在基底冠内面放入硅橡胶印模材临时固定基底冠

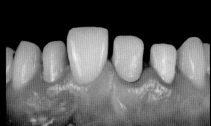

图128 去除多余的硅橡胶印模材

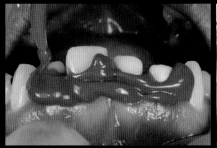

图129 使用注射型硅橡胶印模材制取固定印模

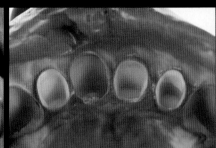

图130 制取固定印模后

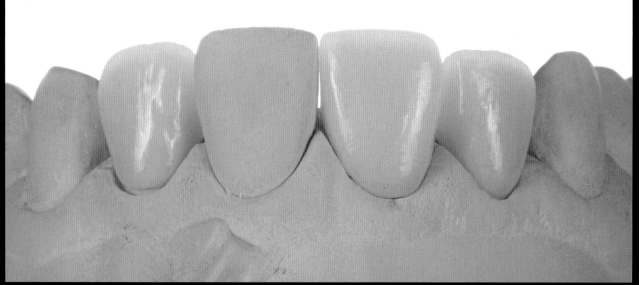

**图131　完成的氧化锆烧附饰面瓷全冠**

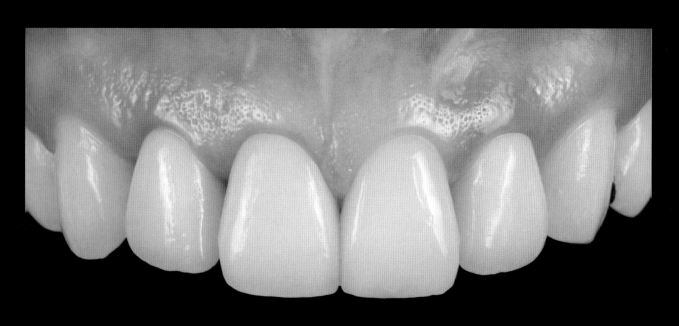

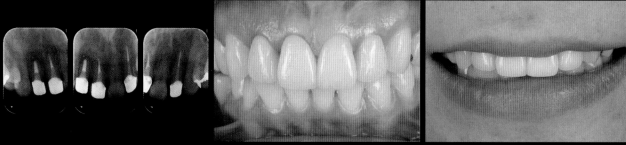

**图132~图135　安装最终修复体后口腔内状态及口唇照片、X线片［制作技师：朗讯（LUCENT）齿科技工所 瓜坂达也］**

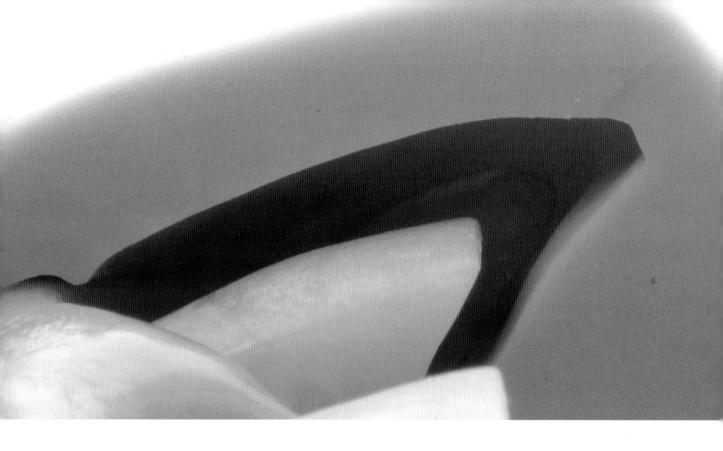

# 牙体制备的具体技术

牙体制备的具体技术，本章介绍以下几个方面：

· 机头手柄的握法。

· 牙体制备量的确认。

· 显微镜的灵活运用。

· 口腔内扫描仪的灵活运用。

## 机头手柄的握法

为了稳定地进行牙体制备，机头手柄的握法让支点稳定及车针无压力地旋转比较重要。以下展示机头手柄握法的例子：

### 1. 良好的例子（图1）

· 用大拇指、食指、中指握住机头手柄。

· 用手指腹部握住机头手柄。

· 用手指虎口稳定机头手柄的根部。

· 使用无名指做支点。

· 中指位于支点无名指的上方稳定机头手柄。

- 支点尽可能位于靠近基牙的牙上。

- 不把牙作为支点的情况下，把口腔外稳定的部位作为支点。

- 在机头手柄头部的相反方向添加手指。

- 机头手柄的运动不是依靠手指的移动，而是利用手指的弹力一点一点地移动。

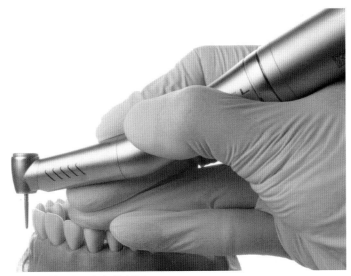

图1　机头手柄的握法：良好的例子

## 2. 不好的例子（图2）

- 不用手指的腹部握住机头手柄。

- 机头手柄根部离开虎口，不稳定。

- 不使用无名指做支点。

- 不把中指放于支点手指的上方，机头手柄不稳定。

- 支点未放置于靠近基牙的牙上。

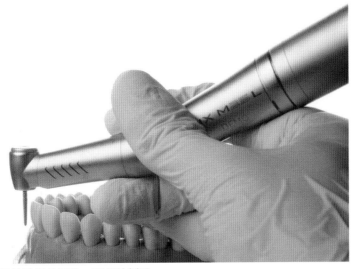

图2　机头手柄的握法：不好的例子

## 牙体制备量的确认

由于牙体制备是不可逆的操作，所以要寻求恰当的牙体制备量而不能过度不足。以下是确认牙体制备量的方法（图3，图4）。

- 测量临时修复体的厚度。
- 使用硅橡胶或3D打印制作的还原导板进行确认。
- 使用口腔内扫描仪对基牙进行光学扫描后在计算机上确认（后面介绍）。

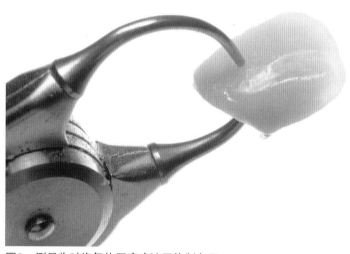

图3　测量临时修复体厚度确认牙体制备量

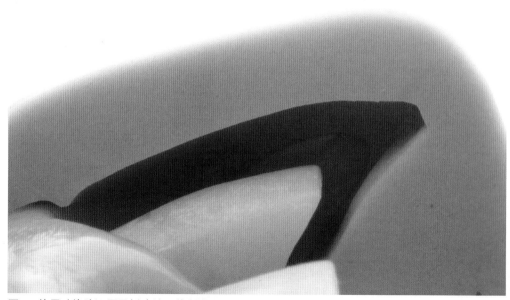

图4　使用硅橡胶还原导板确认牙体制备量

## 显微镜的灵活运用

为了精密制作修复体，牙科技师会使用技工室用显微镜。牙科医生可以使用牙科用显微镜进行精密的牙体制备，这样可以制作更精细的修复体（图5，图6）。牙体制备时灵活运用显微镜有以下优缺点：

### 1. 优点

· 扩大视野，确认制备的修复体边缘线或制备面。

· 操作者视线的集中点与光源在同轴上使操作视野清晰化。

· 减轻操作者姿势的负担。

### 2. 缺点

· 掌握技能需要花费时间（定位、镜像技术等）。

· 操作视野狭小化（难以确认牙轴与牙列的连续性）。

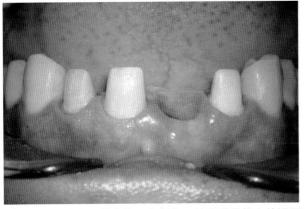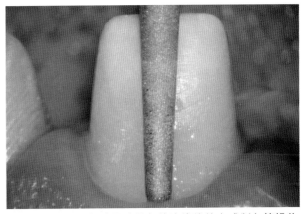

图5，图6　使用显微镜的牙体制备。使用稍微扩大的视野完成粗略制备，邻面片切或最终修复体边缘线的完成制备等操作需要在扩大的视野下进行

### 3. 牙体制备的定位

使用显微镜进行牙体制备时，术者定位、患者头位、显微镜定位、镜像技术及助手的配合等就变得比较重要。下面按照牙的位置与制备部位分别进行解说（图7~图36）。

## 上前牙牙体制备的定位

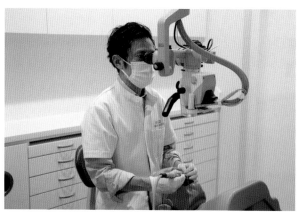

图7 上前牙唇侧牙体制备的定位。术者位于12点的位置，患者头位位于正面

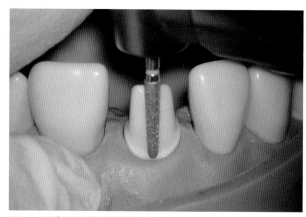

图8 上前牙唇侧牙体制备时

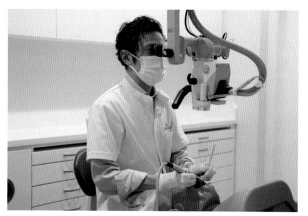

图9 上前牙腭侧牙体制备的定位。使用镜像技术，术者位于12点的位置，患者头位位于正面

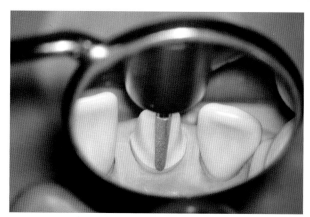

图10 上前牙腭侧牙体制备时（镜像）。口镜置于基牙直下方并向下方倾斜

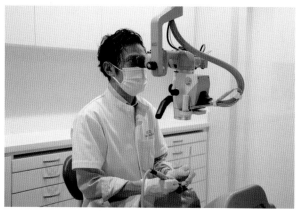

图11 上前牙腭侧轴面角牙体制备的定位。使用镜像技术，术者位于12点的位置，患者头位位于正面

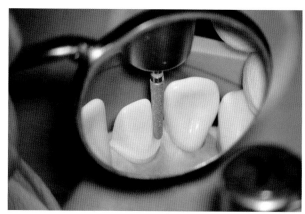

图12 上前牙腭侧轴面角牙体制备时（镜像）。口镜置于基牙斜下方

## 🦷 **上颌左侧后牙**牙体制备的定位

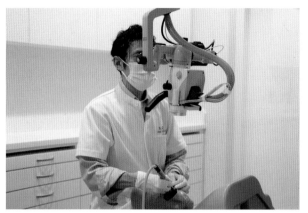

图13 上颌左侧后牙颊侧牙体制备的定位。术者位于1点的位置，患者头位向右侧倾斜

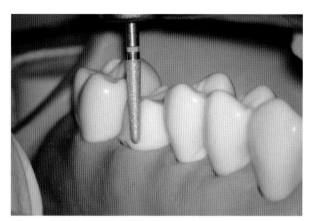

图14 上颌左侧后牙颊侧牙体制备时

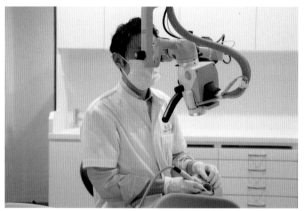

图15 上颌左侧后牙腭侧牙体制备的定位。术者位于11点的位置，患者头位向左侧倾斜

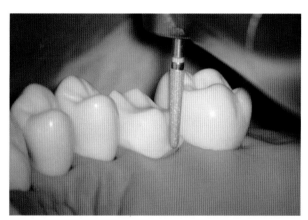

图16 上颌左侧后牙腭侧牙体制备时

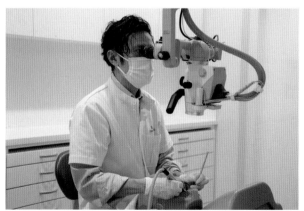

图17 上颌左侧后牙远中牙体制备的定位。使用镜像技术，术者位于12点的位置，患者头位位于正面

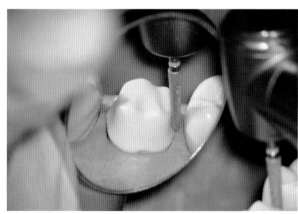

图18 上颌左侧后牙远中牙体制备时（镜像）。口镜置于远中直下方并向基牙远中倾斜

## 上颌右侧后牙牙体制备的定位

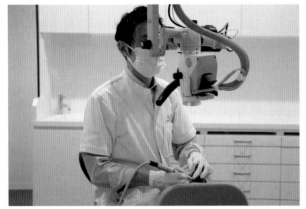

图19　上颌右侧后牙颊侧牙体制备的定位。术者位于11点的位置，患者头位向左侧倾斜

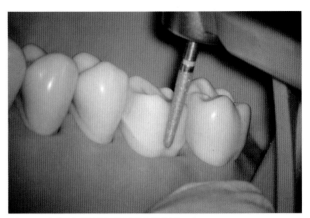

图20　上颌右侧后牙颊侧牙体制备时

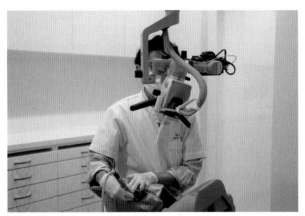

图21　上颌右侧后牙腭侧牙体制备的定位。术者位于1点的位置，患者头位向右侧倾斜

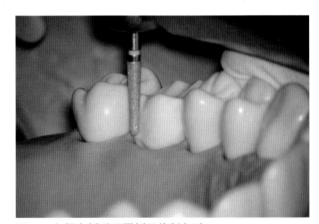

图22　上颌右侧后牙腭侧牙体制备时

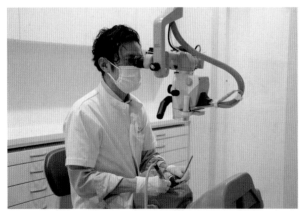

图23　上颌右侧后牙远中牙体制备的定位。使用镜像技术，术者位于12点的位置，患者头位位于正面

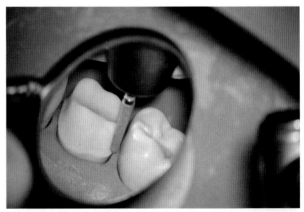

图24　上颌右侧后牙远中牙体制备时（镜像）。口镜置于远中直下方并向基牙远中倾斜

## 下颌左侧后牙牙体制备的定位

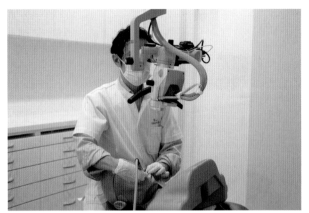

图25　下颌左侧后牙颊侧牙体制备的定位。术者位于1点的位置，患者头位向右侧倾斜

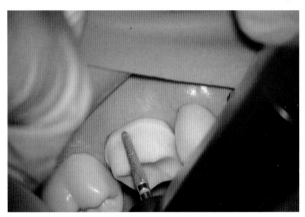

图26　下颌左侧后牙颊侧牙体制备时

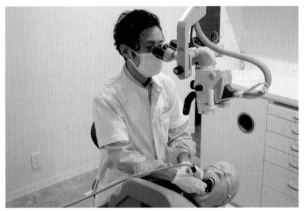

图27　下颌左侧后牙舌侧牙体制备的定位。术者位于8点的位置，患者头位向左侧倾斜

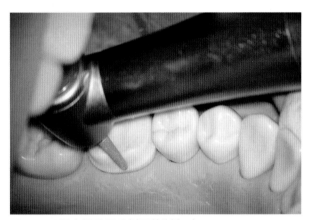

图28　下颌左侧后牙舌侧牙体制备时

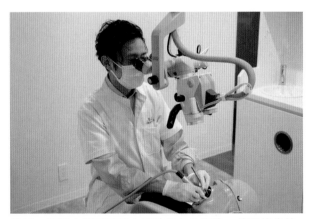

图29　下颌左侧后牙远中牙体制备的定位。使用镜像技术，术者位于8点的位置，患者头位向右侧倾斜

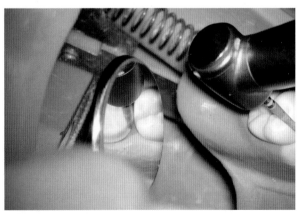

图30　下颌左侧后牙远中牙体制备时（镜像）。口镜置于远中直下方并向基牙远中倾斜

## 下颌右侧后牙牙体制备的定位

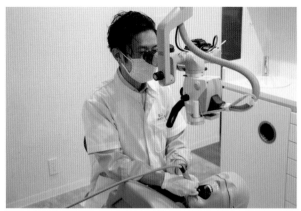

图31 下颌右侧后牙颊侧牙体制备的定位。术者位于8点的位置，患者头位向左侧倾斜

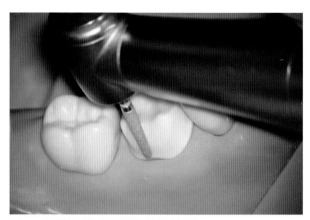

图32 下颌右侧后牙颊侧牙体制备时

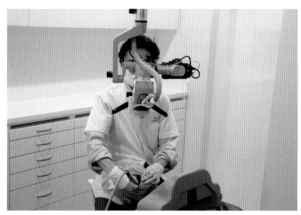

图33 下颌右侧后牙舌侧牙体制备的定位。术者位于1点的位置，患者头位向右侧倾斜

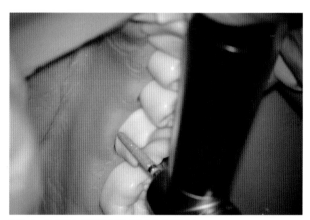

图34 下颌右侧后牙舌侧牙体制备时

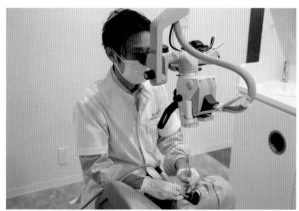

图35 下颌右侧后牙远中牙体制备的定位。使用镜像技术，术者位于8点的位置，患者头位向左侧倾斜

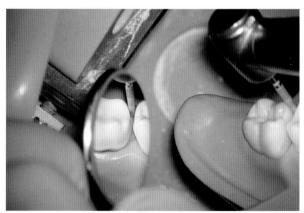

图36 下颌右侧后牙远中牙体制备时（镜像）。口镜置于远中直下方并向基牙远中倾斜

## 4. 使用显微镜时必需的器材

介绍笔者使用显微镜进行牙体制备时使用的器材（图37~图42）。

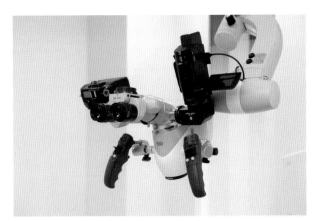

图37　手术用显微镜OPMI PROergo（Carl Zeiss Meditec，白水贸易）

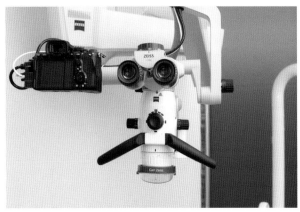

图38　手术用显微镜EXTARO 300（Carl Zeiss Meditec，白水贸易）

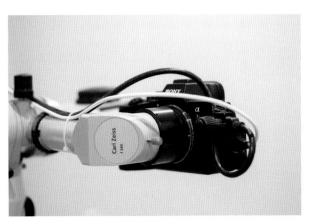

图39　安装于显微镜的数码相机（数码单反相机α7S Ⅲ ILCE-7SM3，索尼）

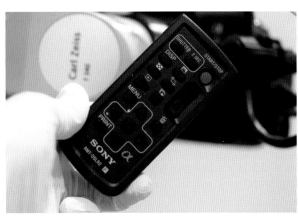

图40　相机用遥控器（遥控器RMT-DSLR2，索尼）

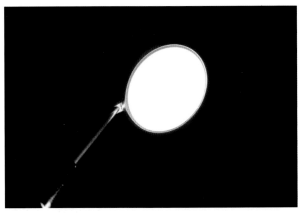

图41　ULTRAvision FS口镜（E. Hahnenkratt GmbH，茂久田商会）

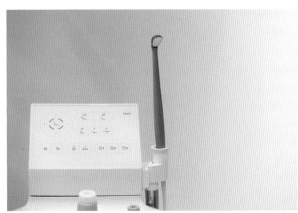

图42　空气喷射式表面反射口镜（防雾镜）（Yirro-plus口镜，PENTRON日本）

# 口腔内扫描仪的灵活运用

牙科治疗数字化在椅旁与牙科技工端都在不断地迅猛发展。灵活运用口腔内扫描仪会给包含牙体制备在内的修复治疗带来较大帮助。这里介绍以下几个方面：

- ·光学印模与传统印模的比较。
- ·灵活运用口腔内扫描仪确认牙体制备量。
- ·光学印模的牙龈压排。
- ·边缘缺陷及其处置。

## 1. 光学印模与传统印模的比较

光学印模与传统印模根据口腔内扫描仪的特性有着各种差异。牙体制备后，为了灵活运用口腔内扫描仪，必须要了解这些特性。如表1所示，目前光学印模与传统印模的差异。

表1　光学印模与传统印模的差异

|  | 光学印模 | 传统印模 |
|---|---|---|
| 复杂边缘线 | 困难 | 可能 |
| 印模精度 | 可以<br>（必须考虑边缘形态与位置） | 良好<br>（可以处置各种病例） |
| 覆盖材料的必要性 | 无 | 有 |
| 牙齿松动 | 可能 | 困难 |
| 龈下边缘 | 困难 | 可能 |
| 与邻牙接近时 | 困难 | 可能 |
| 印模时间 | 短 | 长 |
| 患者不适感 | 良 | 不良 |
| 印模资料到达技工处时间 | 短 | 长 |
| 印模材劣化 | 无 | 有 |
| 模型的必要性 | 无 | 有 |
| 边缘缺陷 | 有 | 无 |
| 确认牙体制备 | 即时 | 必须制作模型 |

## 2. 灵活运用口腔内扫描仪确认牙体制备量

口腔内扫描仪把牙体制备前后的扫描数据进行重叠，可以从扫描数据上确认牙体制备量。与使用传统硅橡胶还原导板的确认方法相比，由于可以测定与确认三维空间的任意部位，所以可以更准确、详细地确认牙体制备量（图43~图47）。

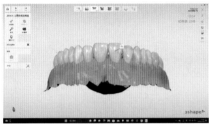 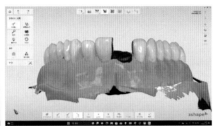 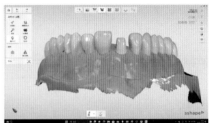

图43　牙体制备前的扫描数据　　图44　删除牙体制备部位的数据　　图45　对包含基牙的周围进行再扫描

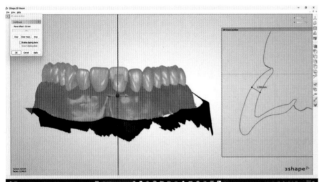 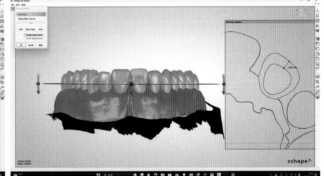

图46，图47　牙体制备前后扫描数据重叠的状态。可以在三维空间测定与确认任意部位的牙体制备量

## 3. 光学印模的牙龈压排

使用口腔内扫描仪采集基牙的光学印模时必须注意以下几点（图48~图51）：

- 修复体边缘线设定在龈缘上方或龈缘下方1mm以内[3-4]。
- 为了使口腔内扫描仪的光可以到达，必须在水平方向与垂直方向充分压排牙龈，使修复体边缘线清晰可见。
- 压排材料（压排线、特氟龙、橡皮障等）不要与修复体边缘线重合。

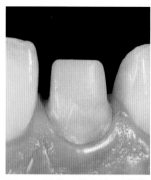
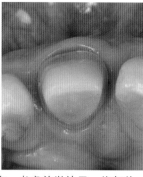

图48 最终牙体制备后的状态。考虑美学效果，修复体边缘线设定在龈缘下方0.5~1.0mm

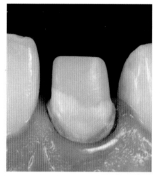
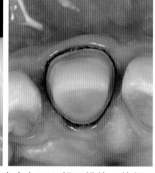

图49 从修复体边缘线向根尖方向压入粗压排线，使龈沟在水平方向处于扩大的状态

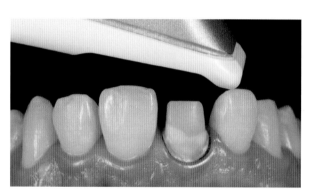

图50 用口腔内扫描仪采集牙列模型的印模

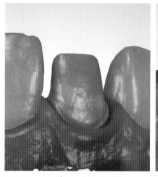
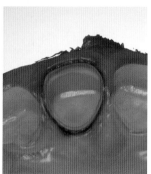

图51 通过口腔内扫描仪获得的基牙扫描数据

## 4. 边缘缺陷及其处置

保存使用口腔内扫描或模型扫描等采得的体现三维空间形状数据的文件形式叫作标准三角测量语言（Standard triangulated language，STL）数据。这是表示三维空间坐标点数据的集中（点云数据），分别连接相近3个点数据的三角形形成展开面（多边形网格）形状。如果这样的点云数据位于基牙修复体边缘线等锐利部位以外的位置，角就会消失变圆，出现所谓的边缘缺陷。

基牙扫描数据由于目前在切缘或修复体边缘等有时会出现边缘缺陷，所以以下的应对措施就变得必要[5-6]（图52~图57）。

- 修圆钝基牙的点线角。
- 扫描时提高基牙修复体边缘线的精度（让多边形密集，增大数据量）。
- 石膏模型使用蜡进行扫描前处理及修整完成的基底冠（边缘延长法[5]）。
- 使用CAD软件上的补偿功能补足边缘，修整完成基底冠并在石膏模型上确认适合性[6]。

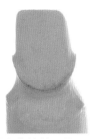

图52 使用传统印模制作的基牙代型

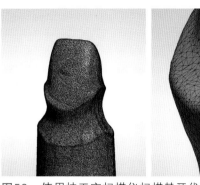

图53 使用技工室扫描仪扫描基牙代型获得的扫描数据。修复体边缘出现边缘缺陷的状态

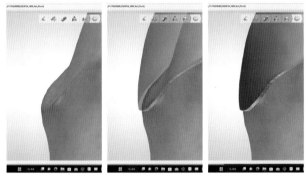

图54 修复体的牙齿蜡型数据。考虑边缘缺陷及修整代型时材料的破折给予补偿

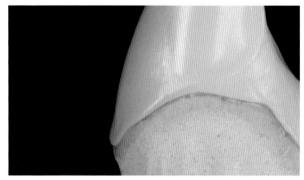

图55 切削后，调磨氧化锆基底冠的组织面并在基牙代型上试戴。边缘稍厚

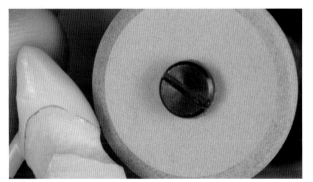

图56 调磨氧化锆基底冠的边缘部位

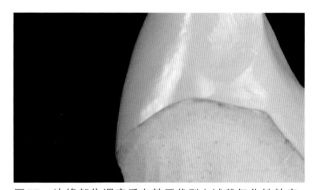

图57 边缘部位调磨后在基牙代型上试戴氧化锆基底冠，确认边缘是否适合

## 参考文献

[1] Massironi D, Pscetta R, Romeo G. Precision in Dental Esthetics: Clinical and Laboratory Procedures. Quintessenza, 2007.

[2] 岩田　淳. 誌上テーブルクリニック マイクロスコープで魅せる臼歯部の支台歯形成. デンタルダイヤモンド. 2022 ;47（702）:123-134.

[3] Manaco C, Arena A, Marziali A, Consolo U. Depth of reading within the gingival sulcus of seven intraoral scanners: An *in vitro* study. Int J Comput Dent. 2023. Online ahead of print.

[4] Ferrari Cagidiaco E, Zarone F, Discepoli N, Joda T, Ferrari M. Analysis of the reproducibility of subgingival vertical margins using intraoral optical scanning (IOS): a randomized controlled pilot trial. J Clin Med. 2021; 10(5): 941.

[5] 山本　眞. CAD/CAM システムによるマージンの適合性問題への挑戦—「エッジ延長法」による支台歯スキャンの理論と効果—. QDT. 2017 ;42(5) :28-63.

[6] 藤原芳生，松尾洋祐，秦康次郎. 歯科用スキャナの原理的欠陥「エッジロス」とその解決策. QDT. 2020 ;45(10) :62-79.

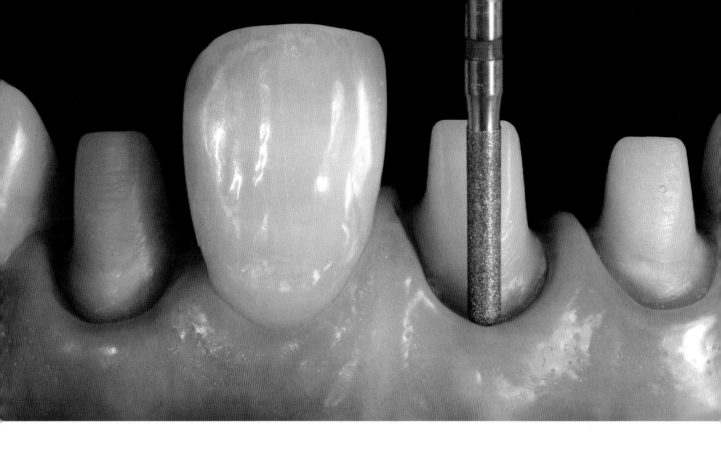

# 上前牙全冠制备

第1章介绍的牙体制备基本原则无论是哪种牙齿都适用。但是，前牙全冠制备时存在不同于前磨牙与磨牙应该特别注意的事项：

本章介绍以下几个方面。

· 上前牙基牙形态。

· 修复体材料与材料空间。

· 实际制备步骤。

· 上前牙全冠制备使用的器材。

## 上前牙基牙形态

基牙形态必须与每种牙齿的牙冠形态及最终修复体形态相似。上前牙中切牙与侧切牙形态近似，尖牙同时具有中切牙与前磨牙的形态特征。上前牙基牙形态及制备量具有以下特征。

· 由于唇侧削除量与美学效果相关，所以制备出恰当的3个面（切端、中央、颈部）的形态，同时确保足够的削除量。

· 考虑修复体的自洁性与舌的感觉，充分保证舌侧的削除量。

· 由于与后牙相比难以确保基牙舌侧第1个面（颈部的面）的高度，所以恰当地保证近远中合聚角与高度。

· 由于邻面移行面（过渡区域）到邻面容易形成倒凹，所以根据牙轴形成恰当的合聚角。

· 邻面牙颈部存在凹面，这个部位的削除量不足就会导致修复体外形臃肿及龈乳头空间不足。因此，基牙邻面在确保厚度的情况下形成一个平面，并且在确保材料空间的同时形成良好的固位力与防止旋转。

· 考虑基牙切缘的强度、陶瓷材料组织面的应力等，确保基牙切缘的厚度。

· 由于上前牙的舌面与下前牙的切缘是功能面，所以考虑滑移与咀嚼运动等功能运动确保削除量。

以下图片展示上前牙基牙形态（图1～图23）：

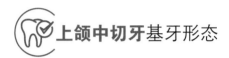

## 上颌中切牙基牙形态

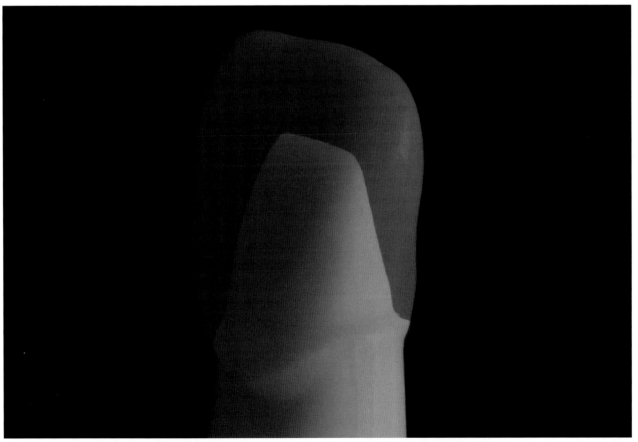

图1　上颌中切牙基牙形态及最终修复体形态重合的远中唇面观察。与最终修复体形态相似的基牙形态

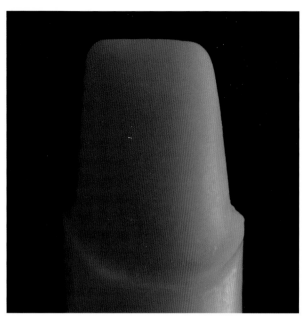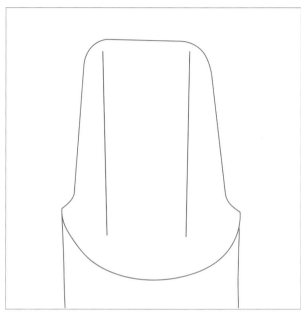

图2，图3　上颌右侧中切牙，基牙形态正面观察。邻面制备成1个面，切缘的近远中以天然牙为基准形成圆钝的切角。基牙也存在与天然牙唇侧棱线相似的线（蓝线）

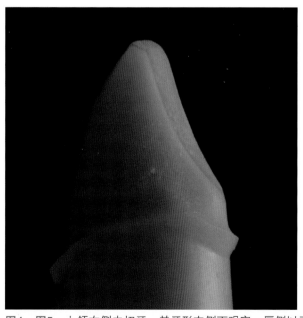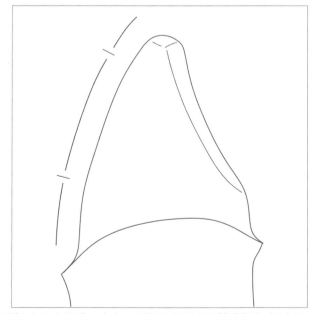

图4，图5　上颌右侧中切牙，基牙形态侧面观察。唇侧以天然牙的3个面（切端、中央、颈部）的形态为基准制备成3个面（蓝线）。舌侧第1个面（颈部）有时根据舌侧牙龈的高度难以确保基牙的高度，根据具体情况必须控制合聚角或边缘宽度。舌面制备成凹面，确保与下颌功能运动相对应的足够削除量。考虑基牙切缘的强度或陶瓷组织面应力等确保基牙切缘的厚度

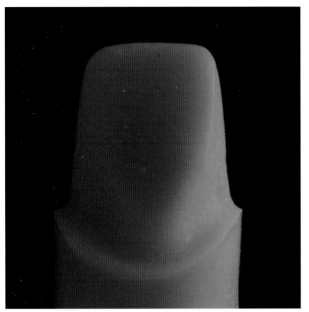
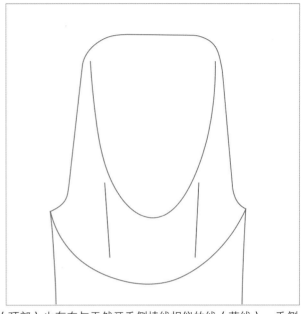

图6，图7　上颌右侧中切牙，基牙形态舌面观察。舌侧第1个面（颈部）也存在与天然牙舌侧棱线相似的线（蓝线）。舌侧第1个面与舌面的移行部位形成"V"形。为了制作自洁性好的修复体，确保舌侧过渡区域合聚角的削除量

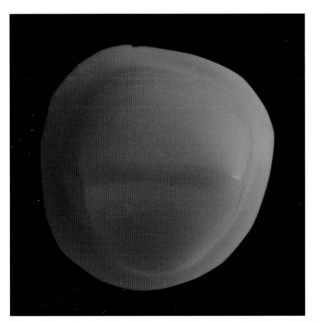
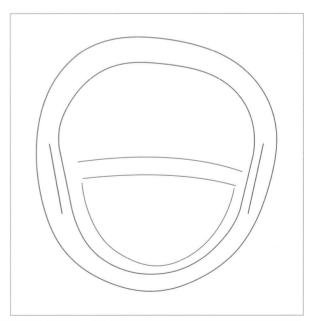

图8，图9　上颌右侧中切牙，基牙形态咬合面观察。基牙轴面不是简单的圆形，而是制备成与天然牙牙根形态相似的倒三角形。为了确保厚度，基牙邻面制备成一个平面，在确保材料空间的同时形成良好的固位力防止旋转（蓝线）

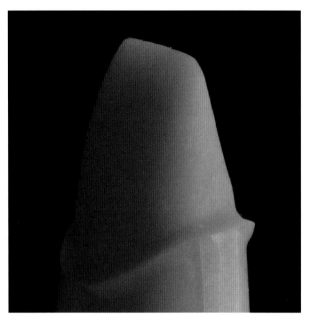 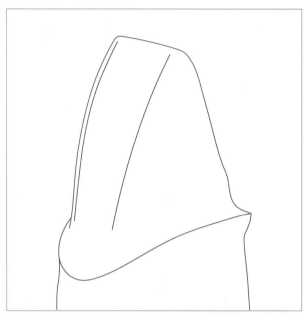

图10，图11　上颌右侧中切牙，基牙形态远中唇侧面观察。唇侧棱线根据3个面（切端、中央、颈部）形态形成平缓的3个面（蓝线）。从基牙棱线到邻面的邻接移行面（过渡区域）也存在微弱的第2个面（中央）与第3个面（切端）

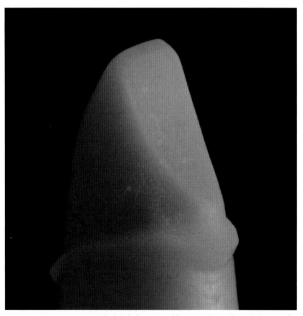 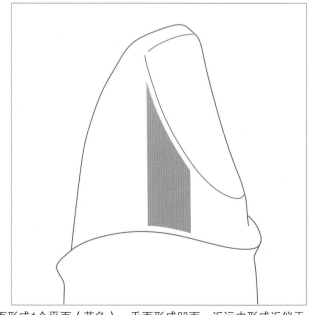

图12，图13　上颌右侧中切牙，基牙形态远中舌侧面观察。邻面形成1个平面（蓝色）。舌面形成凹面，近远中形成近似于平面的形态

## 上颌侧切牙基牙形态

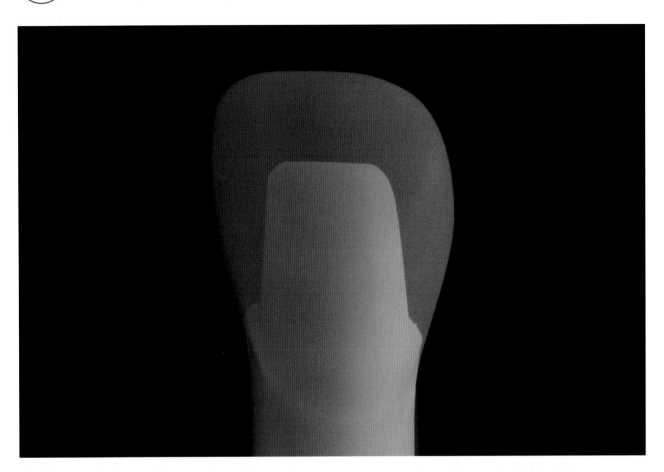

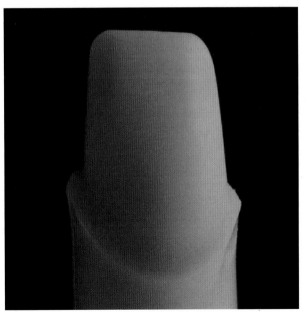
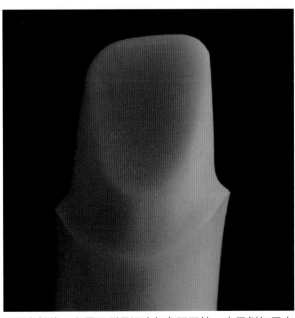

图14～图16　上颌右侧侧切牙基牙形态。基本上与上颌中切牙基牙形态相似。主要区别是远中切角更圆钝。由于侧切牙本身比中切牙小，所以从粗略制备阶段开始就必须注意保证恰当的基牙形态进行牙体制备

## 上颌尖牙基牙形态

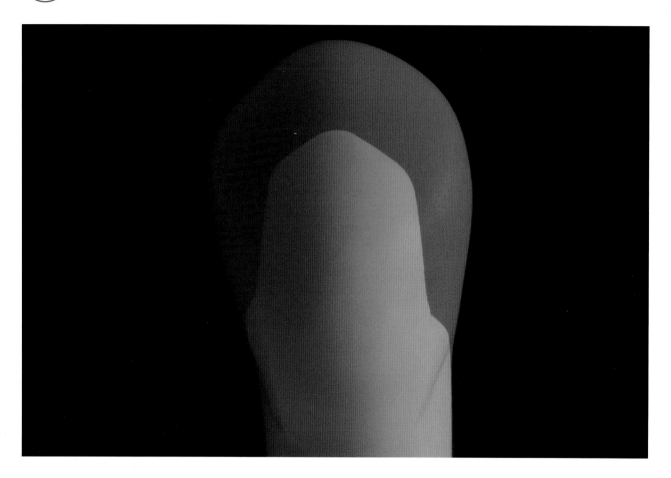

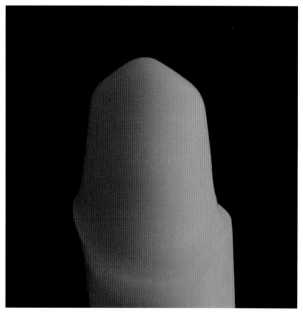
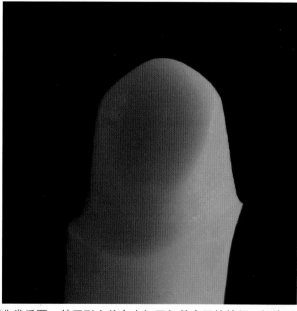

图17～图19　上颌右侧尖牙基牙形态。尖牙在功能与美学方面都非常重要，基牙形态兼有中切牙与前磨牙的特征。切缘形成与尖牙牙尖形态相似的倒三角形

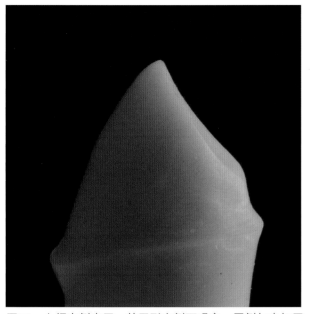

图20 上颌右侧尖牙，基牙形态侧面观察。唇侧与中切牙和侧切牙相同，形成3个面（切端、中央、颈部）形态。舌侧包含与对颌牙的咬合关系，形成凹陷的形态

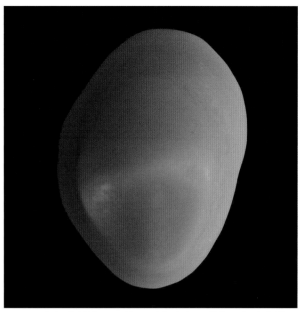

图21 上颌右侧尖牙，基牙形态咬合面观察。颊舌向的厚度比中切牙与侧切牙大，邻面在颊舌向形成一个具有一定宽度的平面

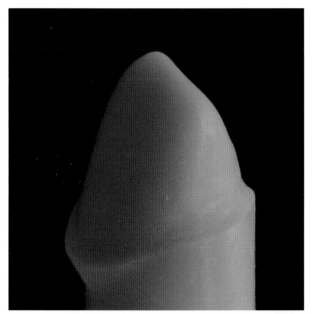

图22 上颌右侧尖牙，基牙形态远中唇面观察。到邻接移行部位形成第2个面（中央）与第3个面（切端）

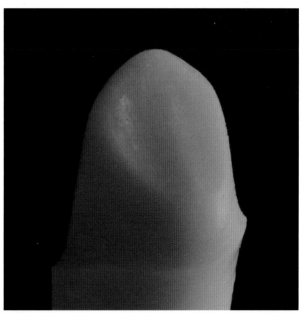

图23 上颌右侧尖牙，基牙形态远中舌面观察。近似于天然牙舌面中央轴嵴，在基牙舌面中央存在微弱的轴嵴

## 修复体材料与材料空间

前牙牙体制备确保确切材料空间的目的是防止修复体破折与碎裂及美学效果的呈现等。与此同时如果增加牙体组织的削除量，就会影响牙齿的长期预后。因此必须根据修复体材料空间的需要进行最低限度的牙体制备（图24）。

全瓷冠必要的材料空间：

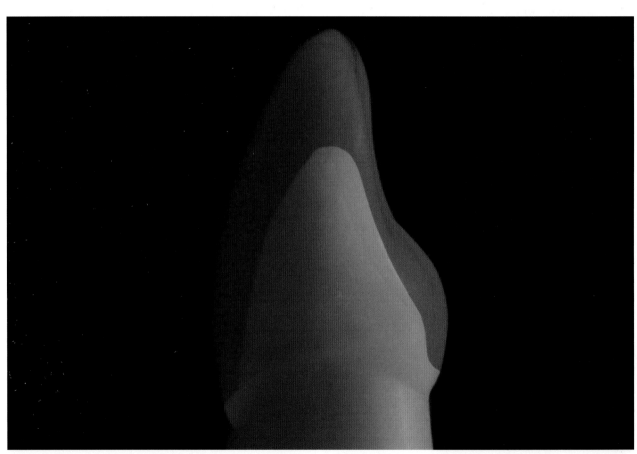

图24　上颌右侧中切牙的基牙形态与最终修复体形态重合的侧面观察。从结构力学方面确保必要的材料空间

## 1. 氧化锆烧附饰面瓷（Porcelain fused to zirconia，PFZ）与铸瓷全冠必要的材料空间

PFZ与铸瓷全冠必要的材料空间几乎一样，具体空间如下（图25）。

### （1）边缘宽度

PFZ等全瓷冠即使边缘受到应力也不会发生破折的强度必须确保最低1.0mm的宽度。根据基牙的颜色有时需要增加边缘厚度。边缘厚度增加的情况下基牙的切削量就会变大，必须注意。

### （2）唇侧削除量

PFZ等全瓷冠的各种材料是由不同的生产厂家提供的。不同的材料必要的材料空间也不一样。一般情况下唇侧削除量必须有1.2～1.5mm。

### （3）舌侧削除量

上前牙舌侧在行使功能时由于直接承受咬合力，所以必须确保恰当的材料空间。与唇侧相同必须有1.2～1.5mm。PFZ全瓷冠如果舌侧不烧附饰面瓷，0.4～0.8mm也没问题。

### （4）切缘削除量

切缘削除量太大，行使功能时修复体边缘就会出现应力集中而导致破折。所以应控制在2.5mm以内[1]。

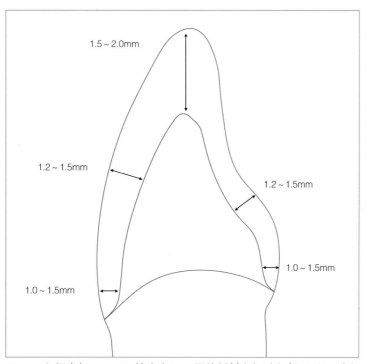

图25　上颌中切牙PFZ及铸瓷全冠必要的材料空间（根据可乐丽则武齿科，2021[2]制作）

### 2. 全氧化锆冠必要的材料空间

近年来牙科用氧化锆以氧化钇稳定型为主流，然而氧化钇的含量不同，透光性与机械强度也不同[3]。另外，还存在不同颜色、透光性与机械强度的氧化锆原料堆积成的多层色氧化锆盘。根据使用的氧化锆盘增减全冠必要的材料空间。全氧化锆冠必要的材料空间及牙体制备量如下所述（图26）：

**（1）边缘宽度**

全氧化锆冠与铸瓷或氧化锆烧附饰面瓷全冠相比，强度方面有较大提高。因此对于厚度特别薄的边缘部位较小的材料空间也非常有效。牙体制备时最低可以确保0.4mm材料空间的削除量。

**（2）唇侧、舌侧及切缘的削除量**

根据使用的氧化锆盘强度，牙体制备时最低可以确保0.4~0.8mm材料空间的削除量。

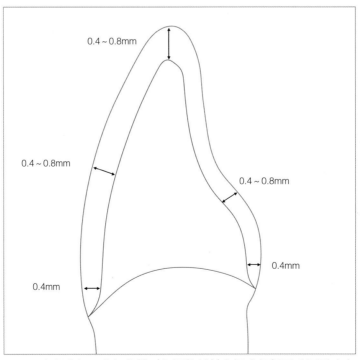

图26　上颌中切牙全氧化锆冠必要的材料空间（根据可乐丽则武齿科，2021[2]制作）

## 上颌中切牙全冠的制备

此处将使用牙体制备模型解说上颌中切牙的制备步骤。模型上如果不能进行确切的牙体制备，在受到许多因素制约的口腔内就难以进行牙体制备。因此必须在模型上反复练习并记住正确的牙体制备顺序与基牙形态。

基本上前牙牙体制备的步骤多数情况下按照以下顺序进行操作（图27~图50）。

①切缘制备。

②唇侧制备引导沟及粗略制备。

③舌侧第1个面（颈部）制备引导沟及粗略制备。

④邻面粗略制备。

⑤舌面粗略制备。

⑥去除锐利的边角及精细制备完成。

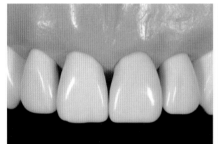

图27　牙体制备前状态。事前制作硅橡胶还原导板可以确认制备量

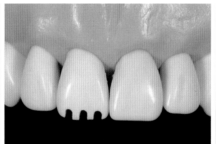

图28　使用斜面形金刚砂车针在切缘形成3条引导沟（1.2~1.5mm）

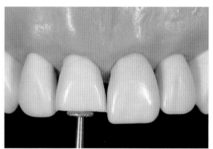

图29　沿着引导沟，使用矩形侧边的金刚砂车针切削边缘

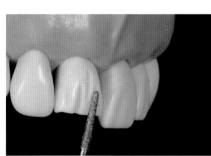

图30　根据唇侧3个面（切端、中央、颈部）的形态，在唇侧第2个面（中央）形成2条引导沟的状态

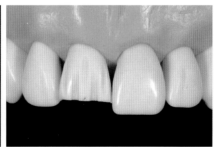

图31　在唇侧第1个面（颈部）与第2个面（中央）分别形成3条与2条引导沟（0.8~1.0mm）

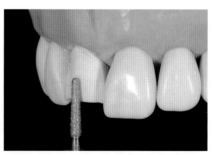

图32　沿着引导沟，粗略制备唇侧

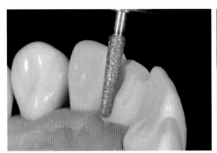

图33 形成舌侧引导沟后进行粗略制备

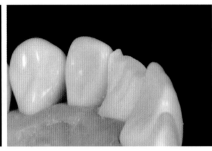

图34 舌侧第1个面（颈部）粗略制备结束的状态

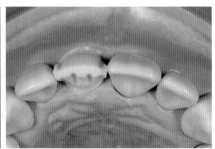

图35 咬合面观察。直到邻面移行部位进行轴面的粗略制备，后面容易进行片切的状态

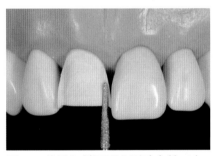

图36 使用细斜面型金刚砂车针，在注意保护邻牙的情况下制备邻面

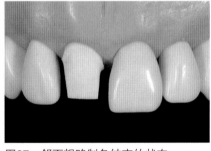

图37 邻面粗略制备结束的状态

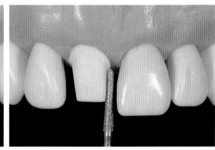

图38 使用粗斜面型金刚砂车针，追加制备唇侧及邻面的轴面

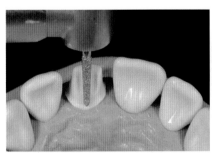

图39 使用粗斜面型金刚砂车针追加制备舌侧轴面

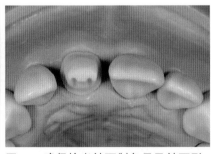

图40 确保恰当轴面制备量及轴面形态的状态

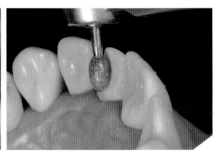

图41 使用橄榄球型金刚砂车针制备舌面

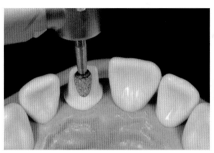

图42 使用绿砂石打磨头微调舌面的制备量

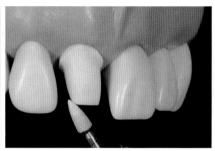

图43 使用白矾石打磨头精修圆钝残存的线角与点角

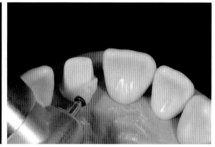

图44 使用白矾石打磨头精修圆钝舌侧线角

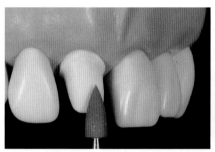

图45 最终使用硅橡胶打磨头抛光制备面

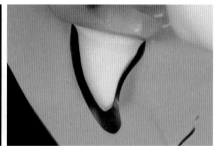

图46 牙体制备结束后确认制备的形态与修复体形态（牙冠形态）的相似性

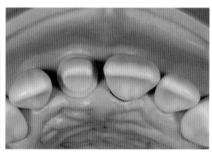

图47 制备结束后咬合面观察。确认没有倒凹

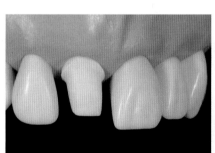

图48 制备结束后右侧侧面观察

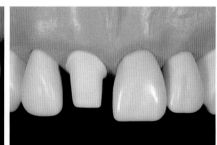

图49 制备结束后正面观察

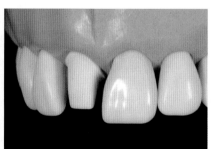

图50 制备结束后左侧侧面观察

病例概要：患者是40多岁女性。来院主诉改善前牙美学效果。<u>2 1 | 2</u> 安装有金属烤瓷冠。治疗计划是全牙列漂白及修复部位根管再治疗后进行氧化锆烧附饰面瓷全冠修复治疗。由于治疗前上颌4颗前牙的宽度不对称，所以 <u>3 | 1 3</u> 近中复合树脂再修复时调整牙冠形态，努力实现6颗前牙的形态、宽度及牙轴的协调（**图51 ~ 图64**）。

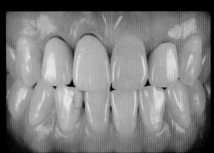 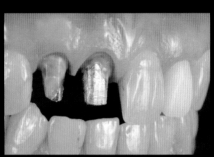 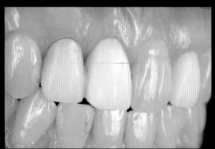

**图51** 初诊时口腔内状态。患者为40多岁女性。希望改善修复部位的颜色与形态

**图52** 拆除金属烤瓷冠后。首先制备移行的修复体边缘线，努力实现临时修复体良好的适合性

**图53** 安装临时修复体后。直到根管治疗与制作桩核结束，修复体边缘位于龈缘上方

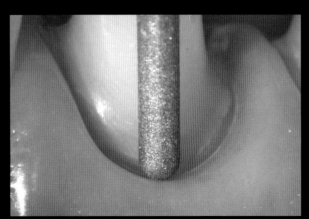 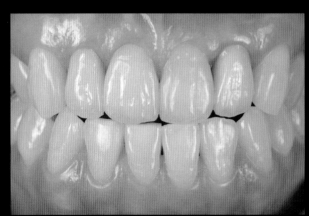

**图54** 制作纤维桩核后进行最终牙体制备

**图55** 安装最终临时修复体时。确认颜色与形态协调。对 | 2 唇侧牙龈进行整形

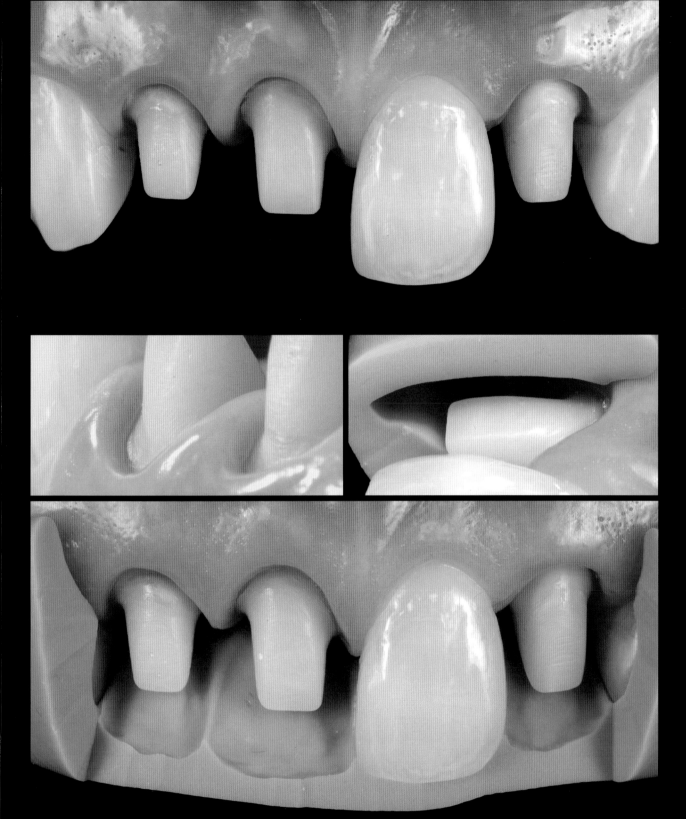

图56～图59　最终临时修复体暂时粘接后的基牙。确认具有连续性的基牙形态及牙轴与颈线。牙龈也无炎症。使用硅橡胶还原导板确认材料空间，判断没有问题，然后制作最终修复体

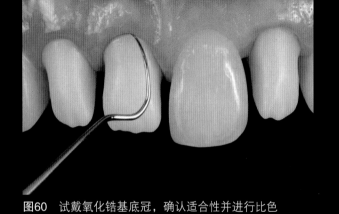

图60 试戴氧化锆基底冠，确认适合性并进行比色

图61 氧化锆全冠完成时

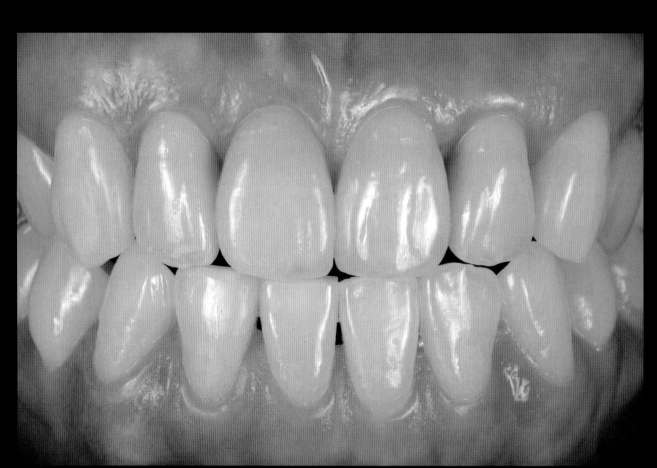

图62 氧化锆全冠安装时正面观察。确认全牙列颜色与形态协调

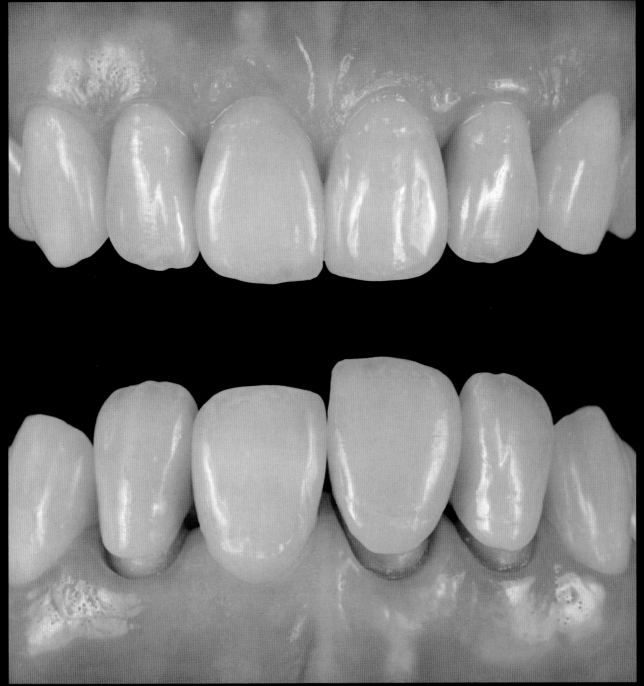

图63，图64　氧化锆全冠安装前后上前牙正面观察［制作技师：朗讯（LUCENT）齿科技工所 瓜坂达也］

## 总结

  像本病例必须制作桩核的情况下，桩核制作后必须把修复体边缘线调整到龈缘下方。其理由是制作桩核前临时修复体的边缘难以实现精密的适合性。另外，使用氧化锆作为最终修复体的情况下，为了让患者本人确认牙龈的协调性及美学效果与功能，有时需要临时粘接。

# 上前牙全冠制备使用的器材

介绍笔者制备上前牙全冠时使用的金刚砂车针与打磨头（图65～图73）。

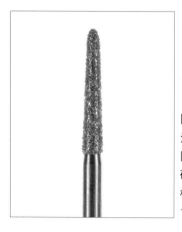

图65 用于制备引导沟与轴面的斜面型金刚砂车针（松风金刚砂车针FG规格102R，松风）。尖端直径1.1mm，长度9.0mm

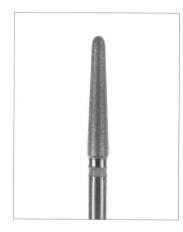

图66 用于完成轴面制备的斜面型金刚砂车针（松风金刚砂车针FG超细颗粒SF102R，松风）。尖端直径1.0mm，长度9.0mm

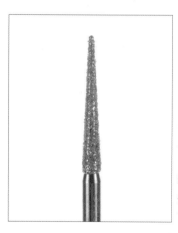

图67 制备邻面时使用的斜面型金刚砂车针（松风金刚砂车针FG规格104R，松风）。尖端直径0.6mm，长度10.0mm

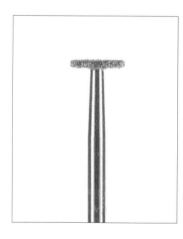

图68 用于制备贴面引导沟或切缘的矩形侧边的金刚砂车针（松风金刚砂车针FG规格230，松风）。直径4.3mm，厚度0.6mm

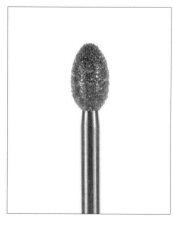

图69 用于制备舌面的橄榄球型金刚砂车针（松风金刚砂车针FG规格145，松风）。最大直径2.9mm，长度4.9mm

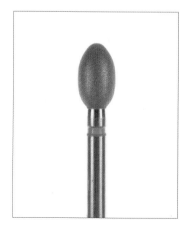

图70 用于完成舌面制备的橄榄球型金刚砂车针（松风金刚砂车针FG超细颗粒SF145，松风）。最大直径2.9mm，长度4.9mm

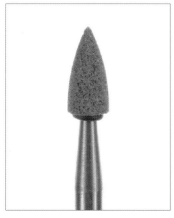

图71　用于舌面制备微调或修整圆钝边角的绿砂石打磨头（松风绿砂石打磨头CA28，松风）

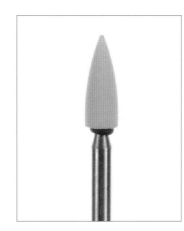

图72　用于修整圆钝边角的白矾石打磨头（松风白矾石打磨头FG57，松风）

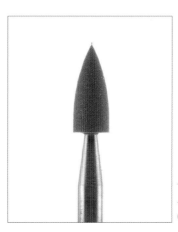

图73　用于最终抛光完成的硅橡胶打磨头（松风硅橡胶打磨头M型CA28，松风）

## 总结

　　本章详细地解说了上前牙的牙体制备。上前牙与美学效果有很大关系，应该考虑的要素也很多。为了制作满足美学、生物学及构造力学要求的修复体，必须经常学习与训练这些知识。

## 参考文献

[1]　Chiche GJ. Esthetics of anterior fixed prosthodontics. Quintessece, 1994: 101.
[2]　クラレノリタケデンタル. ノリタケカタナジルコニアプレパレーションガイド. 2021.
[3]　伴　清治 編著. CAD/CAM マテリアル完全ガイドブック. 医歯薬出版, 2017.
[4]　松風. 松風ダイヤモンドポイント FG テクニック＆メジャメント. 2013.

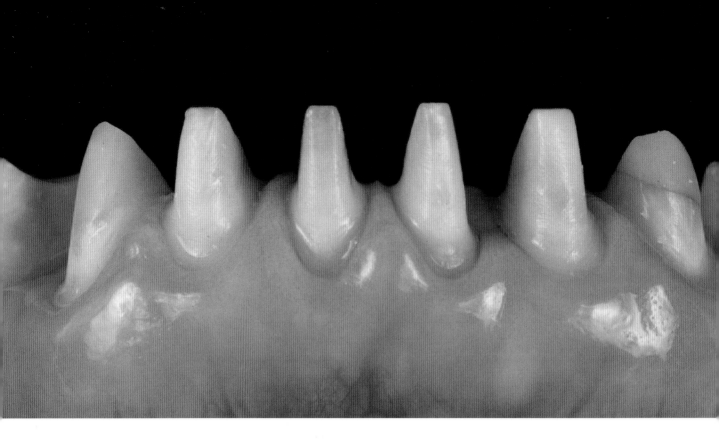

# 下前牙全冠制备

下前牙是所有种类牙齿中尺寸最小的部分，基本形态与上前牙相似[1]。牙体制备时必须考虑牙的尺寸，注意控制制备量等（图1~图13）。下前牙牙体制备的特征有以下几个方面：

- 由于牙齿宽度与颊舌径较小，所以考虑到达牙髓的距离。
- 牙冠高度与牙冠宽度及颊舌径相比，与上前牙没有较大差异。
- 牙根形态由于近远中扁平，所以邻面制备成1个面的面积较大。
- 拥挤及牙根接近等较多。
- 由于龋坏风险较低，所以治疗频率也低。因此与其他部位相比牙体制备的机会也少，需要经验。

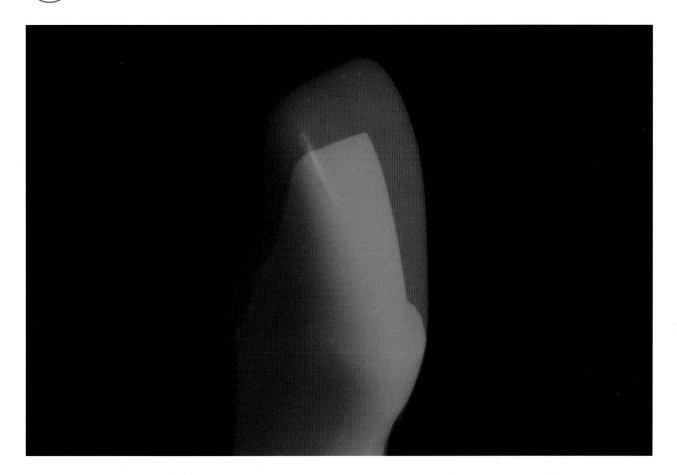

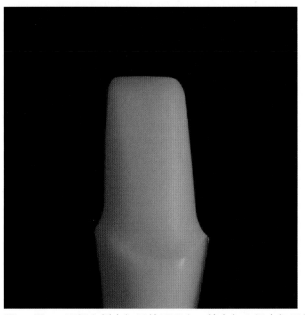
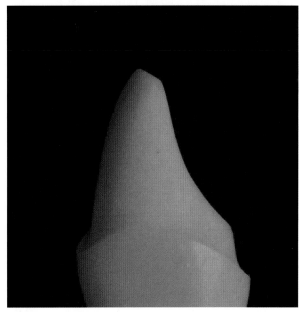

图1～图3　下颌左侧中切牙基牙形态。基本与上颌中切牙的基牙形态近似。虽然牙冠宽度及颊舌径较小，但是由于牙冠高度较大，所以变得细长。牙根形态由于近远中扁平，所以邻面制备成1个面的面积较大。注意远中切角圆钝

# 下颌侧切牙基牙形态

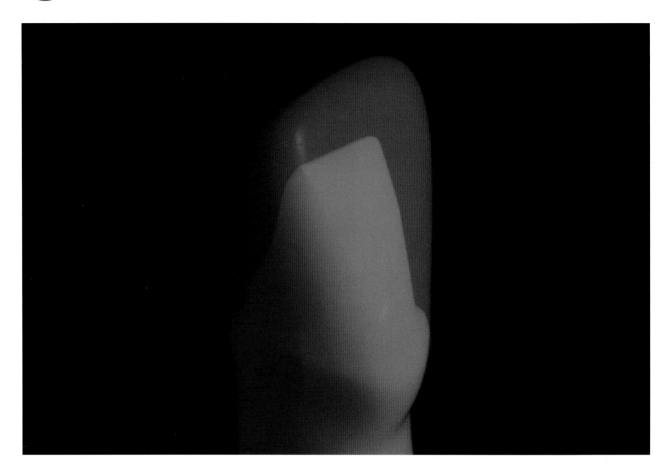

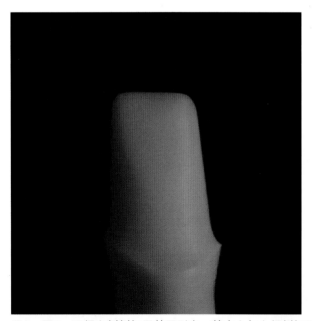
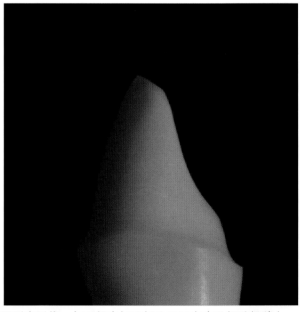

图4～图6　下颌左侧侧切牙基牙形态。基本上与上颌侧切牙的基牙形态近似。与下颌中切牙相比牙冠宽度及颊舌径稍大，注意切角圆钝。虽然牙冠宽度及颊舌径较小，但是由于牙冠高度较大，所以变得细长。牙根形态由于近远中扁平，所以邻面制备成1个面的面积较大

## ✓ 下颌尖牙基牙形态

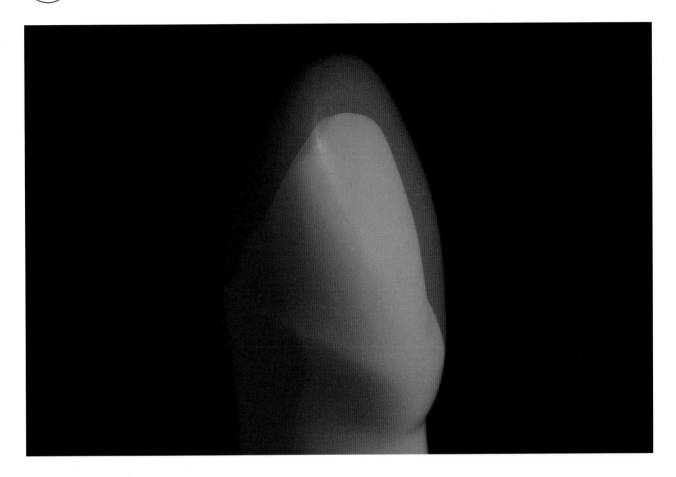

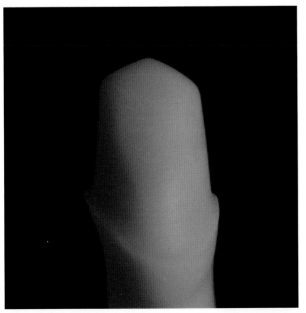

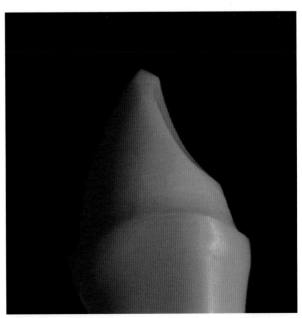

图7～图9　下颌左侧尖牙基牙形态。基本上与上颌尖牙的基牙形态近似。与上颌尖牙相比，虽然牙冠宽度及颊舌径较小，但是牙冠高度差较小，所以变得细长。牙根形态由于近远中扁平，所以邻面制备成1个面的面积较大

## 咬合重建病例基牙形态

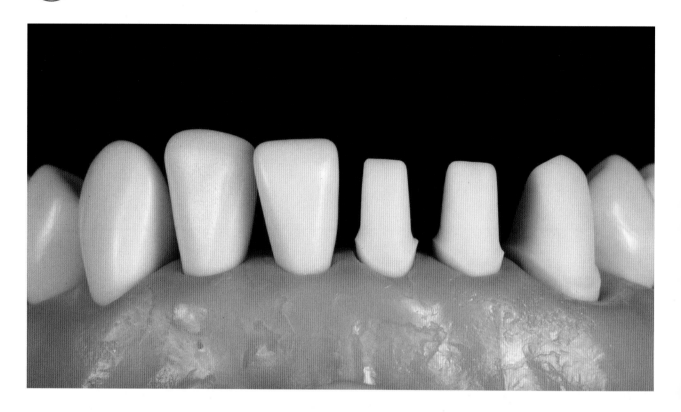

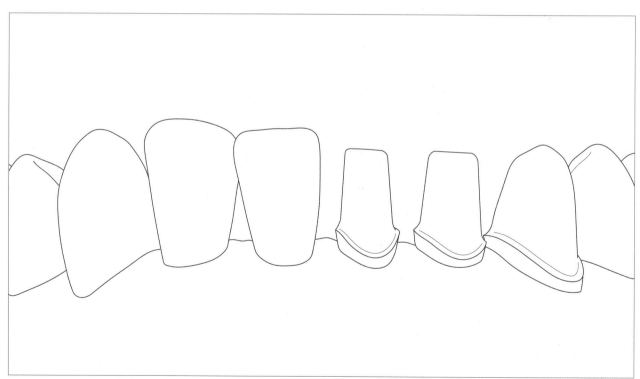

图10,图11　下颌左侧前牙的基牙形态,唇面观察。必须考虑切缘的连续性、牙根扭转及牙根间距离等

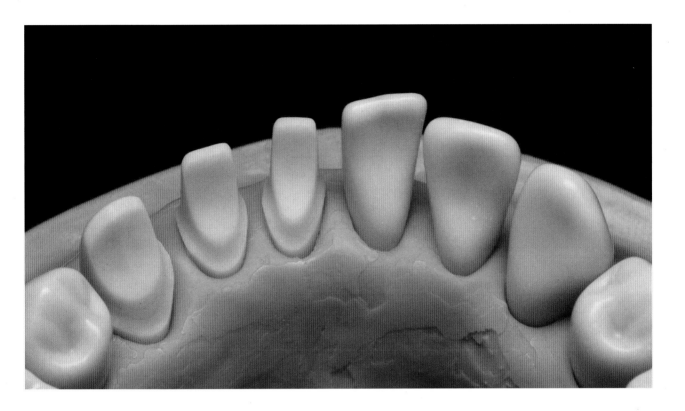

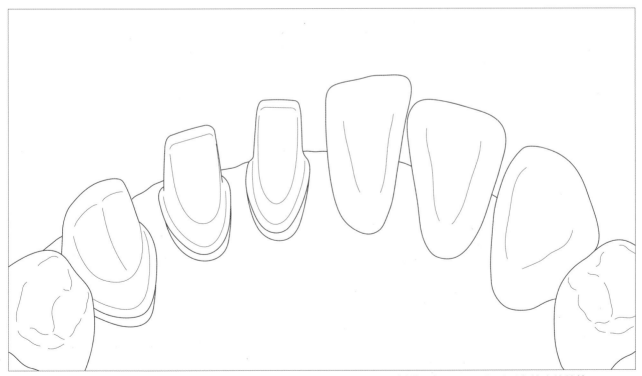

图12，图13　下颌左侧前牙的基牙形态，舌面观察。必须考虑舌面制备、舌侧轴面与舌面"V"形形态的连续性等

## 参考文献

[1]　藤田恒太郎，桐野忠大. 歯の解剖学. 金原出版，1976.

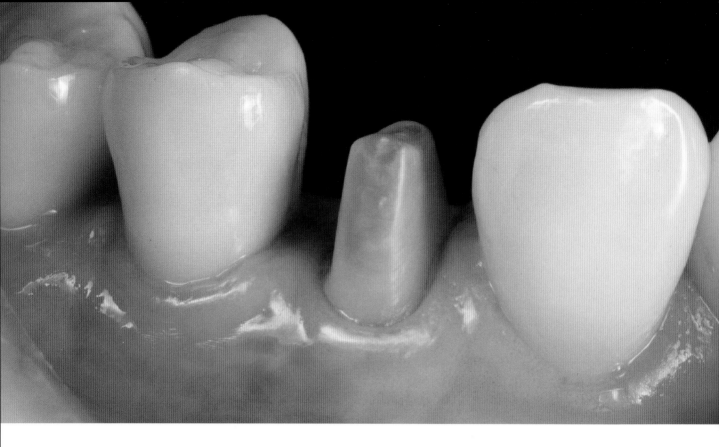

# 前磨牙全冠制备

　　前磨牙是兼有美学与功能的重要部位。全冠制备时必须在理解上下第一前磨牙与第二前磨牙各自差异的基础上进行操作。本章介绍以下几点：

- 前磨牙的基牙形态。
- 实际制备步骤。
- 前磨牙全冠制备使用的器材。

## 前磨牙的基牙形态

　　与第5章和第6章介绍的前牙相比，前磨牙牙体制备及制备量具有以下特征：

- 颊舌径较大，保证恰当的近远中合聚角与高度。
- 确保与美学相关的唇侧及咬合面（特别是下颌前磨牙）足够的削除量。
- 根据咬合面形态（牙尖、尖嵴及窝沟等），在基牙咬合面正确地分配牙尖。

　　同颌第一前磨牙与第二前磨牙的解剖学形态近似，本章详细介绍不同种类牙齿基牙的不同点（图1～图56）。

# ☺ 上颌第一前磨牙基牙形态

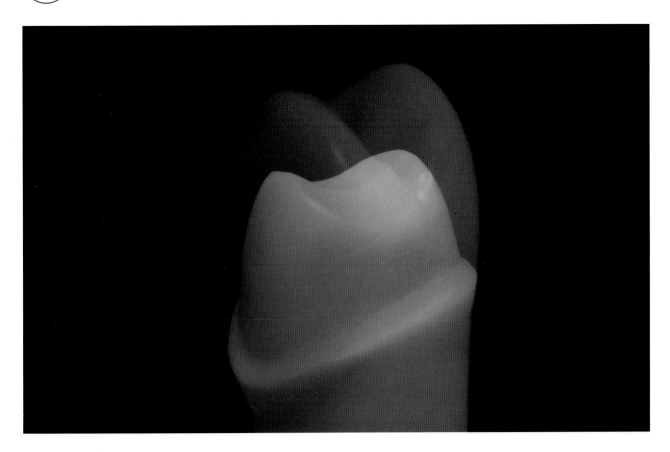

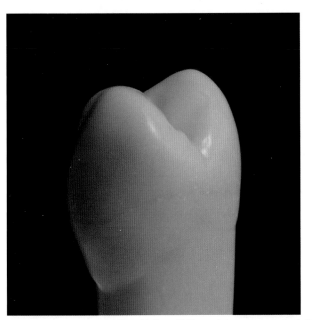
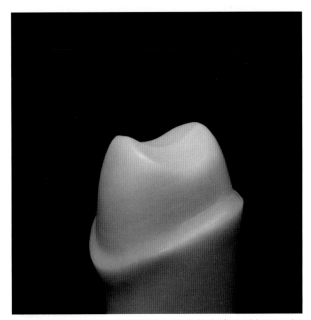

图1~图3　上颌右侧第一前磨牙的基牙形态。基本上与上颌第二前磨牙的形态近似。虽然颊尖与舌尖的高度几乎相同，但是舌尖微低。并且，相当于颊尖与舌尖之间中央沟的部位形成较大凹陷的形态

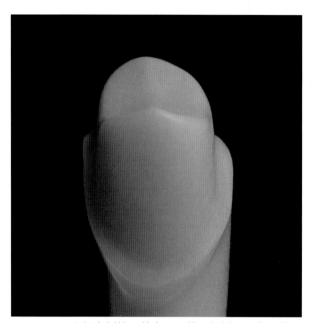 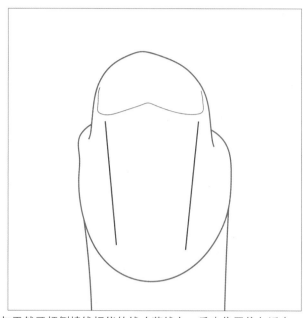

图4，图5　上颌右侧第一前磨牙，基牙颊侧面观察。基牙也存在与天然牙颊侧棱线相似的线（蓝线），舌尖位置偏向近中

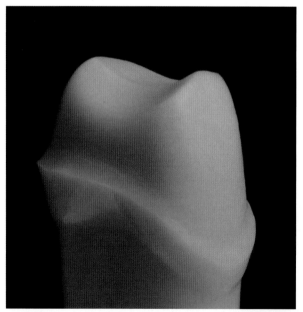 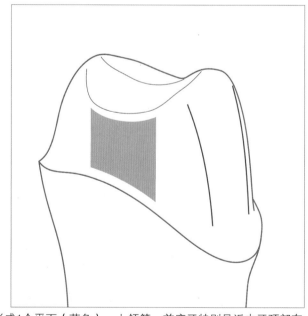

图6，图7　上颌右侧第一前磨牙，基牙近中颊侧面观察。邻面形成1个平面（蓝色）。上颌第一前磨牙特别是近中牙颈部有时存在较大凹陷。这种情况下必须制备凹槽（沿牙根牙颈部凹陷制备轴面。参考第15章）

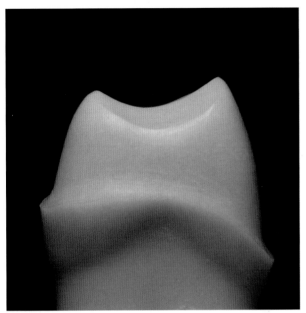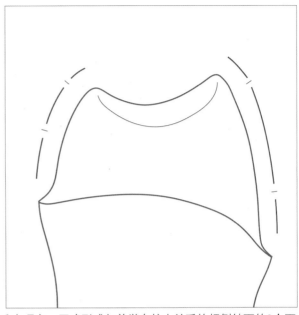

图8，图9　上颌右侧第一前磨牙，基牙近中邻面观察。颊尖顶比舌尖顶高。正确形成与美学有较大关系的颊侧轴面的3个面形态（特别是第2个面）（蓝线）

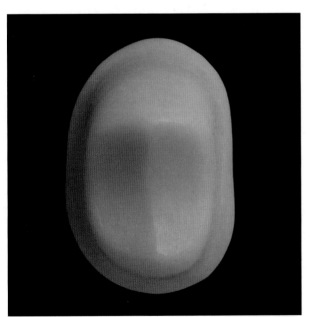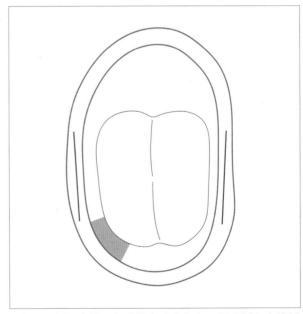

图10，图11　上颌右侧第一前磨牙，基牙咬合面观察。舌尖偏向近中。舌侧近中轴面角成钝角（蓝色）。颊舌侧主尖嵴制备成"〈"形的弯曲形态。基牙邻面确保厚度制备成1个平面，在确保材料空间的同时形成良好的固位力并防止旋转（蓝线）

## 上颌第二前磨牙基牙形态

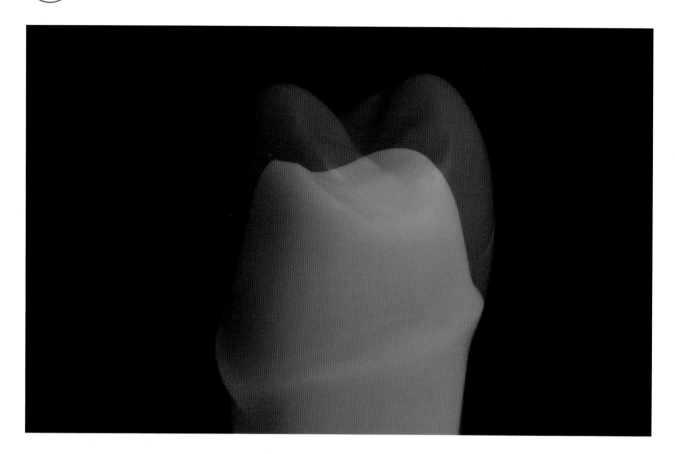

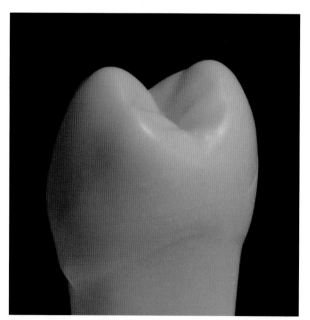
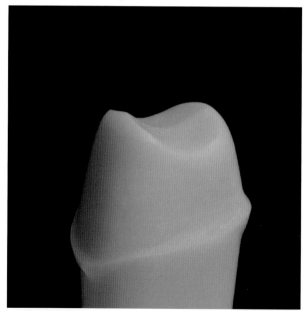

图12~图14　上颌右侧第二前磨牙的基牙形态。基本上与上颌第一前磨牙的形态近似。与第一前磨牙相比，第二前磨牙整体尺寸较小。虽然第一前磨牙与第二前磨牙的基牙形态没有大的差别，但是第二前磨牙的形态近远中比较对称

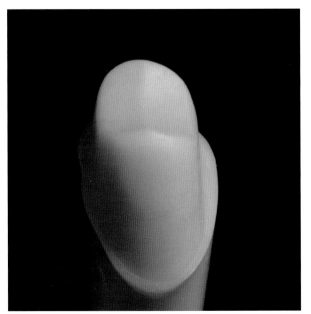
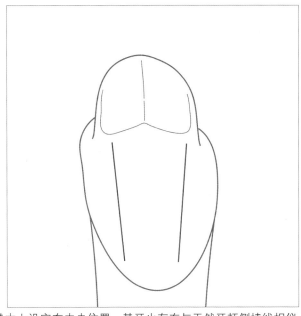

图15，图16　上颌右侧第二前磨牙，基牙颊侧面观察。牙尖顶基本上设定在中央位置。基牙也存在与天然牙颊侧棱线相似的线（蓝线）

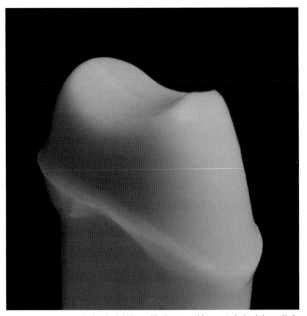
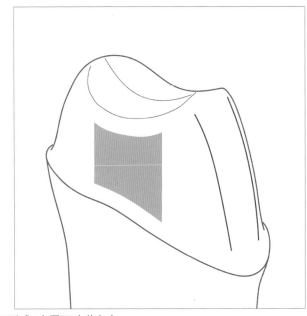

图17，图18　上颌右侧第二前磨牙，基牙近中颊侧面观察。邻面形成1个平面（蓝色）

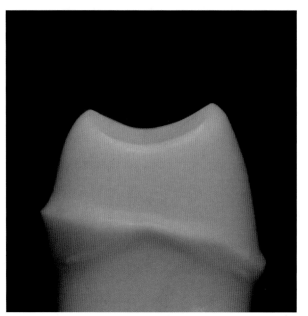
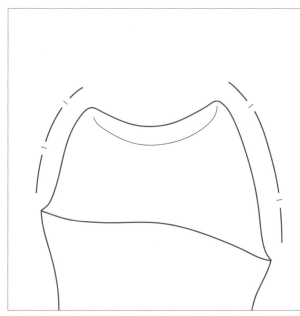

图19，图20　上颌右侧第二前磨牙，基牙近中邻面观察。颊尖顶与舌尖顶的高度差较小。与第一前磨牙相比由于牙的整体尺寸较小，所以3个面形态也稍圆（蓝线）

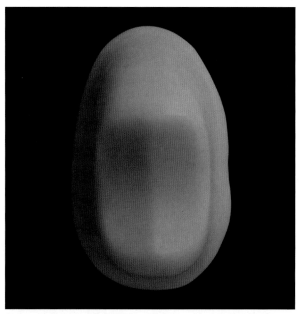
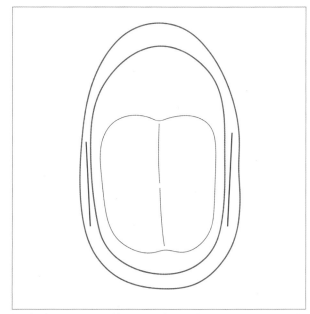

图21，图22　上颌右侧第二前磨牙，基牙咬合面观察。近远中形成比较对称的形态。基牙邻面确保厚度制备成1个平面，在确保材料空间的同时形成良好的固位力并防止旋转（蓝线）

## 下颌第一前磨牙基牙形态

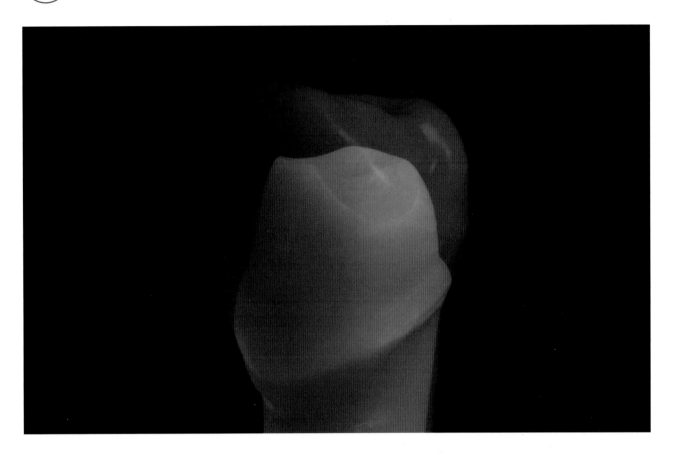

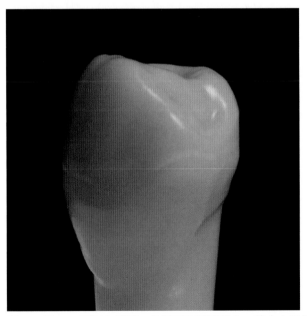 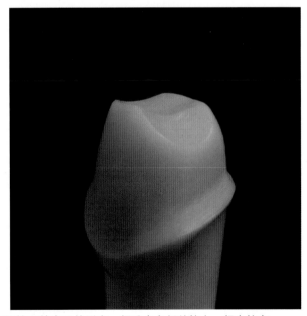

图23~图25 下颌右侧第一前磨牙的基牙形态。基本上近似于下颌第二前磨牙的形态。颊舌尖高低差较大，颊尖较高

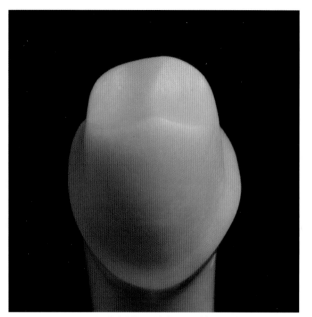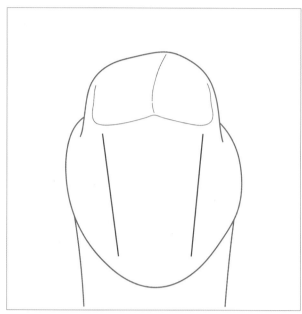

图26，图27　下颌右侧第一前磨牙，基牙颊侧面观察。颊尖顶位于中心或稍偏近中，舌尖顶位于近中。基牙也存在与天然牙颊侧棱线相似的线（蓝线）

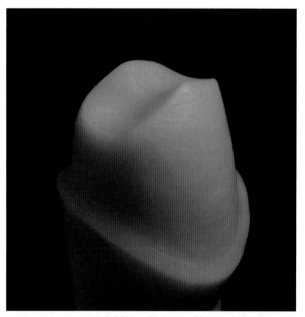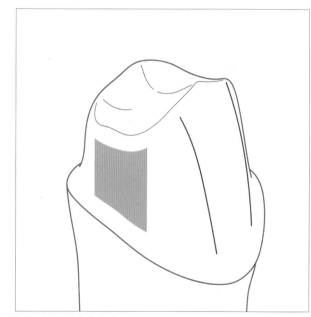

图28，图29　下颌右侧第一前磨牙，基牙远中颊侧面观察。邻面形成1个平面（蓝色）

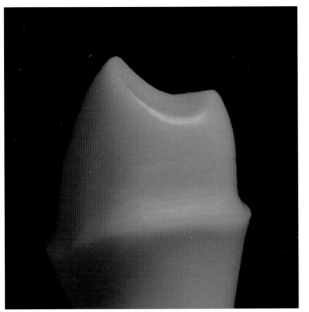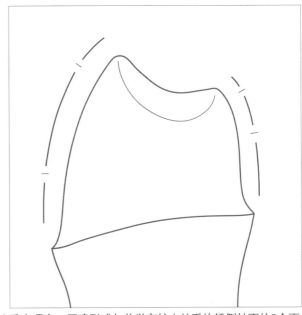

图30，图31　下颌右侧第一前磨牙，基牙近中邻面观察。颊尖顶比舌尖顶高。正确形成与美学有较大关系的颊侧轴面的3个面形态（特别是第2个面）。舌侧第1个面（颈部）直到基牙中央，第2个面（中央）与第3个面（咬合面端）比较小（蓝线）

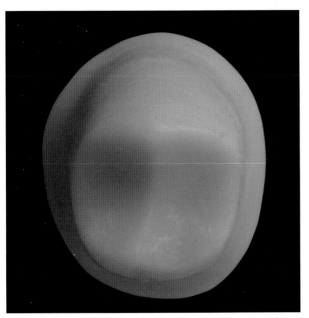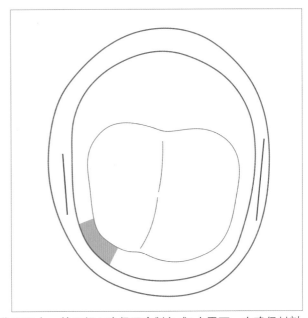

图32，图33　下颌右侧第一前磨牙，基牙咬合面观察。舌尖顶位于近中。基牙邻面确保厚度制备成1个平面，在确保材料空间的同时形成良好的固位力与防止旋转（蓝线）。舌侧近中轴面角成钝角（蓝色）。邻接轴面的颊舌径近中较小（蓝线长度）

### 下颌第二前磨牙基牙形态

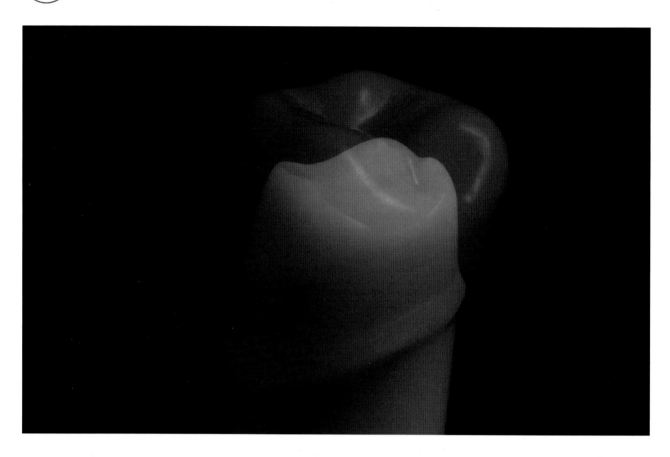

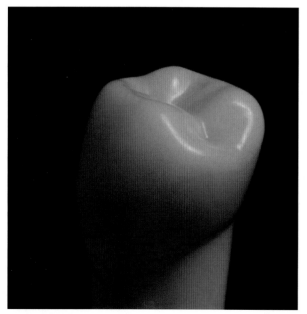
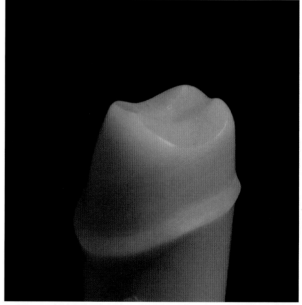

图34～图36　下颌右侧第二前磨牙的基牙形态。基本上近似于下颌第一前磨牙的形态。颊舌尖高低差较小，舌侧远中存在副牙尖

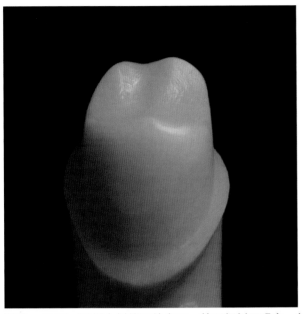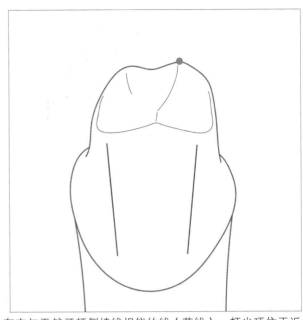

图37，图38　下颌右侧第二前磨牙，基牙颊侧面观察。基牙也存在与天然牙颊侧棱线相似的线（蓝线）。颊尖顶位于近中。舌尖顶（蓝点）位于近中，并且舌侧远中存在副牙尖

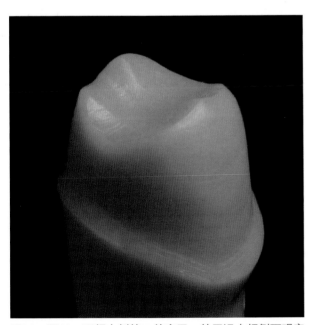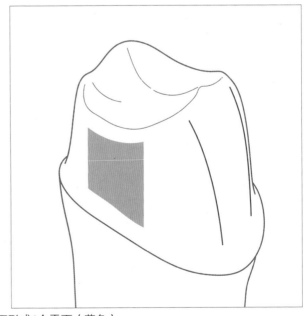

图39，图40　下颌右侧第二前磨牙，基牙远中颊侧面观察。邻面形成1个平面（蓝色）

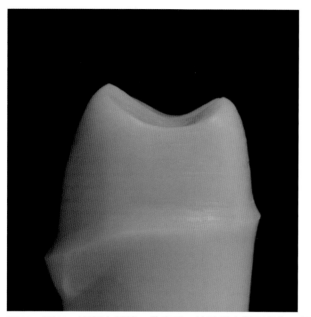
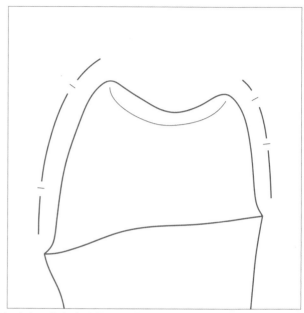

图41，图42　下颌右侧第二前磨牙，基牙近中邻面观察。颊尖顶与舌尖顶的高度差较小。基牙轴面的3个面形态颊侧比舌侧明显，舌侧第1个面（颈部）直到基牙中央，第2个面（中央）与第3个面（咬合面端）比较小（蓝线）

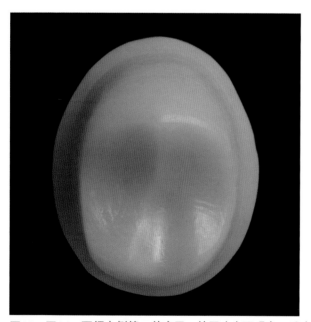
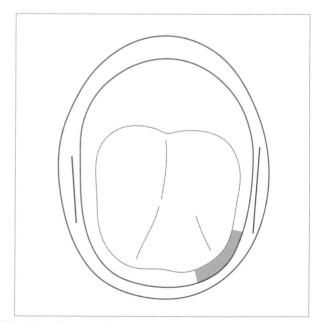

图43，图44　下颌右侧第二前磨牙，基牙咬合面观察。舌尖顶位于近中。基牙邻面确保厚度制备成1个平面，在确保材料空间的同时形成良好的固位力并防止旋转（蓝线）。舌侧远中轴面角成钝角（蓝色）。邻接轴面的颊舌径近中较小（蓝线长度）

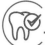**上颌前磨牙**的基牙形态及与邻牙的连续性

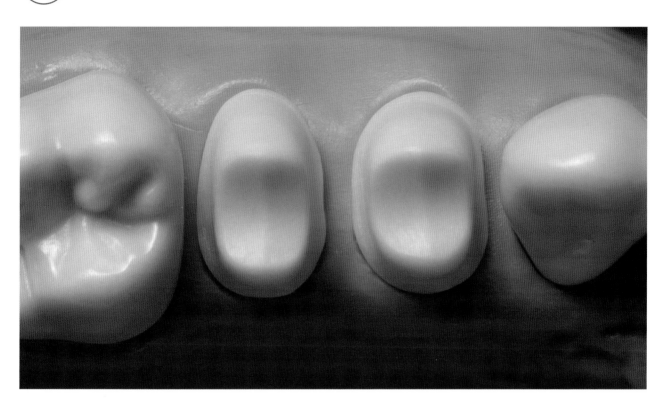

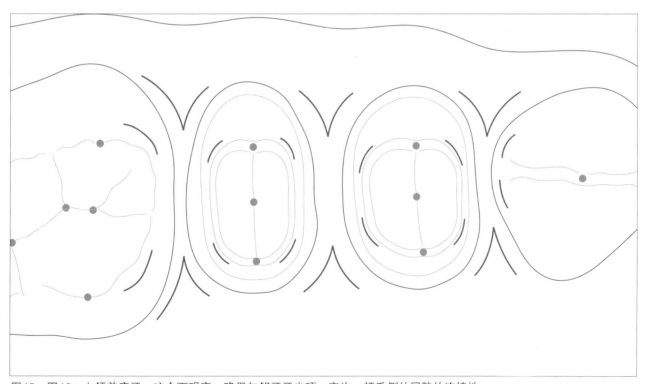

图45，图46　上颌前磨牙，咬合面观察。确保与邻牙牙尖顶、窝沟、颊舌侧外展隙的连续性

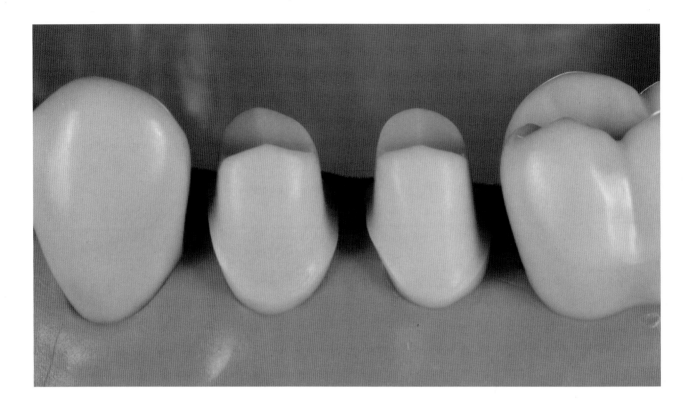

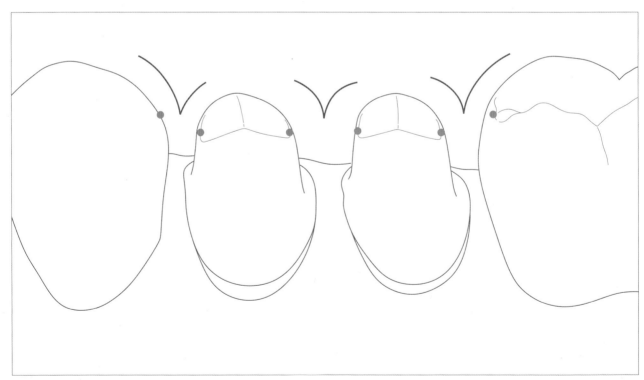

图47，图48　上颌前磨牙，颊侧侧面观察。确保边缘嵴及咬合面外展隙的连续性。另外，确保与最终修复体相适合的牙体制备量

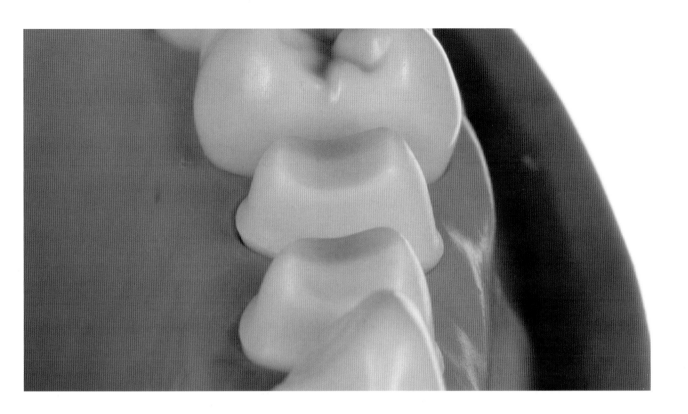

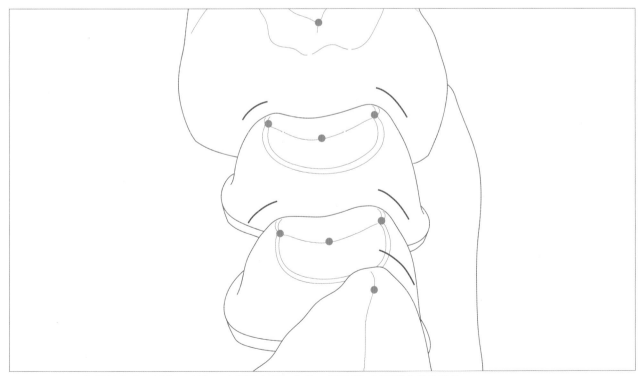

图49，图50　上颌前磨牙，近中面观察。确保牙尖顶、窝沟、颊舌侧3个面形态的连续性

### 下颌前磨牙的基牙形态及与邻牙的连续性

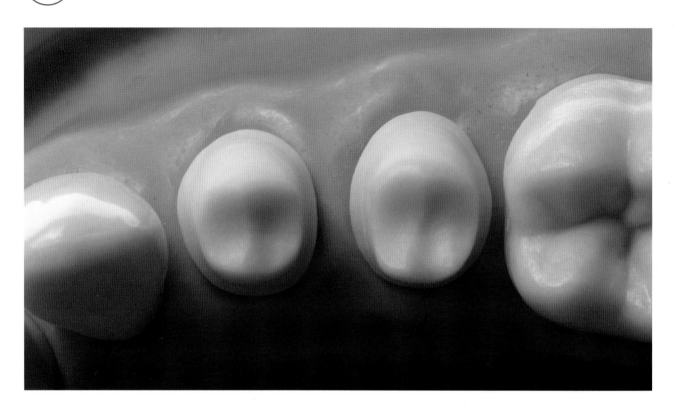

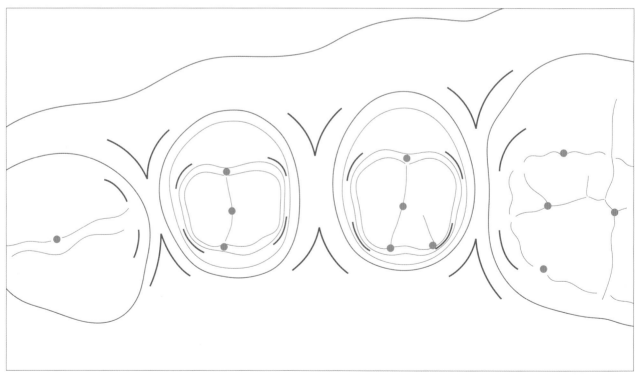

图51，图52　下颌前磨牙，咬合面观察。确保与邻牙牙尖顶、窝沟、颊舌侧外展隙的连续性

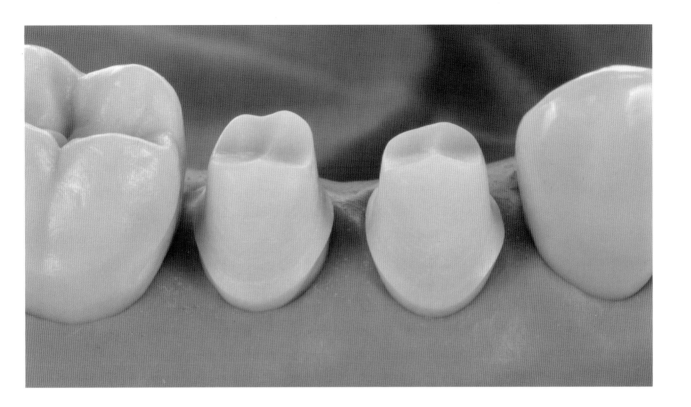

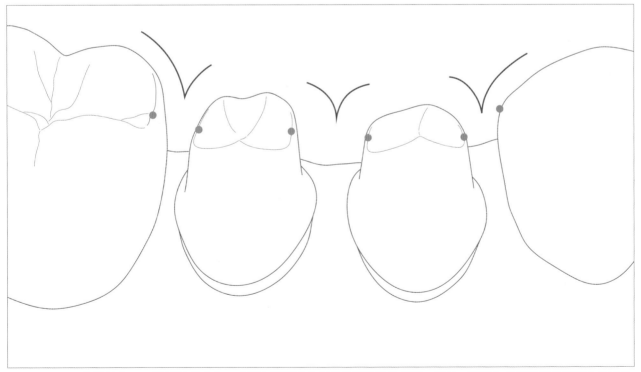

图53，图54　上颌前磨牙，颊侧侧面观察。确保边缘嵴及咬合面外展隙的连续性。另外，确保与最终修复体相适合的牙体制备量

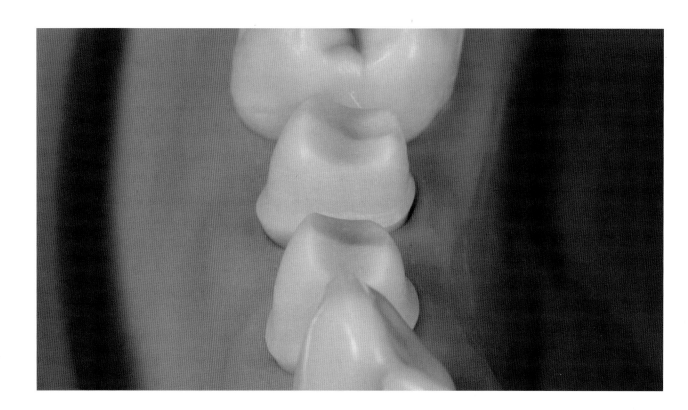

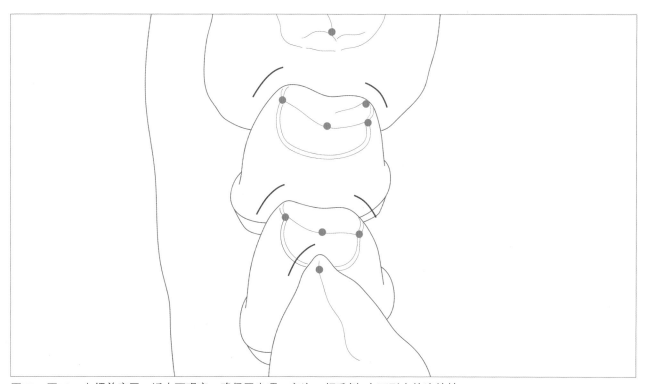

图55，图56　上颌前磨牙，近中面观察。确保牙尖顶、窝沟、颊舌侧3个面形态的连续性

## 上颌第二前磨牙全冠制备

本部分使用上颌右侧第二前磨牙人工牙解说牙体制备的步骤。前磨牙制备的基本步骤多数情况下按以下顺序进行（图57~图94）。

①轴面引导沟的形成及粗略制备。

②邻面的粗略制备。

③咬合面引导沟的形成及粗略制备。

④咬合面及轴面的调整。

⑤去除锐边、锐角及抛光，完成制备。

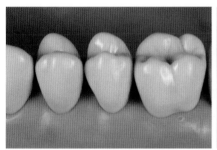

图57 牙体制备前的状态。事前如果制作硅橡胶还原导板，就可以确认制备量

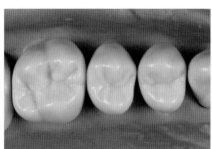

图58 牙体制备前咬合面观察

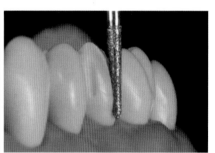

图59 使用斜面型金刚砂车针，在颊侧轴面的第1个面制备3条引导沟

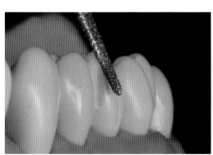

图60 使用斜面型金刚砂车针，在颊侧轴面的第2个面制备2条引导沟

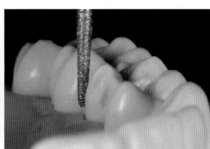

图61 使用斜面型金刚砂车针，在舌侧轴面的第1个面制备3条引导沟

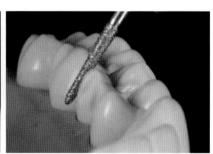

图62 使用斜面型金刚砂车针，在舌侧轴面的第2个面制备2条引导沟

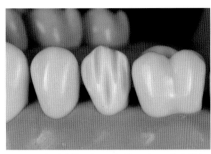

图63　颊侧第1个面与第2个面分别制备3条与2条引导沟的状态

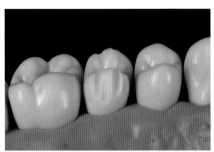

图64　舌侧第1个面与第2个面分别制备3条与2条引导沟的状态

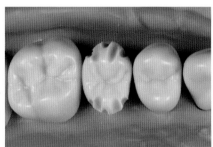

图65　制备引导沟后的咬合面观察

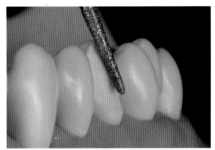

图66　沿引导沟大致进行颊侧制备

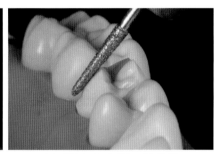

图67　沿引导沟大致进行舌侧制备

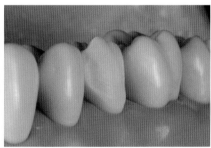

图68　粗略制备完的状态

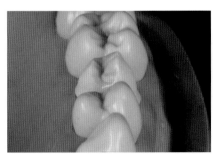

图69　粗略制备完的状态

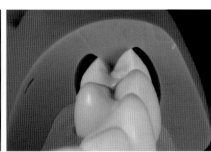

图70　粗略制备完后，使用硅橡胶还原导板确认轴面第1个面与第2个面正确的形态并确保削除量

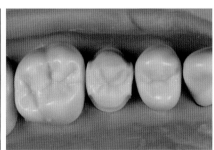

图71　咬合面观察。直到邻面移行部位进行轴面的粗略制备，后面容易进行片切的状态

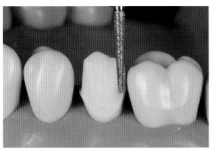

图72　使用细的斜面型金刚砂车针，边注意邻牙边制备邻面

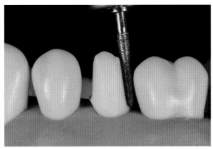

图73　使用粗的斜面型金刚砂车针，追加邻面制备

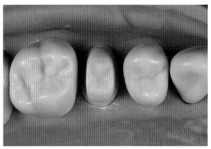

图74　邻面粗略制备后，咬合面观察

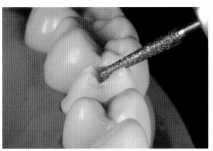

图75　使用斜面型金刚砂车针，在颊侧咬合面制备3条引导沟

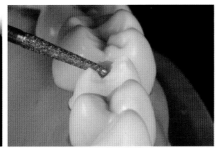

图76　使用斜面型金刚砂车针，在舌侧咬合面制备3条引导沟

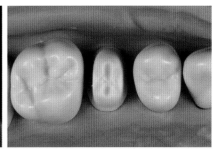

图77　引导沟形成后，咬合面观察

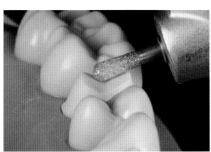

图78　沿引导沟使用梨状金刚砂车针粗略制备咬合面

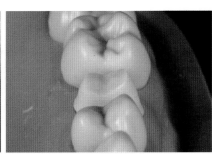

图79　咬合面粗略制备结束的状态

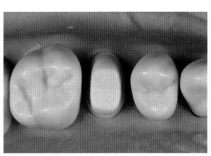

图80　粗略制备后咬合面观察

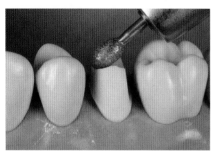

图81　使用橄榄球型金刚砂车针制备咬合面的凹陷部位

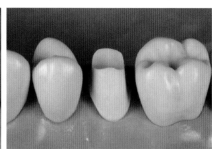

图82，图83　咬合面凹陷部位制备结束后

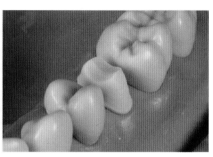

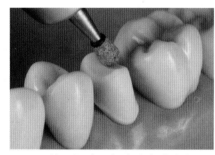

图84　使用绿砂石打磨头完成咬合面的制备

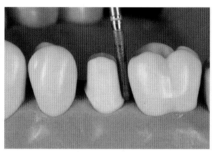

图85　使用超细颗粒斜面型金刚砂车针进行最终制备

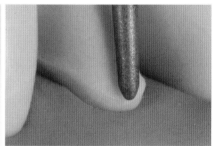

图86　修复体边缘线放大图。修复体边缘线的宽度在车针尖端直径的一半以下

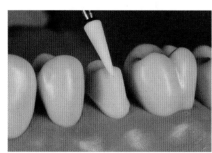

图87　使用白矾石打磨头把线角与边角修整圆滑

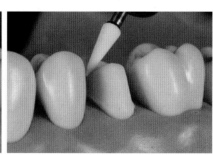

图88　使用白矾石打磨头在近远中边缘嵴部位微微地形成凹陷

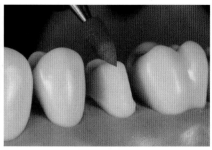

图89　最终使用硅橡胶打磨头抛光制备面

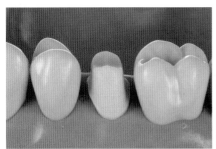

图90　牙体制备结束后，颊面观察

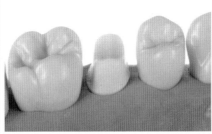

图91　牙体制备结束后，舌面观察

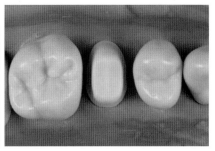

图92　牙体制备结束后咬合面观察。确认无倒凹

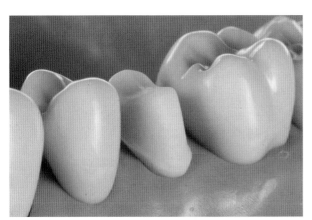

图93　牙体制备结束后颊面观察。可以确认牙体制备与邻牙的连续性

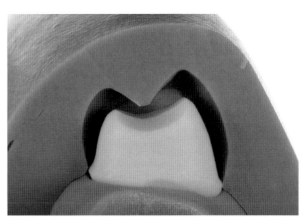

图94　牙体制备结束后，使用硅橡胶还原导板可以确认制备的形态与最终修复体（原来牙冠形态）的相似性

病例概要：患者是20多岁女性。来院主诉 4̲ 全冠脱落。确认同部位安装有金属桩核（**图95**），而且有继发龋。去除金属桩核确认残存牙体组织后（**图96**），为了获得颈袖、基牙高度及牙颈线的连续性，决定伸长牙冠（**图97**）。外科处置后在随访观察过程中进行根管再治疗及制作纤维桩核（**图98**），3个月后进行最终牙体制备与制取最终印模（**图99，图100**）。由于基牙颜色没有问题，所以最终修复体选择铸瓷全冠（IPS e.max Press. 义获嘉伟瓦登特）（**图101～图103**）。

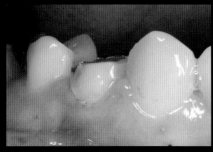
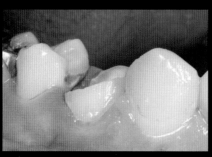
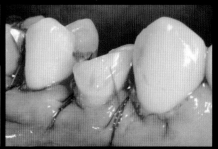

**图95** 初诊时口腔内状态。基牙安装有金属桩核

**图96** 去除金属桩核后，远中牙体组织丧失，边缘已至龈缘下方

**图97** 4̲ 牙冠伸长后

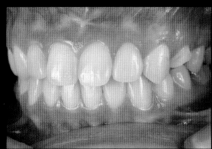
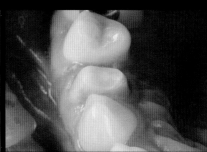
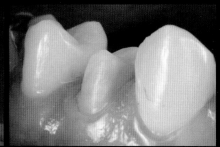

**图98** 外科处置后经过3个月时。由于牙龈状态良好，决定制作纤维桩核

**图99** 纤维桩核制作后，进行最终牙体制备，注意与邻牙的连续性

**图100** 考虑与邻牙连续性形成的基牙形态

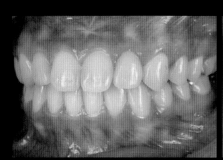
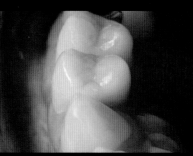
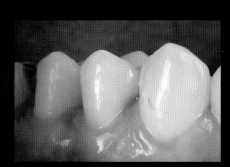

**图101** 安装最终修复体后，侧面观察（制作技师：岩田齿科医院 仓本慎也）

**图102** 安装最终修复体后咬合面观察

**图103** 安装最终修复体后颊面观察

## 后牙全冠制备使用的器材

这里介绍前磨牙与磨牙全冠制备必要的切削工具（图104～图107）。

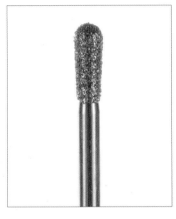

图104　用于咬合面制备的梨状金刚砂车针（松风金刚砂车针FG规格265R，松风）。最大直径2.1mm，长度5.5mm

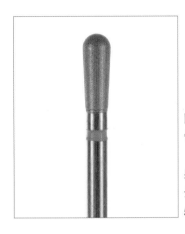

图105　用于完成咬合面制备的梨状金刚砂车针（松风金刚砂车针FG超细颗粒SF265R，松风）。最大直径2.0mm，长度5.5mm

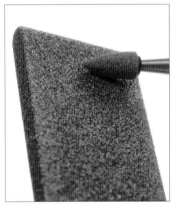

图106　有时使用金刚砂修整器（松风）修圆绿砂石打磨头（松风绿砂石打磨头CA28，松风）的尖端，使其适合咬合面形态的制备

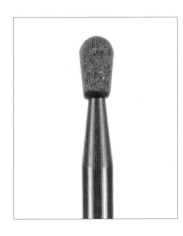

图107　用于完成咬合面制备的绿砂石打磨头（松风绿砂石打磨头CA25，松风）

## 总结

本章详细解说了前磨牙的牙体制备。前磨牙是兼有美学与功能的部位，必须带有从前牙到磨牙过渡的意识进行牙体制备。

## 参考文献

[1]　胁田太裕. 天然歯の形態学1. 医歯薬出版，2018.

[2]　藤田恒太郎，桐野忠大. 歯の解剖学. 金原出版，1976.

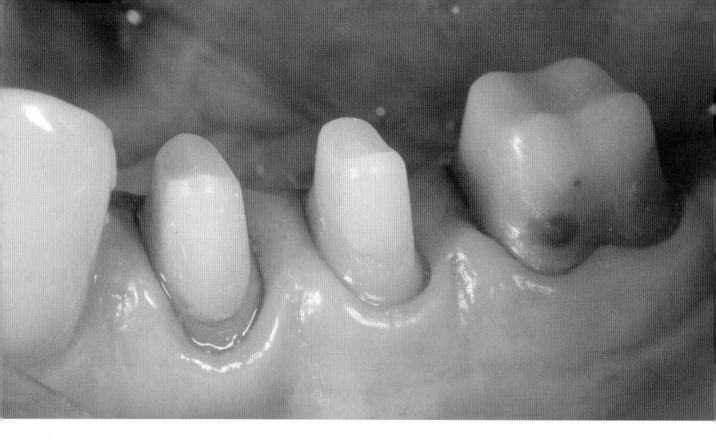

# 磨牙全冠制备

磨牙是行使功能的重要部位。全冠制备时必须理解上下第一磨牙与第二磨牙各自的异同点。本章介绍以下几个方面：

- ·磨牙牙体制备的制约要素。
- ·磨牙的基牙形态。
- ·实际制备步骤。

## 磨牙牙体制备的制约要素

根据患者口腔内的状况，有时磨牙的牙体制备比较困难。其主要原因有以下几项：

- ·开口度的制约。
- ·舌的位置与大小。
- ·颊黏膜与肌突等。

对策有以下几项：

- ·通过助手帮助避开颊黏膜与舌。
- ·使用小角度手机头（图1，图2）。

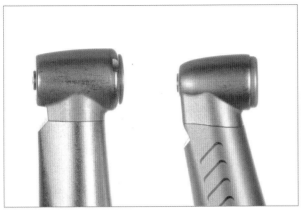

图1　通常5倍速度机头（左：EXPERTmatic E25L，KaVo Dental Systems Japan联合公司）及小角度5倍速度机头（MASTERmatic LUX M05L Mini，KaVo Dental Systems Japan联合公司）

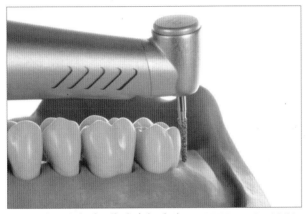

图2　使用小角度5倍速度机头（MASTERmatic LUX M05L Mini）可以避免前牙对牙体制备部位的干扰

- 使用短金刚砂车针。
- 不能直视的部位使用镜像技术。
- 尽可能在开口训练及颞颌关节治疗后进行牙体制备。

## 磨牙的基牙形态

与前面章节介绍的前牙及前磨牙相比，磨牙牙体制备及制备量有以下特征：

- 确保与功能相关的咬合面削除量充分。
- 根据咬合面形态（牙尖、尖嵴、窝沟位置等）在基牙咬合面正确分配牙尖。
- 不能确保基牙高度的情况较多（特别是第二磨牙），必须正确保证近远中合聚角与高度。

接下来详细介绍不同种类牙的不同之处（图3~图62）。

# 磨牙咬合面形态

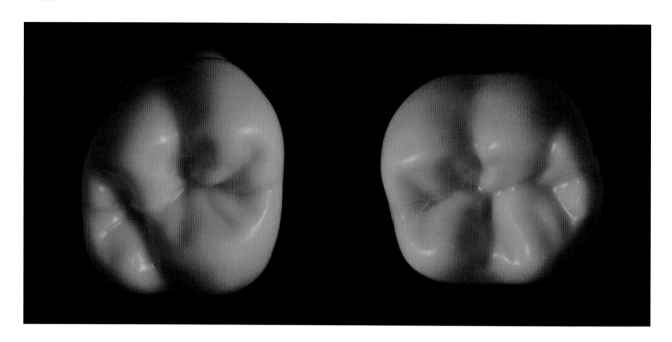

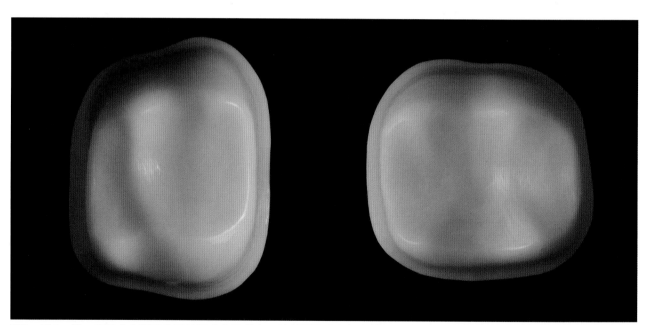

图3，图4　第一磨牙咬合面观察及基牙咬合面观察。特别需要理解与功能相关的咬合面解剖学形态及基牙形态

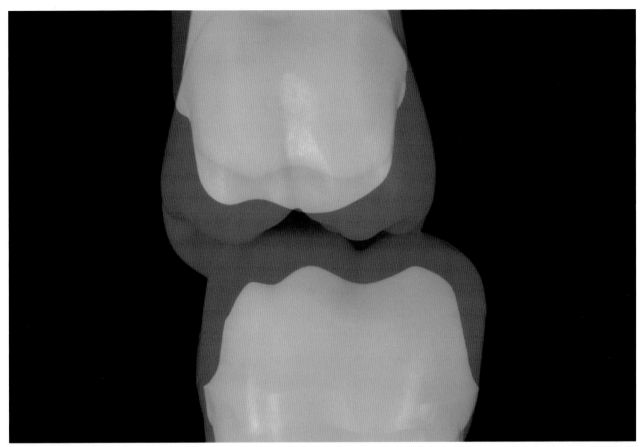

图5 右侧第一磨牙一类关系的咬合相对，颊面观察。带有下颌第一磨牙远中颊尖与上颌第一磨牙中央窝相对咬合关系的意识进行牙体制备

## 磨牙咬合面形态及咬合关系

　　磨牙修复治疗时必须再现解剖学形态，制作实现尖窝相对咬合稳定的修复学咬合面形态，牙体制备也应该考虑这些因素。决定牙尖与窝沟位置并在此基础上制备正确基牙咬合面的内斜面，才可以形成正确的磨牙咬合面形态。另外，为了应对咀嚼及滑移运动等功能运动，在基牙咬合面还必须确保牙尖运动的足够空间（功能性空间，Functional room[1]）。

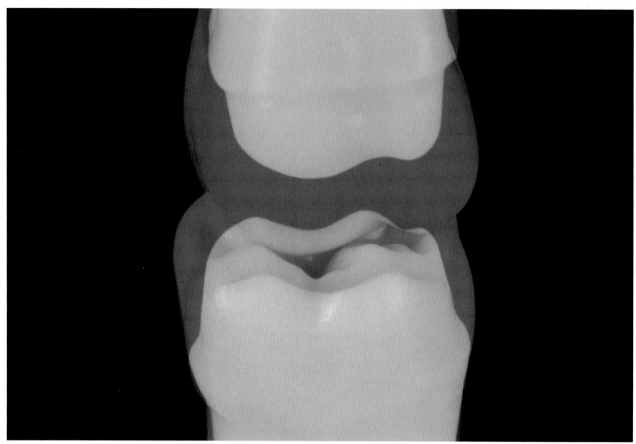

图6　右侧第一磨牙一类关系的咬合相对，舌面观察。带有上颌第一磨牙近中舌尖与下颌第一磨牙中央窝相对咬合关系的意识进行牙体制备

## 确认磨牙咬合时舌侧咬合面牙体制备量

　　多数情况下难以确认咬合时舌侧咬合面的牙体制备量。这种情况下取印模、制作模型、上殆架，在模型上从舌侧确认牙体制备量。另外，通过测量取咬合关系材料的厚度，制作蜡型或临时修复体，确认详细的牙体制备量。使用口腔内扫描（IOS）确认牙体制备量也有效。

# 下颌第一磨牙基牙形态

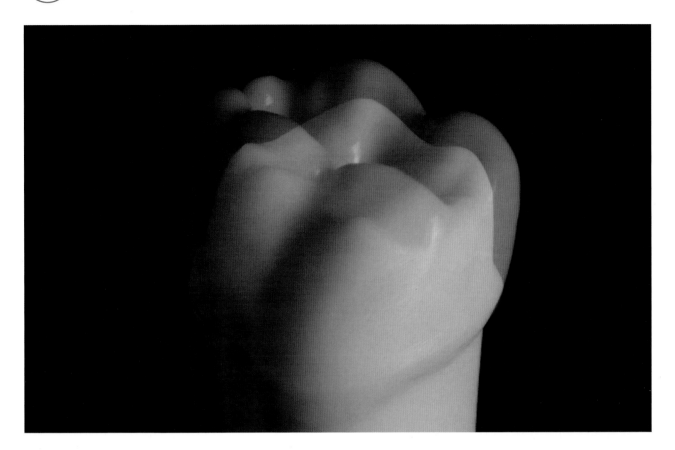

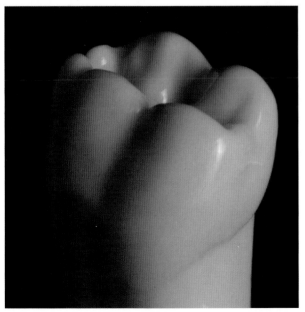
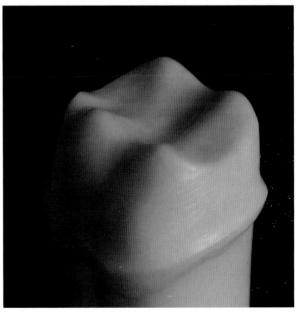

图7~图9　下颌右侧第一磨牙的基牙形态。多数情况下有5个牙尖，偶尔也有4个牙尖。根据咬合对应关系，作为修复形态有时也会使咬合面形成4个牙尖，这种情况下基牙形态也以此为基准制备

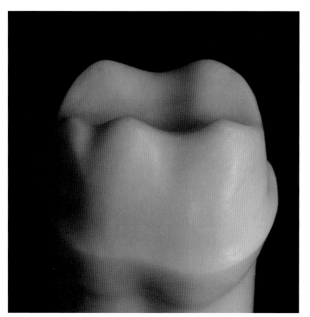 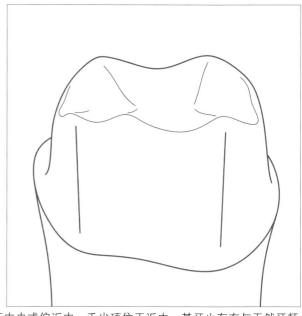

图10，图11　下颌右侧第一磨牙的基牙，颊面观察。颊尖顶位于中央或偏近中，舌尖顶位于近中。基牙也存在与天然牙颊侧棱线相似的线（蓝线）

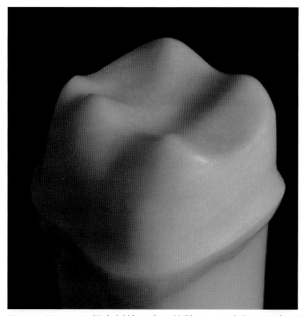 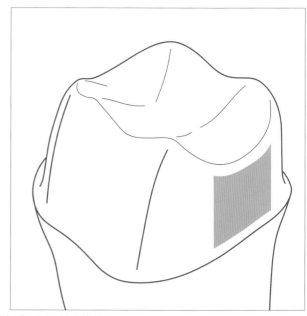

图12，图13　下颌右侧第一磨牙的基牙，近中颊面观察。邻面制备成1个平面（蓝色）

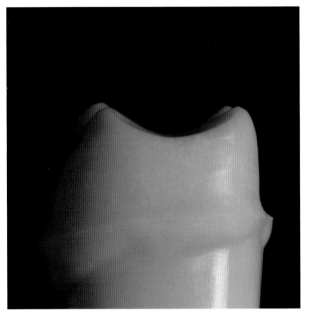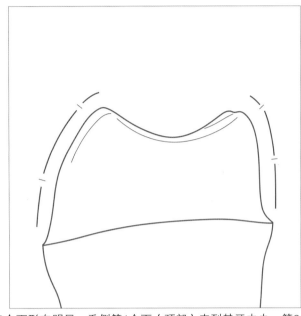

图14，图15　下颌右侧第一磨牙的基牙，近中邻面观察。唇侧3个面形态明显。舌侧第1个面（颈部）直到基牙中央，第2个面（中央）与第3个面（咬合面端）比较小（蓝线）

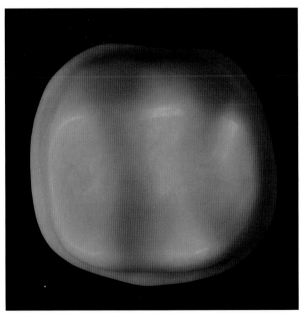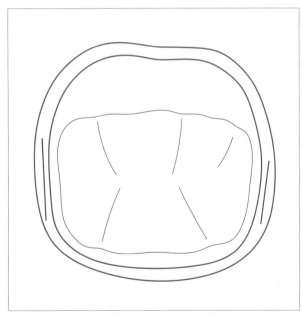

图16，图17　下颌右侧第一磨牙的基牙，咬合面观察。颊侧远中尖较小，基牙形态微微呈现的程度。基牙邻面确保厚度制备成1个平面，在确保材料空间的同时形成良好的固位力并防止旋转（蓝线）。邻接轴面的颊舌径远中较小（蓝线长度）

# 下颌第二磨牙基牙形态

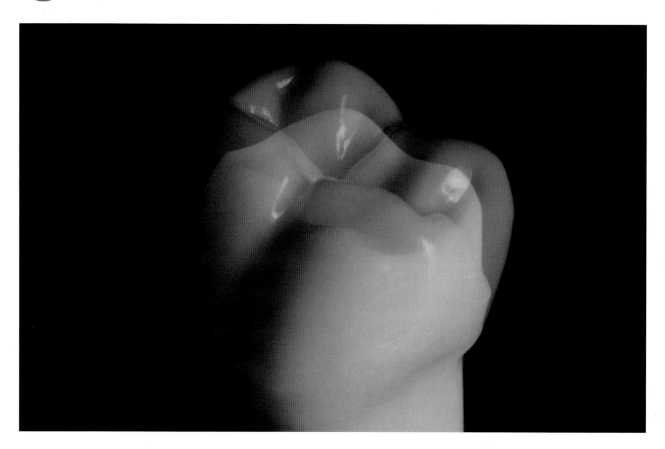

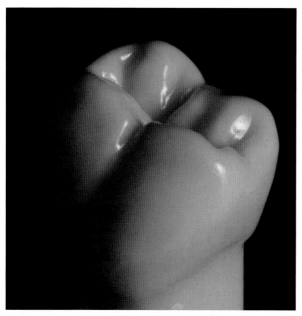
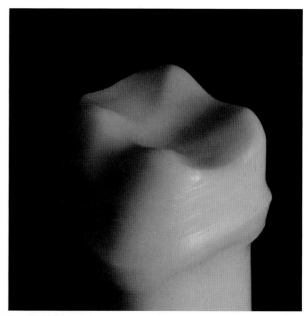

图18 ~ 图20　下颌右侧第二磨牙的基牙形态。基本上近似于下颌第一磨牙的形态

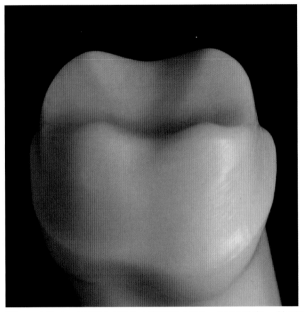
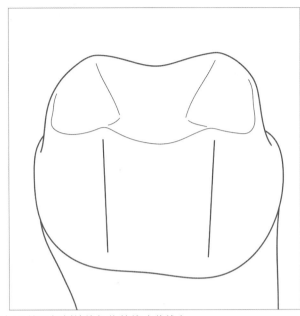

图21，图22　下颌右侧第二磨牙的基牙，颊面观察。基牙也存在与天然牙颊侧棱线相似的线（蓝线）

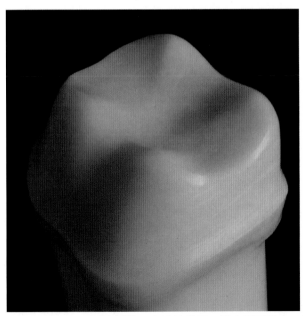
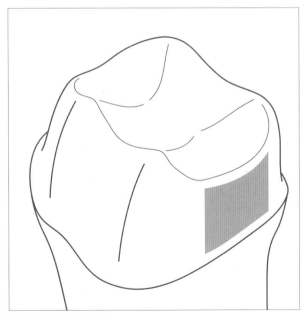

图23，图24　下颌右侧第二磨牙的基牙，近中颊面观察。邻面制备成1个平面（蓝色）

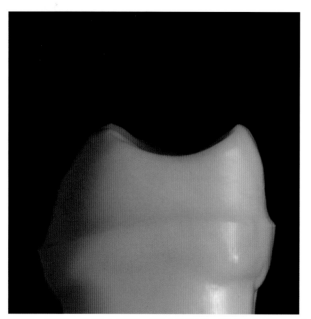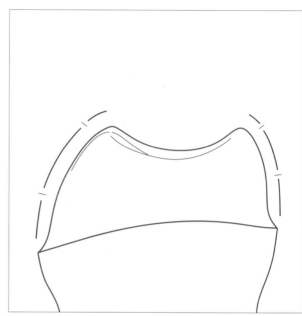

图25，图26　下颌右侧第二磨牙的基牙，近中邻面观察。与第一磨牙相比3个面形态更圆（蓝线）

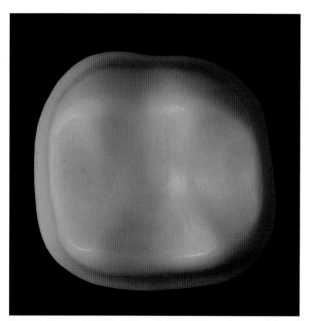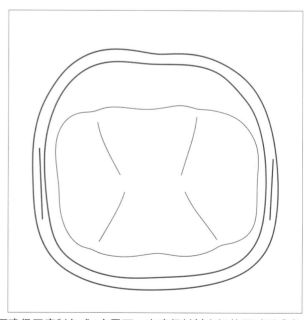

图27，图28　下颌右侧第二磨牙的基牙，咬合面观察。基牙邻面确保厚度制备成1个平面，在确保材料空间的同时形成良好的固位力并防止旋转（蓝线）。多数情况下有4个牙尖，而且基牙咬合面也以此为基础变小。邻接轴面的颊舌径远中较小（蓝线长度）

## 下颌磨牙基牙形态与邻牙的连续性

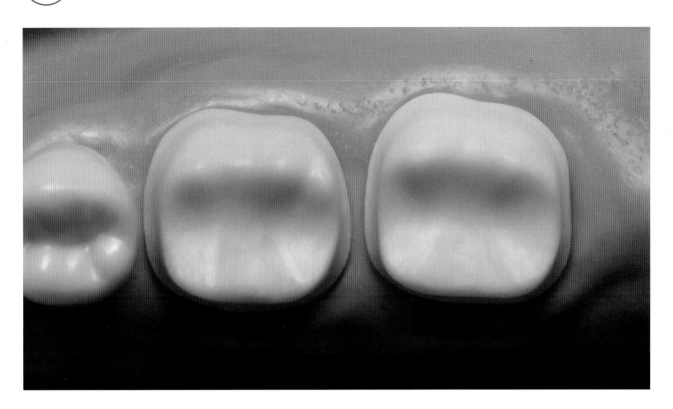

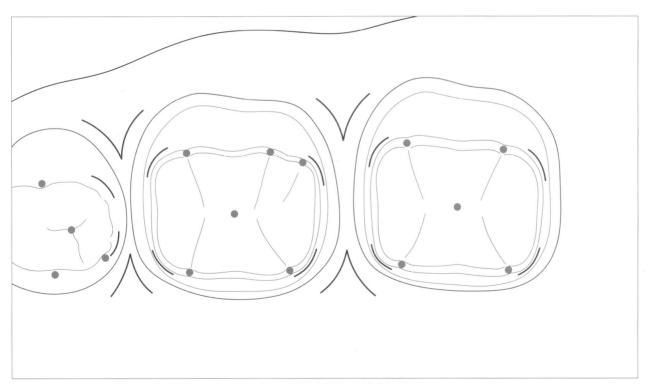

图29，图30　咬合面观察。确保与邻牙牙尖顶、窝沟、颊舌侧外展隙的连续性

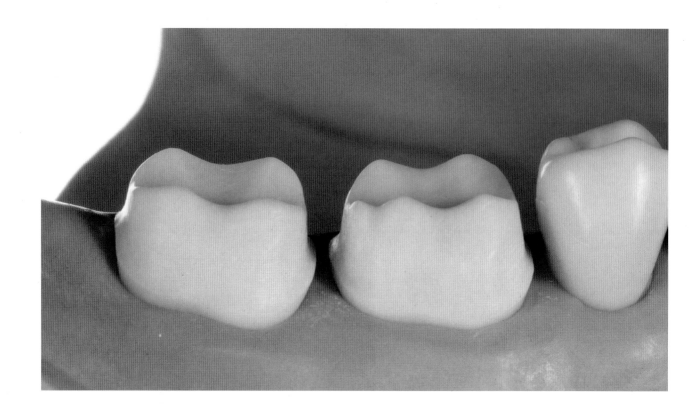

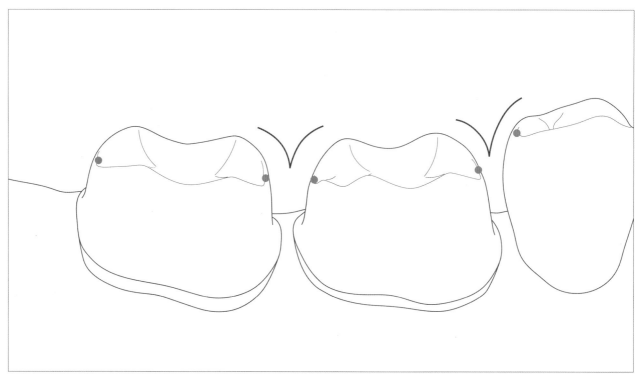

图31，图32　颊侧侧面观察。确保边缘嵴及咬合面外展隙的连续性。另外，确保与最终修复体相适合的牙体制备量

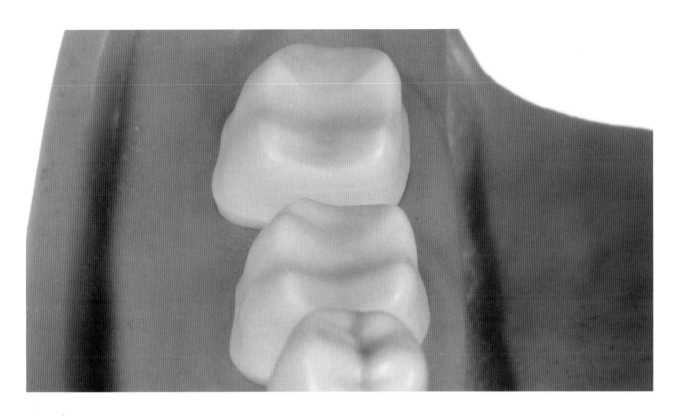

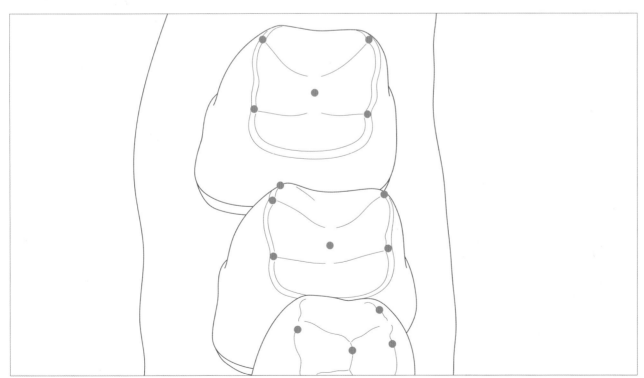

图33，图34　近中面观察。确保牙尖顶、窝沟、颊舌侧3个面形态的连续性

# 上颌第一磨牙基牙形态

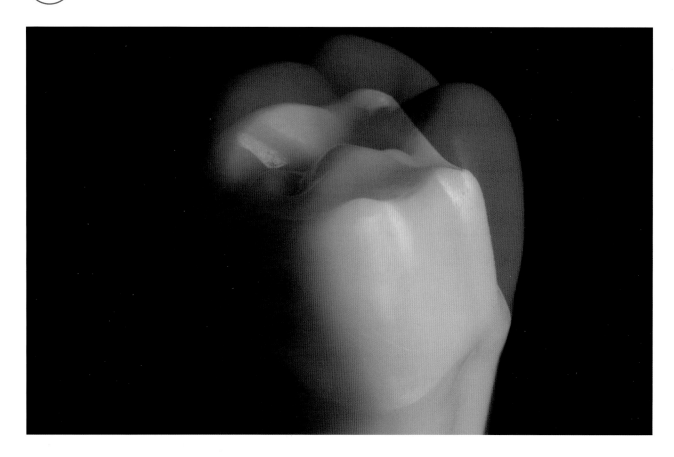

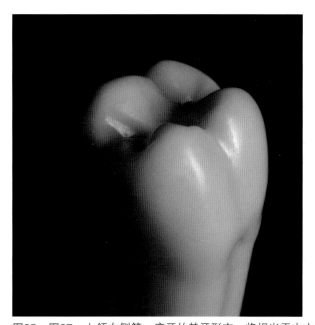

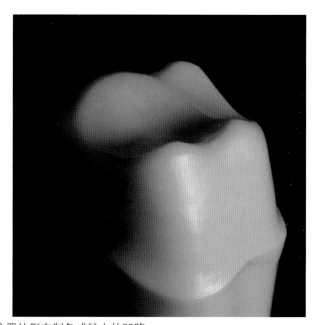

图35～图37　上颌右侧第一磨牙的基牙形态。将相当于中央窝位置的形态制备成较大的凹陷

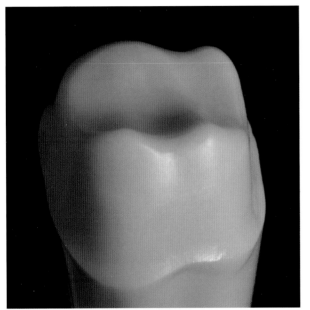
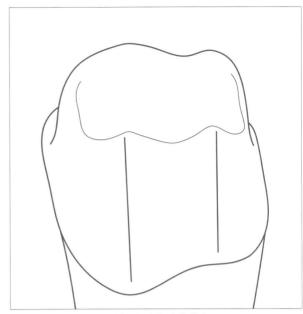

图38，图39　上颌右侧第一磨牙的基牙形态，颊面观察。基牙也存在与天然牙颊侧棱线相似的线（蓝线）

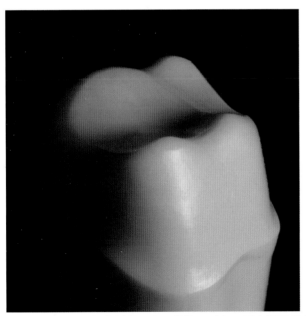
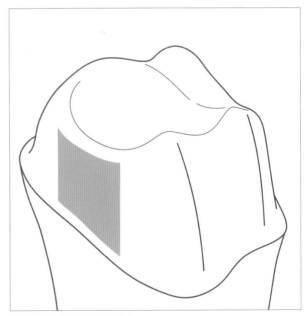

图40，图41　上颌右侧第一磨牙的基牙形态，近中颊面观察。邻面制备成1个平面（蓝色）

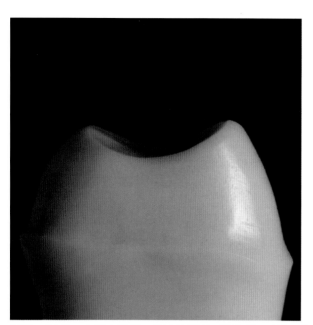 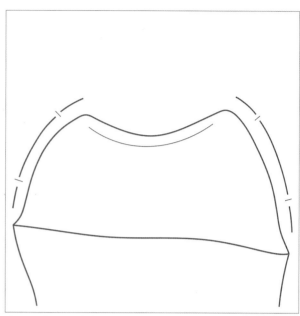

图42，图43　上颌右侧第一磨牙的基牙，近中邻面观察。颊舌侧3个面形态明显（蓝线）。特别是功能尖的近中舌尖较大并位于内侧

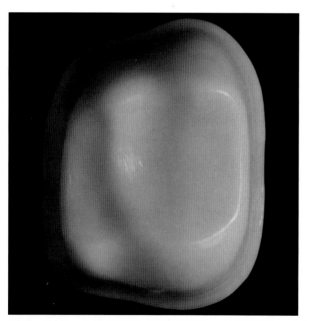 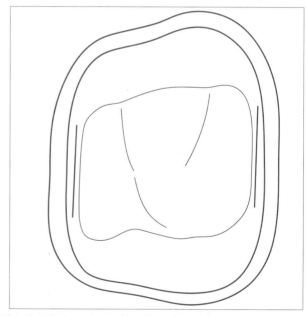

图44，图45　上颌右侧第一磨牙的基牙，咬合面观察。咬合面形态近似于平行四边形。基牙邻面确保厚度制备成1个平面，在确保材料空间的同时形成良好的固位力与防止旋转（蓝线）

## 上颌第二磨牙基牙形态

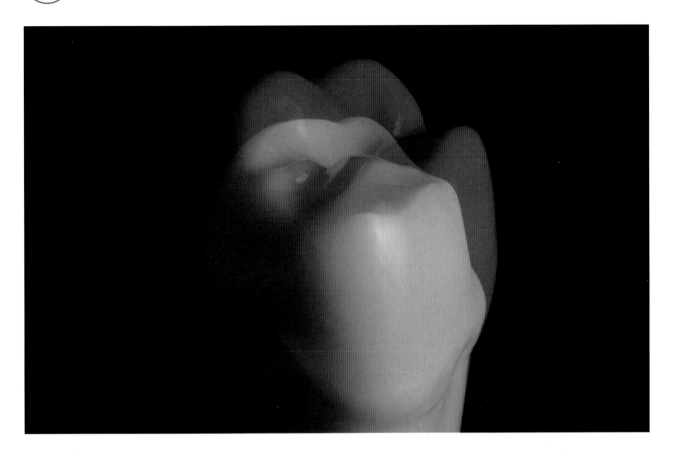

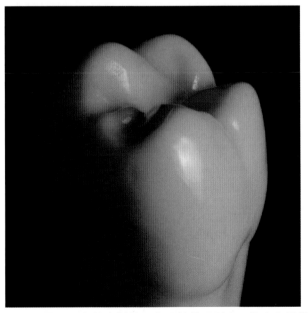

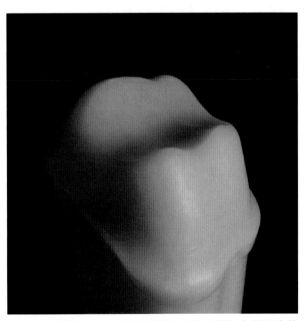

图46~图48　上颌右侧第二磨牙的基牙形态。基本上近似于上颌第一磨牙的形态。特别是颊侧远中与舌侧远中的形态较圆。与第一磨牙相比，第二磨牙的尺寸没有较大的差异，但是固有咬合面内收，因萌出状态（骨水平与牙龈水平的高位）而形成固有咬合面小的强烈印象

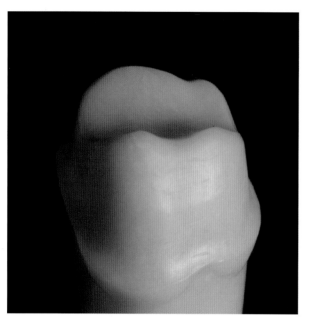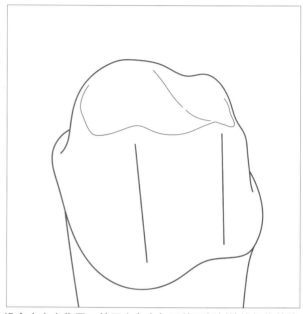

图49，图50　上颌右侧第二磨牙的基牙，颊面观察。牙尖顶基本设定在中央位置。基牙也存在与天然牙颊侧棱线相似的线（蓝线）

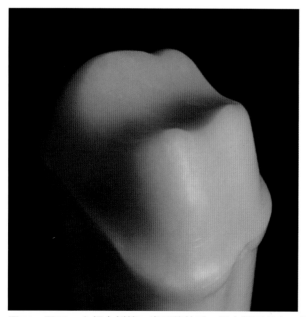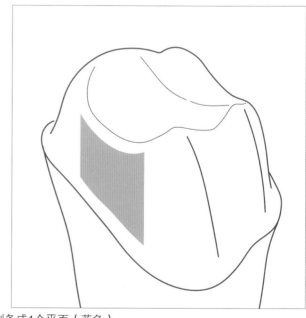

图51，图52　上颌右侧第二磨牙的基牙，近中颊面观察。邻面制备成1个平面（蓝色）

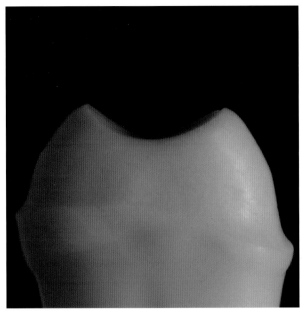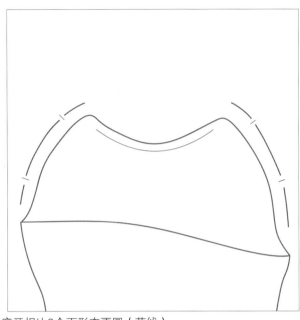

图53，图54　上颌右侧第二磨牙的基牙，近中邻面观察。与第一磨牙相比3个面形态更圆（蓝线）

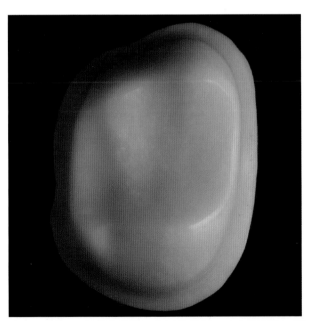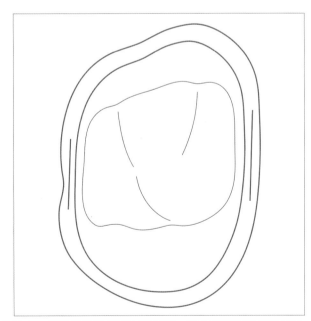

图55，图56　上颌右侧第二磨牙的基牙，咬合面观察。远中舌尖较小，微微呈现基牙形态的程度。咬合面形态近似于倒三角形。基牙邻面确保厚度制备成1个平面，在确保材料空间的同时形成良好的固位力并防止旋转（蓝线）

## 上颌磨牙基牙形态与邻牙的连续性

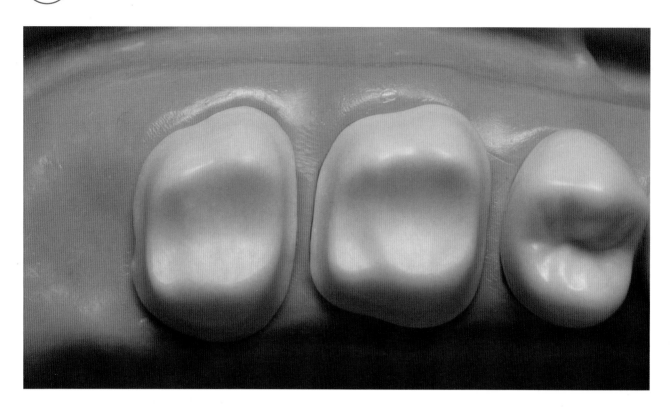

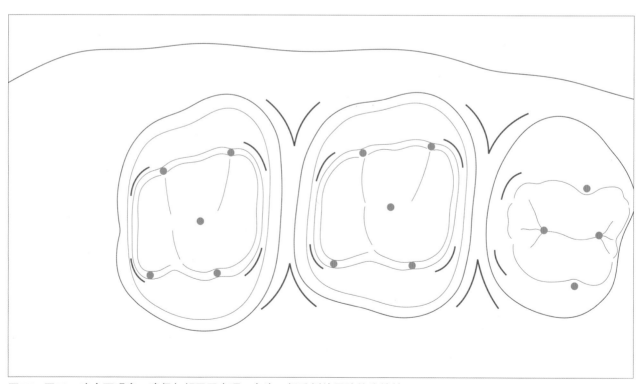

图57，图58　咬合面观察。确保与邻牙牙尖顶、窝沟、颊舌侧外展隙的连续性

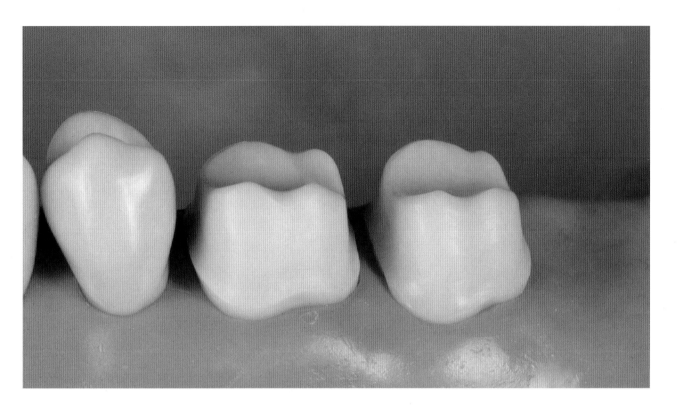

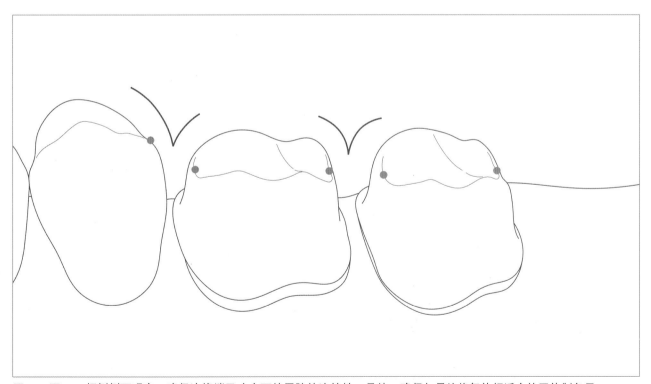

图59，图60　颊侧侧面观察。确保边缘嵴及咬合面外展隙的连续性。另外，确保与最终修复体相适合的牙体制备量

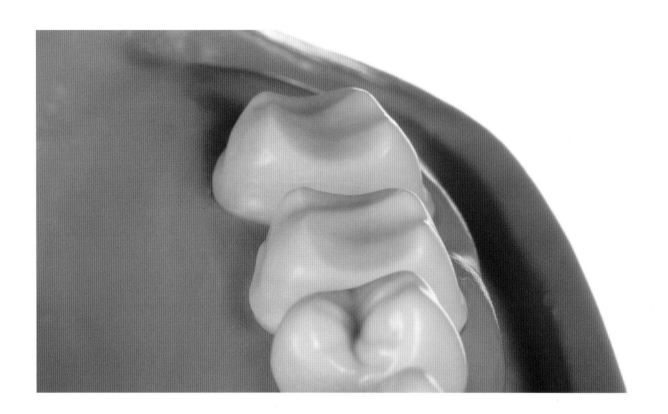

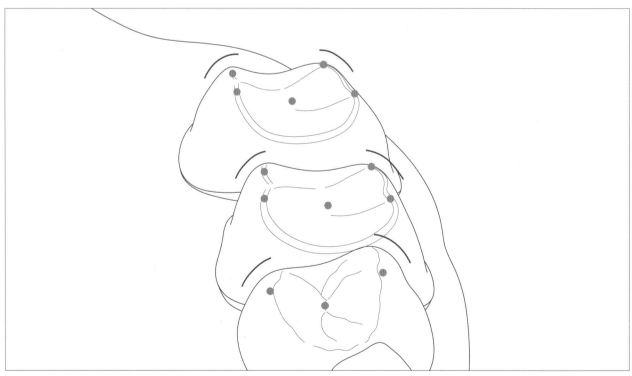

图61，图62　近中面观察。确保牙尖顶、窝沟、颊舌侧3个面形态的连续性

## 修复体材料与材料空间

磨牙牙体制备时确保轴面与咬合面之间合适的材料空间在美学、功能及构造力学上非常重要。以下介绍全瓷冠必要的材料空间：

### 1. 氧化锆烧附饰面瓷（Porcelain fused to zirconia，PFZ）与铸瓷全冠必要的材料空间

PFZ与铸瓷全冠必要的材料空间如图63所示。

#### （1）边缘宽度

PFZ等全瓷冠即使边缘受到应力也不会发生破折的强度必须确保最低1.0mm的宽度。根据基牙的颜色有时需要增加边缘厚度。边缘厚度增加的情况下基牙的切削量就会变大，必须注意。

#### （2）轴面削除量

PFZ等全瓷冠的各种材料是由不同厂家提供。材料不同，必要的材料空间也不同。一般必须要有1.0~1.5mm。根据基牙颜色，有时特别需要确保唇侧轴面的制备量。另外，PFZ全瓷冠如果舌侧不烧附饰面瓷，0.8~1.0mm也没问题。

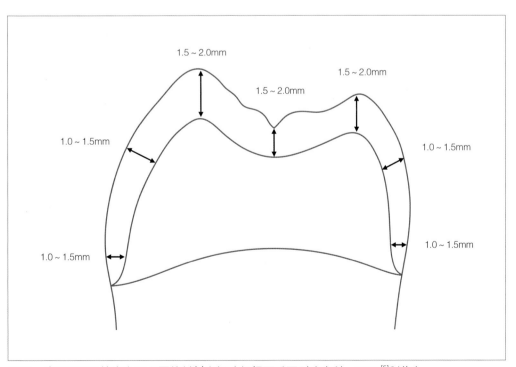

图63　磨牙PFZ及铸瓷全冠必要的材料空间（根据可乐丽则武齿科，2021[5]制作）

**（3）咬合面削除量**

咬合面由于行使功能时需要直接承受咬合力，所以必须确保正确的材料空间。必须要有1.5~2.0mm。

## 2. 全氧化锆冠必要的材料空间

近年来，牙科用氧化锆以氧化钇稳定型为主流，然而氧化钇的含量不同，透光性与机械强度也不同[4]。另外，还存在不同颜色、透光性与机械强度的氧化锆原料堆积成的多层色氧化锆盘。根据使用的氧化锆盘增减全冠必要的材料空间。全氧化锆冠必要的材料空间及牙体制备量如下所述（图64）：

**（1）边缘宽度**

全氧化锆冠与铸瓷或氧化锆烧附饰面瓷相比，强度方面有较大提高。因此，厚度特别薄的边缘部位较小的材料空间也非常有效。牙体制备时最低可以确保0.5mm材料空间的削除量。

**（2）轴面与咬合面的削除量**

根据氧化锆的透光性与机械强度，牙体制备时最低可以确保0.5~1.0mm材料空间的削除量。

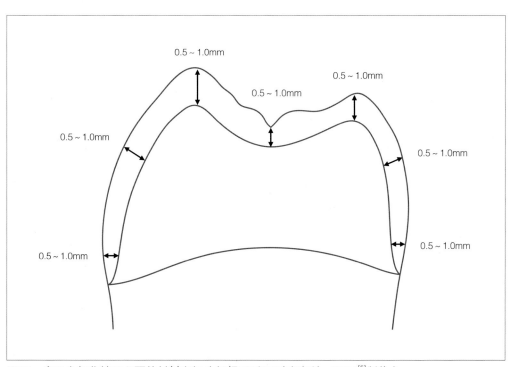

图64　磨牙全氧化锆冠必要的材料空间（根据可乐丽则武齿科，2021[5]制作）

## 下颌第一磨牙全冠的制备

本部分使用下颌右侧第一磨牙人工牙解说牙体制备的步骤。磨牙制备的基本步骤多数情况下按以下顺序进行（图65 ~ 图102）。

①轴面引导沟的形成及粗略制备。

②邻面的粗略制备。

③咬合面引导沟的形成及粗略制备。

④咬合面及轴面的调整。

⑤去除锐边、锐角及抛光完成制备。

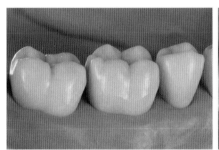 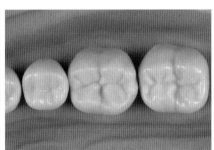 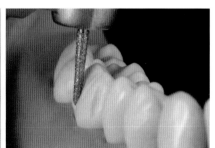

图65　牙体制备前的状态。事前如果制作硅橡胶还原导板，就可以确认制备量

图66　牙体制备前咬合面观察

图67　使用斜面型金刚砂车针，在颊侧轴面的第1个面制备3条引导沟

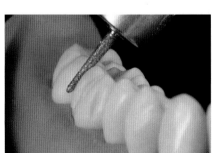 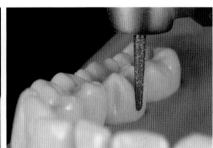 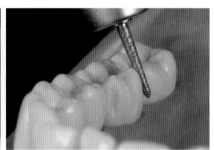

图68　使用斜面型金刚砂车针，在颊侧轴面的第2个面制备2条引导沟

图69　使用斜面型金刚砂车针，在舌侧轴面的第1个面制备3条引导沟

图70　使用斜面型金刚砂车针，在舌侧轴面的第2个面制备2条引导沟

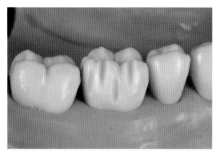

图71 颊侧第1个面与第2个面分别制备3条与2条引导沟的状态

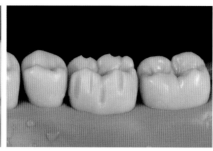

图72 舌侧第1个面与第2个面分别制备3条与2条引导沟的状态

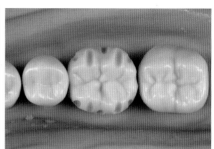

图73 制备引导沟后的咬合面观察

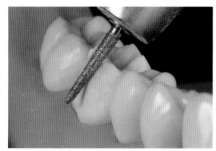

图74 沿引导沟大致进行颊侧制备

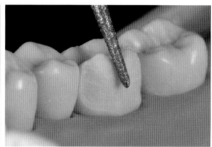

图75 沿引导沟大致进行舌侧制备

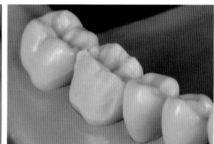

图76 粗略制备完的状态

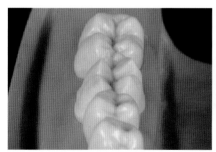

图77 粗略制备完的状态

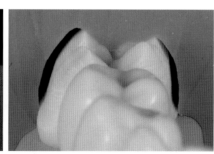

图78 粗略制备完后，使用硅橡胶还原导板确认轴面第1个面与第2个面正确的形态并确保削除量

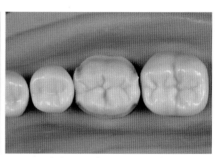

图79 咬合面观察。直到邻面移行部位进行轴面的粗略制备，后面容易进行片切的状态

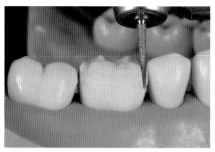

图80 使用细的斜面型金刚砂车针边注意邻牙边制备邻面

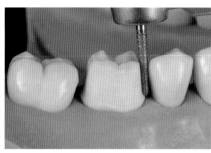

图81 使用粗的斜面型金刚砂车针追加邻面制备

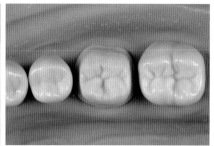

图82 邻面粗略制备后，咬合面观察

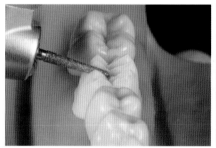

图83 使用斜面型金刚砂车针，在颊侧咬合面制备5条引导沟

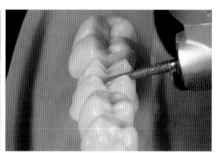

图84 使用斜面型金刚砂车针，在舌侧咬合面制备5条引导沟

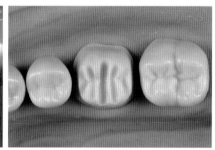

图85 引导沟形成后，咬合面观察

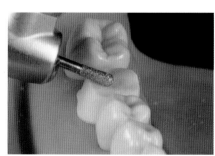

图86 沿引导沟使用梨状金刚砂车针粗略制备咬合面

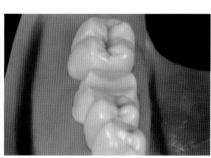

图87 咬合面粗略制备结束的状态

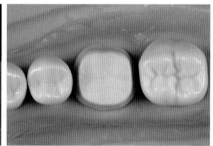

图88 咬合面粗略制备结束状态的咬合面观察

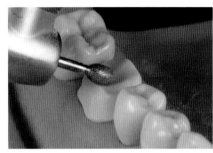

图89　使用橄榄球型金刚砂车针制备咬合面的凹陷部位

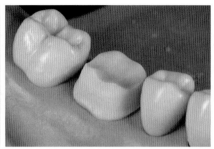

图90　咬合面凹陷部位制备结束后

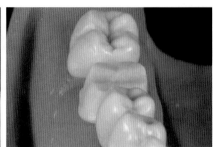

图91　咬合面凹陷部位制备结束后

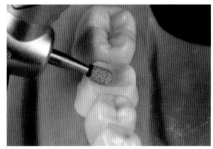

图92　使用绿砂石打磨头完成咬合面的制备

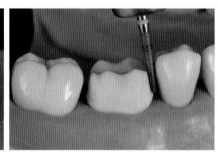

图93　使用超细颗粒斜面型金刚砂车针进行最终制备

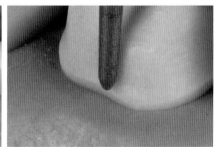

图94　修复体边缘线放大图。修复体边缘线的宽度在车针尖端直径的一半以下

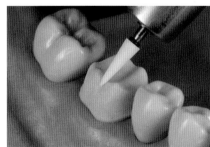

图95　使用白矾石打磨头把线角与边角修整圆滑

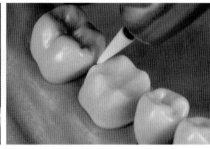

图96　使用白矾石打磨头在近远中边缘嵴部位微微地形成凹陷

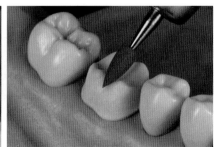

图97　最终使用硅橡胶打磨头抛光制备面

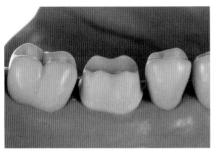

图98　牙体制备结束后，颊面观察

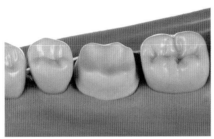

图99　牙体制备结束后，舌面观察

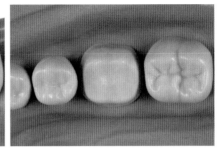

图100　牙体制备结束后咬合面观察。确认无倒凹

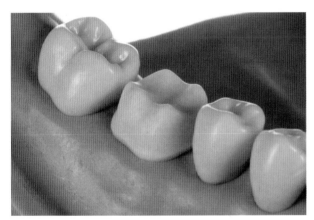

图101　牙体制备结束后颊面观察。可以确认牙体制备与邻牙的连续性

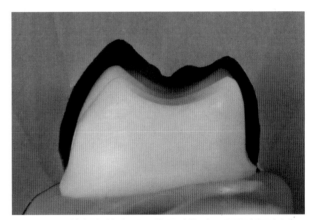

图102　牙体制备结束后，使用硅橡胶还原导板可以确认制备的形态与最终修复体（原来牙冠形态）的相似性

## 上颌第一磨牙全冠的制备

本部分使用上颌右侧第一磨牙人工牙解说牙体制备的步骤。磨牙制备的基本步骤多数情况下按以下顺序进行（图103～图140）：

①轴面引导沟的形成及粗略制备。

②邻面的粗略制备。

③咬合面引导沟的形成及粗略制备。

④咬合面及轴面的调整。

⑤去除锐边、锐角及抛光完成制备。

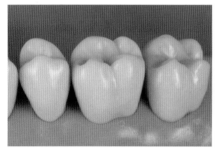

图103　牙体制备前的状态。事前如果制作硅橡胶还原导板，就可以确认制备量

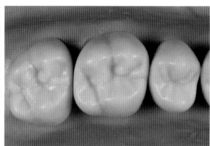

图104　牙体制备前咬合面观察

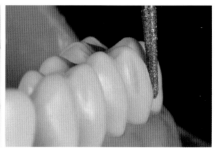

图105　使用斜面型金刚砂车针在颊侧轴面的第1个面制备3条引导沟

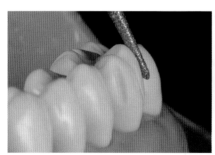

图106　使用斜面型金刚砂车针在颊侧轴面的第2个面制备2条引导沟

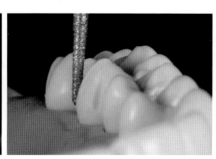

图107　使用斜面型金刚砂车针在舌侧轴面的第1个面制备3条引导沟

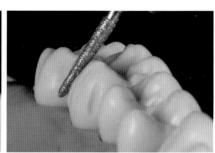

图108　使用斜面型金刚砂车针在舌侧轴面的第2个面制备2条引导沟

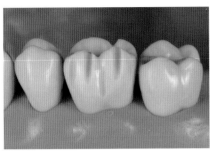

图109　颊侧第1个面与第2个面分别制备3条与2条引导沟的状态

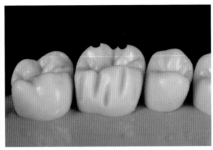

图110　舌侧第1个面与第2个面分别制备3条与2条引导沟的状态

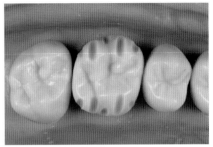

图111　制备引导沟后的咬合面观察

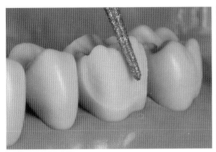

图112　沿引导沟大致进行颊侧制备

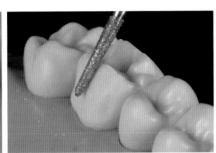

图113　沿引导沟大致进行舌侧制备

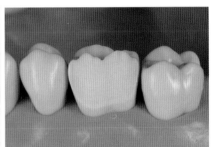

图114　粗略制备完的状态

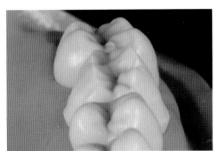

图115　粗略制备完的状态

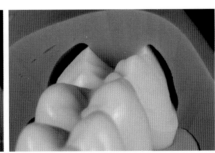

图116　粗略制备完后，使用硅橡胶还原导板确认轴面第1个面与第2个面正确的形态并确保削除量

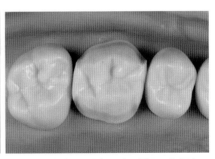

图117　咬合面观察。直到邻面移行部位进行轴面的粗略制备，后面容易进行片切的状态

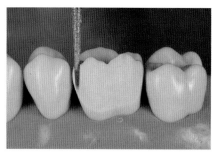

图118　使用细的斜面型金刚砂车针边注意邻牙边制备邻面

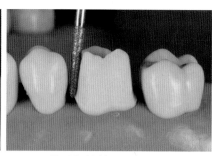

图119　使用粗的斜面型金刚砂车针追加邻面制备

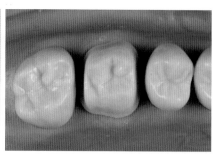

图120　邻面粗略制备后，咬合面观察

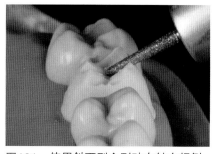

图121　使用斜面型金刚砂车针在颊侧咬合面制备5条引导沟

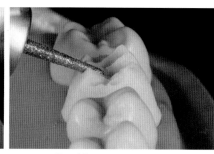

图122　使用斜面型金刚砂车针在舌侧咬合面制备4条引导沟

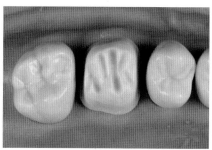

图123　引导沟形成后，咬合面观察

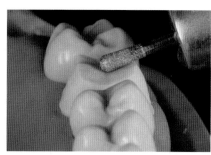

图124　沿引导沟使用梨状金刚砂车针粗略制备咬合面

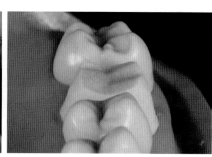

图125　咬合面粗略制备结束的状态

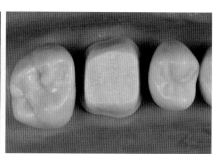

图126　咬合面粗略制备结束状态，咬合面观察

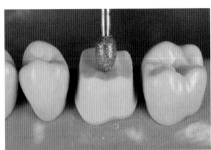

图127　使用橄榄球型金刚砂车针制备咬合面的凹陷部位

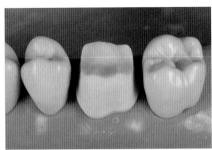

图128　咬合面凹陷部位制备结束后

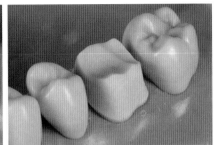

图129　咬合面凹陷部位制备结束后

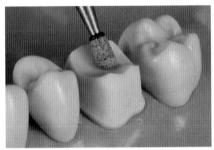

图130　使用绿砂石打磨头完成咬合面的制备

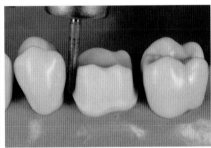

图131　使用超细颗粒斜面型金刚砂车针进行最终制备

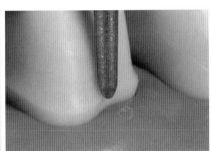

图132　修复体边缘线放大图。修复体边缘线的宽度在车针尖端直径的一半以下

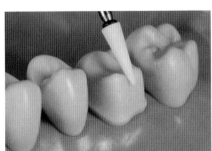

图133　使用白矾石打磨头把线角与边角修整圆滑

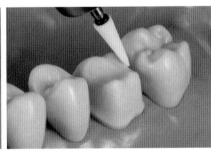

图134　使用白矾石打磨头在近远中边缘嵴部位微微地形成凹陷

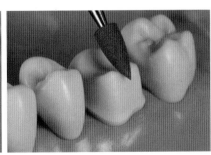

图135　最终使用硅橡胶打磨头抛光制备面

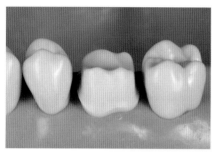

图136 牙体制备结束后，颊面观察

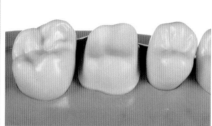

图137 牙体制备结束后，舌面观察

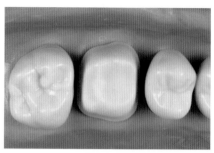

图138 牙体制备结束后，咬合面观察。确认无倒凹

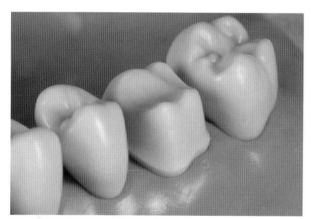

图139 牙体制备结束后，颊面观察。可以确认牙体制备与邻牙的连续性

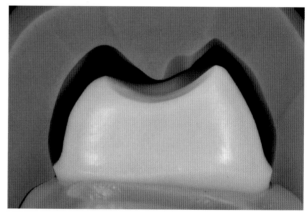

图140 牙体制备结束后，使用硅橡胶还原导板可以确认制备的形态与最终修复体（原来牙冠形态）的相似性

**临床病例**

## 使用义齿与种植修复的咬合重建病例

　　病例概要：患者是70多岁男性。来院主诉改善咀嚼功能。确认下颌左侧后牙安装有全冠，并有继发龋。下颌右侧后牙部位有残根与牙齿缺失。首先制作与安装治疗义齿，评估下颌颌位关系。去除全冠确认残存牙体组织后拔除 7⌐，为了获得 ⌐4-6 的颈袖、基牙高度及牙颈线的连续性，决定进行牙冠伸长。外科处置后在随访观察的过程中进行根管再治疗及制作纤维桩核，3个月后进行最终牙体制备与制取最终印模。在下颌右侧后牙部位植入种植体，使用氧化锆桥修复。上颌无牙颌制作全口义齿，最终上下牙列修复设计为 6⌐6、6⌐6。上颌余留牙由于预后不良，所以全部拔除，使用金属支架制作全口义齿。下颌全冠与固定桥使用PFZ，下颌左侧尖牙的贴面选择铸瓷（IPS e.max Press. 义获嘉伟瓦登特）染色的方法（**图141~图156**）（下颌修复体制作技师：岩田齿科医院 仓本慎也；上颌全口义齿制作技师：DENTAL PROGRESSIVE 奥森健史）。

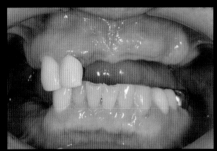

**图141** 初诊时正面观察。确认牙齿缺失范围很广，咬合平面不协调

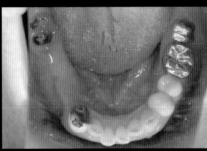

**图142** 初诊时下颌咬合面观察

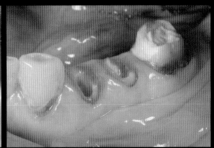

**图143** 下颌左侧后牙部位拆除金属桩核后。确认龋坏至龈缘下方

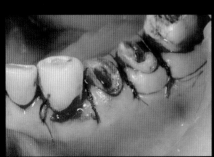

**图144** 牙冠伸长后

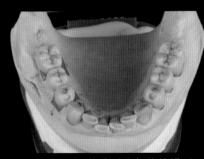

**图145** 第2次制作临时修复体的蜡型

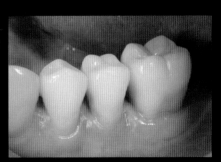

**图146** 外科处置后经过3个月以上进行最终牙体制备与继续安装临时修复体

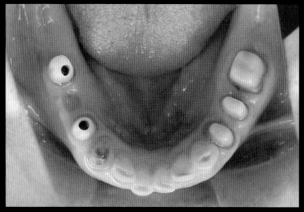

图147　最终牙体制备及安装定制基台后，下颌咬合面观察

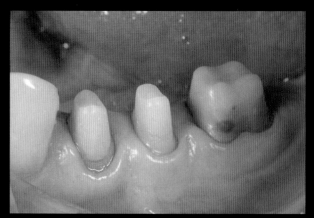

图148　下颌左侧后牙部位，侧面观察

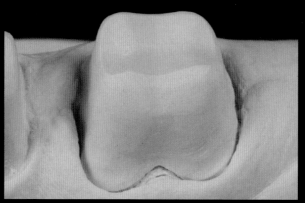

图149　根据副基牙印模制作的副基牙制作用模型

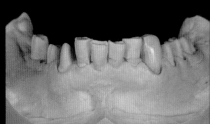

图150　制作下颌最终修复体用工作模型

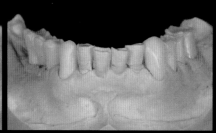

图151　制作的氧化锆基底冠（基底冠制作技师：STF 藤松刚）

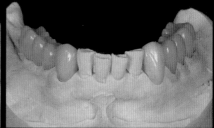

图152　氧化锆烧附饰面瓷冠桥及下颌左侧尖牙铸瓷染色贴面

## 总结

磨牙是行使功能特别重要的部位，必须带着确切材料空间与牙尖运动足够空间的意识进行牙体制备。

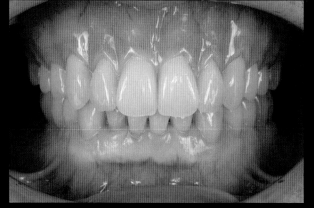

图153 安装最终修复体后，正面观察

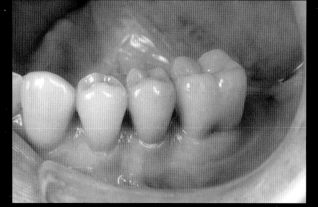

图154 最终修复体形成了恰当的轴面及咬合面形态

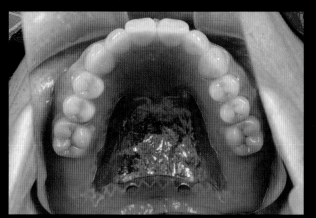
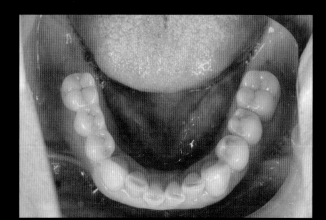

图155，图156 安装最终修复体后，咬合面观察。上颌第一磨牙是使用氧化锆制作的定制人工牙，安装的义齿

## 参考文献

[1] 本多正明. イラストで語る clinical technique 咬合再構成における咬頭嵌合位安定のための咬合接触. the Quintessence. 2009 ;28（2）:237-239.

[2] 脇田太裕. 天然歯の形態学 1. 医歯薬出版，2018.

[3] 藤田恒太郎，桐野忠大. 歯の解剖学. 金原出版，1976.

[4] クラレノリタケデンタル. ノリタケカタナジルコニアプレパレーションガイド. 2021.

[5] 伴　清治 編著. CAD/CAM マテリアル完全ガイドブック. 医歯薬出版，2017.

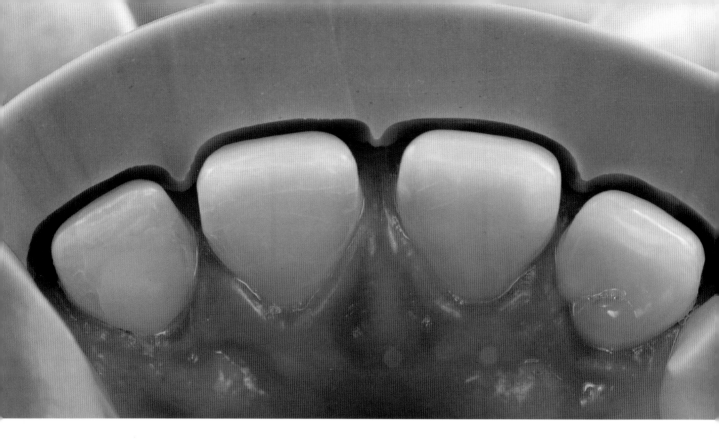

# 贴面的牙体制备

贴面是前牙修复治疗的一个方法，在适应证上必须理解与全冠及复合树脂的区别。本章介绍以下几个方面：

- 贴面牙体制备的特征。
- 贴面的适应证。
- 贴面的基牙形态。
- 实际制备步骤。

## 贴面牙体制备的特征

贴面的牙体制备有以下特征：

- 牙体制备时尽可能保留牙釉质。
- 掌握戴入方向，基牙不能有倒凹。
- 根据修复体的设计考虑修复体边缘线在牙龈上方与下方的设定位置、是否需要削除邻面接触关系、牙本质暴露量等。

表1　贴面修复治疗的适应证（根据Magne等，2002[1]制作）

| 1类 | 漂白效果差的变色牙 |
| --- | --- |
| | ·四环素变色牙（Ⅲ度与Ⅳ度） |
| | ·内外漂白效果差的变色牙 |
| 2类 | 主要形态必须修整的牙 |
| | ·过小牙 |
| | ·牙间隙与"黑三角"封闭 |
| | ·切缘长度与切缘结节增大 |
| 3类 | 成人广范围修复 |
| | ·涉及广范围牙冠破折 |
| | ·涉及广范围牙釉质丧失 |
| | ·广泛性先天与后天发育异常 |

表2　贴面修复治疗的适应证（根据山崎等，2004[2]制作）

| 1类 | 改善颜色 |
| --- | --- |
| | 变色牙：四环素、复合树脂修复后、死髓、脱钙导致的白色斑点，以及其他 |
| 2类 | 恢复缺损 |
| | 牙冠折裂牙、牙釉质发育不全等伴有牙体组织先天缺损牙、酸蚀症等伴有牙体组织后天丧失牙 |
| 3类 | 改善牙冠形态 |
| | 过小牙、牙间隙、"黑三角"、咬合磨耗与磨损牙、切缘破折牙、功能问题导致必须改善形态的牙 |
| 4类 | 改善牙的表面性状 |
| | 正畸治疗导致的脱钙或伴有牙面粗糙的牙和改变表面性状、结构及光栅的牙 |

表3　复合树脂直接修复、复合树脂间接修复及陶瓷间接修复的比较（根据Fahl等，2020[3]制作）

| | 复合树脂（直接法） | 复合树脂（间接法） | 陶瓷（间接法） |
| --- | --- | --- | --- |
| 难易程度 | 低~中 | 中~高 | 中~高 |
| 椅旁时间 | 长 | 中等 | 长 |
| 来院次数 | 1~2 | 1~2 | 2~3 |
| 边缘适合性 | 适度 | 优良 | 良~优良 |
| 形态改变 | 可能 | 可能 | 不可能 |
| 颜色改变 | 不可能 | 可能 | 可能 |
| 长期预后 | 中~高 | 中~高 | 高 |
| 患者满意度 | 中 | 高 | 中~高 |
| 治疗费用 | 低 | 低 | 高 |
| 患者负担费用 | 低 | 中 | 高 |

## 贴面的适应证

　　贴面修复治疗适应证的分类如表1~表3所示[1-2]。与复合树脂修复治疗相比，美学效果的长期预后好[3]。与复合树脂贴面相比，瓷贴面脱落的风险在统计学上没有显著差异，有报告显示瓷贴面在抵抗破折方面明显呈现较高的值[4]。

## 牙釉质厚度

贴面与基牙粘接很大程度依赖于与牙釉质的粘接力[5-6]。掌握天然牙牙釉质厚度（图1）[7-9]，牙体制备时必须保留牙釉质[1,10]。另外，通过唇侧牙体制备使用贴面恢复丧失的牙釉质，可以保证牙体组织的强度（图2，图3）[1,11]。

牙本质暴露的情况下，为了降低牙本质敏感性、减少细菌侵入、减少缝隙、提高粘接强度等，建议在制取印模前直接进行牙本质封闭［即刻牙本质封闭（Immediate dentin sealing，IDS）在第10章进行详细介绍］[12-14]。

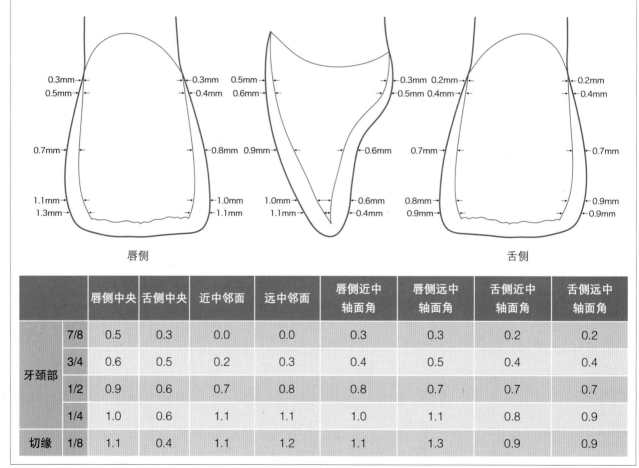

| | | 唇侧中央 | 舌侧中央 | 近中邻面 | 远中邻面 | 唇侧近中轴面角 | 唇侧远中轴面角 | 舌侧近中轴面角 | 舌侧远中轴面角 |
|---|---|---|---|---|---|---|---|---|---|
| | 7/8 | 0.5 | 0.3 | 0.0 | 0.0 | 0.3 | 0.3 | 0.2 | 0.2 |
| | 3/4 | 0.6 | 0.5 | 0.2 | 0.3 | 0.4 | 0.5 | 0.4 | 0.4 |
| 牙颈部 | 1/2 | 0.9 | 0.6 | 0.7 | 0.8 | 0.8 | 0.7 | 0.7 | 0.7 |
| | 1/4 | 1.0 | 0.6 | 1.1 | 1.1 | 1.0 | 1.1 | 0.8 | 0.9 |
| 切缘 | 1/8 | 1.1 | 0.4 | 1.1 | 1.2 | 1.1 | 1.3 | 0.9 | 0.9 |

图1 日本人前牙牙釉质厚度。图中为上颌中切牙牙釉质厚度（根据佐藤等，1997[8]制作）

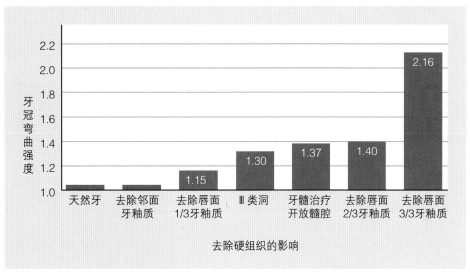

图2　牙釉质丧失对牙冠弯曲强度的影响。去除牙釉质后，去除邻面牙釉质对牙冠（切牙）的弯曲强度几乎没有影响，然而去除唇面牙釉质后会显示负面影响最大的值（根据Magne等，2002[1]；Magne等，2000[10]制作）

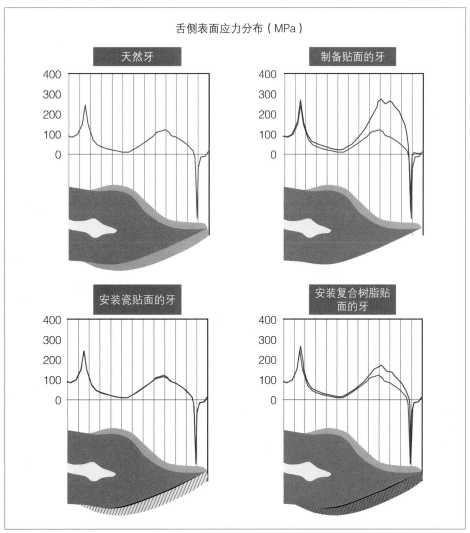

图3　各种条件下舌侧表面受到的剪切应力。贴面材料使用陶瓷的情况下，应力分布显示与天然牙基本相同的值（根据Magne等，2002[1]；Magne等，2000[11]制作）

## 贴面的基牙形态

贴面的牙体制备基本位于唇面及邻面牙釉质的状态，与最终安装修复体后的牙冠形态相似。

存在牙间隙及邻面片切的情况，根据Mock up的状态有微创（Minimal intervention，MI）制备、不制备等各种各样的设计。这里介绍保留牙釉质邻面接触的传统贴面基牙形态（图4~图12）。

### 上颌中切牙基牙形态

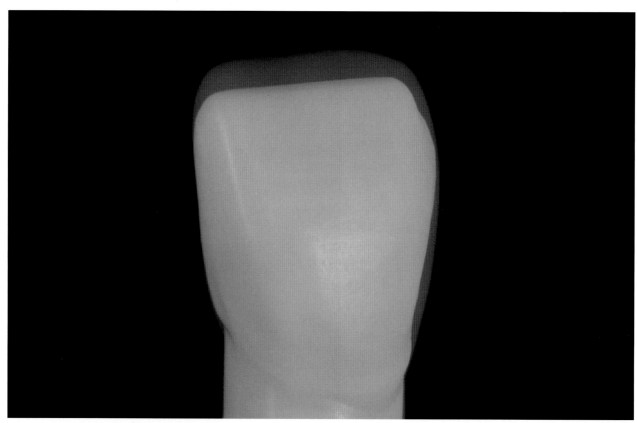

图4　上颌右侧中切牙的基牙形态与最终修复形态重合图。在美学与构造力学上确保必要的材料空间

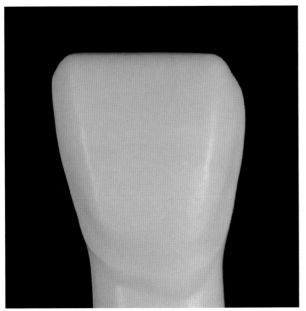

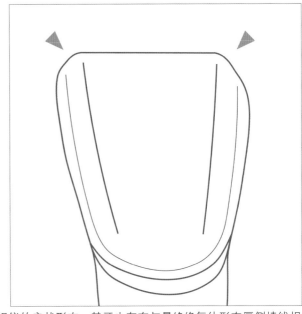

图5，图6　上颌右侧中切牙，基牙正面观察。与原来的外形呈相似的扇状形态。基牙也存在与最终修复体形态唇侧棱线相似的线（蓝线）。另外切角圆钝（箭头部位）

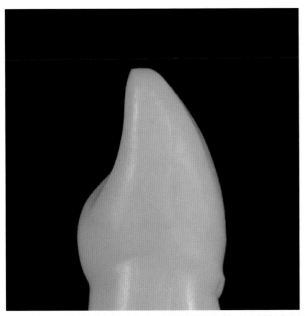

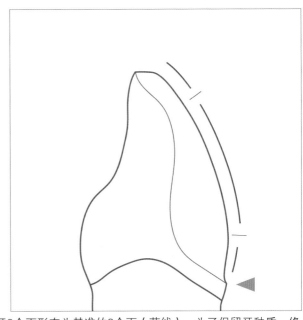

图7，图8　上颌右侧中切牙，基牙侧面观察。唇侧制备以天然牙3个面形态为基准的3个面（蓝线）。为了保留牙釉质，修复体边缘线位于牙龈缘上方（箭头部位）。与全冠制备相比轴面第1个面（牙颈部）微微向唇侧倾斜

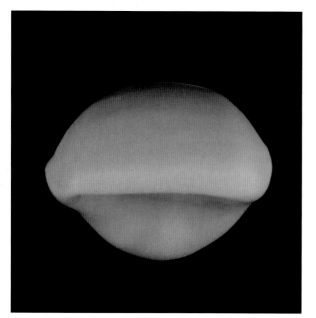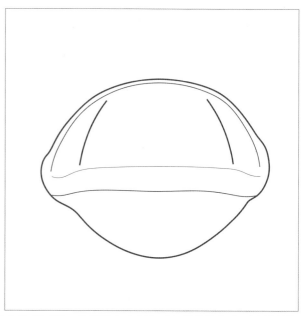

图9，图10　上颌右侧中切牙，基牙咬合面观察。基牙轴面不是完全的半圆形，基牙形态也制备成与最终修复体形态唇侧相似的棱线（蓝线）

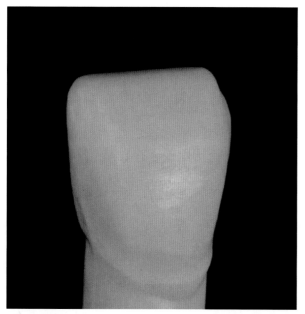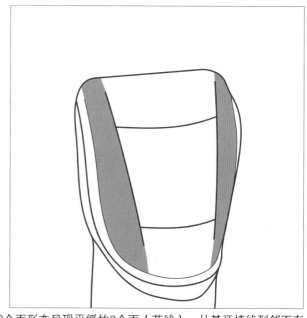

图11，图12　上颌右侧中切牙，基牙唇面观察。唇侧棱线根据3个面形态呈现平缓的3个面（蓝线）。从基牙棱线到邻面有邻接移行面（过渡区域）（蓝色部位）

## 贴面基牙形态按部位解说

贴面基牙形态有各种各样的设计（图13）。

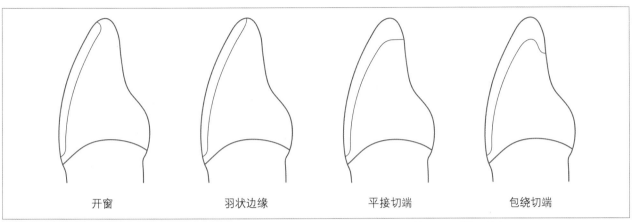

| | | | |
|---|---|---|---|
| 开窗 | 羽状边缘 | 平接切端 | 包绕切端 |

图13　Chai等介绍切缘对接的制备具有降低贴面破折或碎裂的可能性（根据Chai等，2018[15]制作）

### 1. 切缘

很多贴面的失败是因为切缘碎裂或破折[15]。为了防止切缘破折，必须考虑切缘部位基牙的形态（图14）。据介绍切缘对接的牙体制备具有降低贴面破折或碎裂的可能性[1,15]。

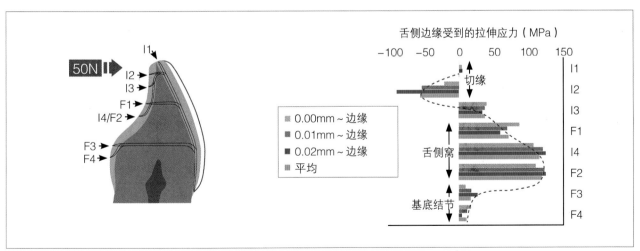

图14　舌侧边缘沿连接线方向产生拉伸应力的比较。各种条件的舌侧边缘位置：I1～I4（切缘实质性缺损最小）、F1～F2（破折或咬合磨耗导致的中等缺损）、F3～F4（破折导致重度实质性缺损）。可见越靠近舌侧窝，拉伸应力越大。最合适的边缘设定位置是I1与I2，位于舌侧窝的边缘I4与F2最不合适。F3与F4由于远离舌侧窝的边缘位置，所以结果显示难以发生问题（根据Magne等，2002[1]；Magne等，1999[16]制作）

## 2. 邻面①

贴面的邻面形态受邻面修复体边缘设定位置的影响较大（图15～图17）。修复体边缘位置不能正确设定的情况下，影响自洁性、美学效果及修复体预后。

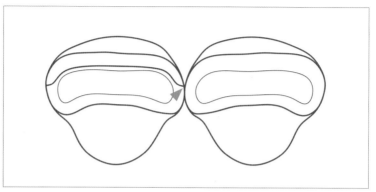

图15　传统贴面邻面边缘的设定位置。设定在不超过与邻牙接触的位置。注意不要形成跨越边缘

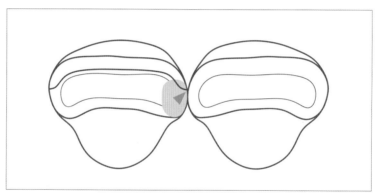

图16　存在Ⅲ类洞复合树脂修复的情况。如果邻面边缘线的位置设定得较短，受到温热导致复合树脂膨胀与收缩的影响较大，结果就会导致修复体破折[1,17]

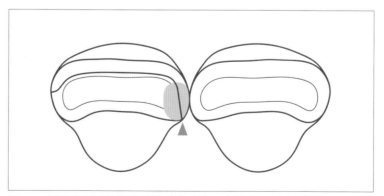

图17　邻面修复体边缘线位置的设定向舌侧较长，修复体覆盖复合树脂，可以减轻温热导致复合树脂膨胀与收缩的影响[1,17]

### 3. 邻面②

存在牙间隙的情况下，邻面修复体边缘线向舌侧延长可以形成恰当的修复形态（图18～图20）。

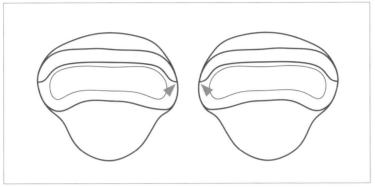

图18　存在牙间隙的情况，牙体制备时邻面修复体边缘线未恰当地制备到舌侧的状态

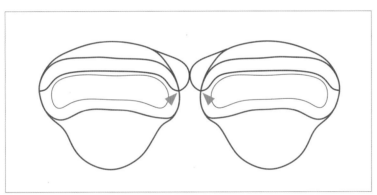

图19　牙体制备后，根据修复体边缘线不能制作移行形态的贴面（紫线）

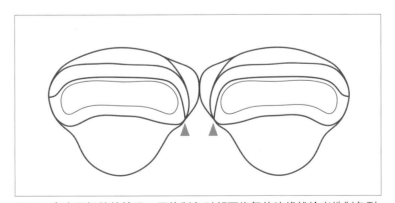

图20　存在牙间隙的情况，牙体制备时邻面修复体边缘线恰当地制备到舌侧的状态。根据舌侧邻面修复体边缘线可以制作移行形态的贴面（紫线）[1]

### 4. 邻接牙颈部

存在牙间隙的情况下，牙体制备时邻面必须向龈缘方向延长（图21，图22）。如果不正确地设定牙颈部修复体边缘线，就会出现"黑三角"等美学问题及自洁性问题等。

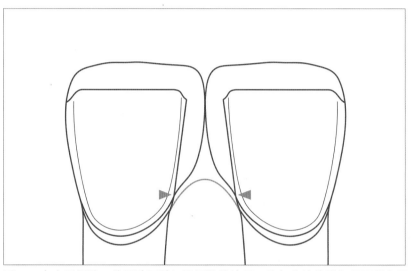

图21　存在牙间隙，使用贴面封闭牙间隙的情况。修复体边缘线如果不能向牙颈部充分延长，封闭间隙就变得困难

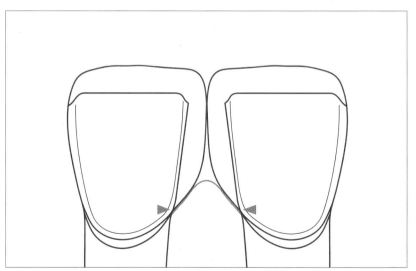

图22　存在牙间隙，使用贴面封闭牙间隙的情况。修复体边缘线向牙颈部充分延长，设定在牙龈缘下方就可以确切地封闭间隙[1]

## 修复体材料与材料空间

贴面牙体制备时确保恰当的材料空间在修复体美学效果与构造力学上特别重要（图23）。贴面的材料有长石质陶瓷、二硅酸锂、氧化锆陶瓷及复合树脂等。

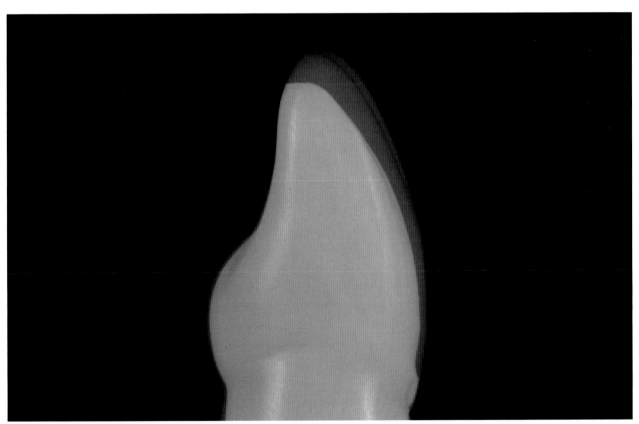

图23 上颌右侧中切牙的基牙形态与最终修复形态重合的侧面观察。在美学与构造力学上确保必要的材料空间

以下记载了贴面必要的材料空间（图24）[1,15-16]：

### 1. 边缘宽度

牙颈部由于牙釉质较薄，边缘尽可能位于牙龈缘上方，确保0.3~0.5mm的材料空间[1,18-19]。

### 2. 轴面削除量

唇侧轴面形成与牙冠形态相同的3个面形态，确保唇侧中央部位附近0.5mm左右、切缘附近0.7mm以上的材料空间[1]。

### 3. 切缘削除量

根据美学效果与强度的要求，要确保1.5mm以上的材料空间[1]。

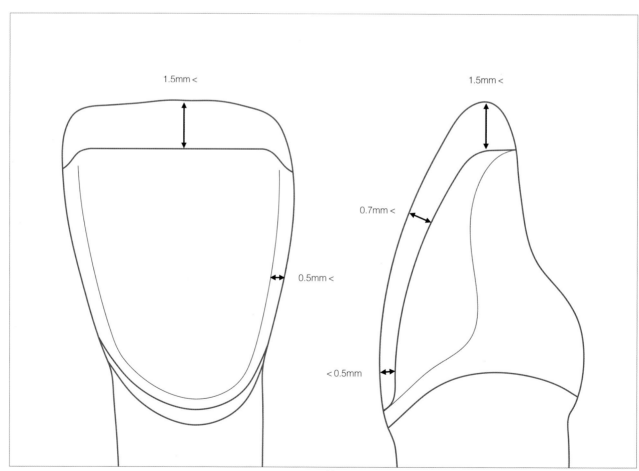

图24　上颌中切牙贴面必要的材料空间（根据Magne等，2002[1]制作）

## 上颌中切牙贴面的牙体制备

本部分使用上颌中切牙人工牙解说贴面牙体制备的步骤。贴面牙体制备的基本步骤多数情况下按照以下顺序进行（图25～图53）：

①切缘及唇面制备引导沟并粗略制备。

②牙颈部及邻接移行部位的粗略制备。

③去除锐利部位并抛光完成制备。

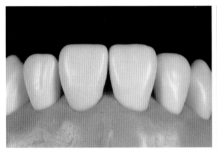

图25　牙体制备前状态。事前制作硅橡胶还原导板可以确认制备量

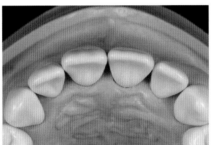

图26　牙体制备前状态。咬合面观察

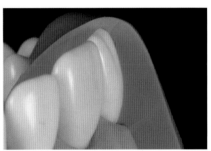

图27　矢状面制作硅橡胶还原导板，确认适合性的状态

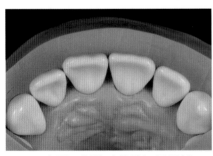

图28　水平面制作硅橡胶还原导板，确认适合性的状态

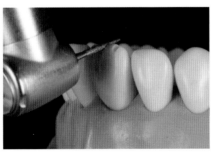

图29　切缘形成3条引导沟（1.0mm）

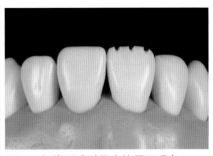

图30　切缘形成引导沟的唇面观察

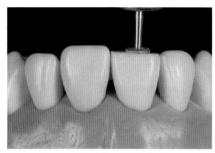

图31　沿着引导沟粗略制备切缘

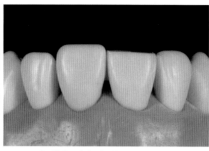

图32　切缘粗略制备结束的状态

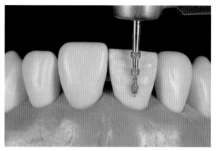

图33　唇侧形成3条引导沟（0.3mm）。牙颈部引导沟距离牙龈缘1.5mm以上

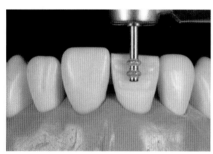

图34　追加切削唇侧中央及切缘的引导沟（0.5mm）

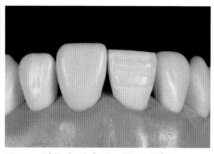

图35　引导沟形成后，唇面观察

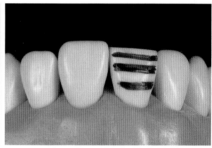

图36　为了方便确认切削量，对引导沟进行标记

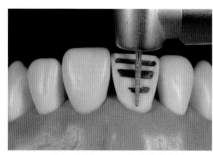

图37　使用细斜面形金刚砂车针粗略制备牙颈部修复体边缘线

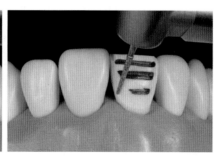

图38　邻面移行部位修复体边缘线的粗略制备

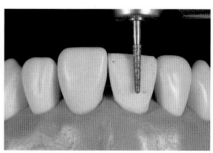

图39　使用粗斜面型金刚砂车针按照引导沟粗略制备唇侧

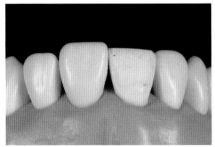

图40　唇侧粗略制备结束的状态。切削到标记部位微微残留的程度

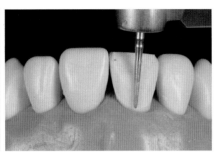

图41　使用细斜面型金刚砂车针制备完成唇侧牙颈部修复体边缘线

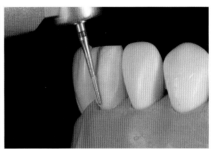

图42　牙体制备后，为了保存牙釉质，与全冠制备相比轴面第1个面（牙颈部）稍微向唇侧倾斜

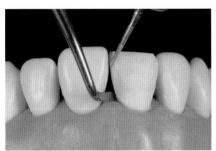

图43　为了不切削到邻牙使用挖匙分离牙齿，完成邻面修复体边缘线的制备

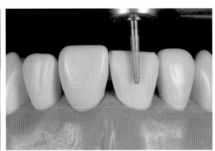

图44　使用粗斜面型金刚砂车针完成唇侧制备

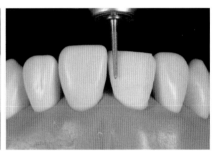

图45　使用细斜面型金刚砂车针完成邻面移行部位制备

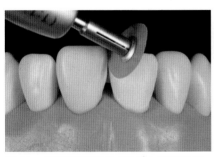

图46　使用研磨砂片修圆钝邻面移行部位的线角与边角

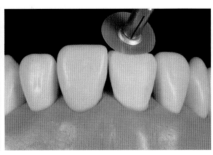

图47　切缘也同样修圆钝

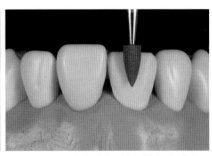

图48　使用硅橡胶打磨头抛光完成制备面

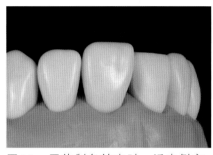
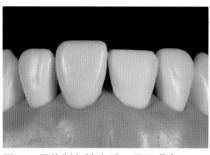
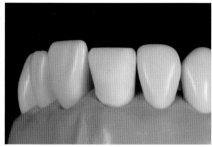

图49　牙体制备结束时，近中侧方　图50　牙体制备结束后，正面观察　图51　牙体制备结束后，远中侧方观察
观察

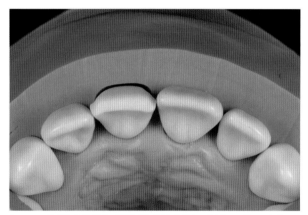

图52　使用硅橡胶还原导板确认唇侧面制备量是否确保

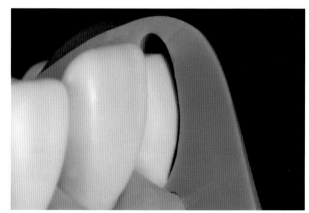

图53　使用硅橡胶还原导板可以确认制备的形态与最终
修复体（原来牙冠形态）的相似性

病例概要：患者是20多岁女性。来院主诉改善前牙部位美学效果。确认 1|1 复合树脂脱落， 2 1|存在牙间隙。治疗计划是全口牙漂白处理， 3|3 复合树脂修复， 2 1|1 2 瓷贴面修复。治疗前上颌6颗前牙近远中径左右不对称。制作诊断蜡型，并直接制作Mock up，与患者一起商量并努力实现形态与颜色的协调（图54～图83）。

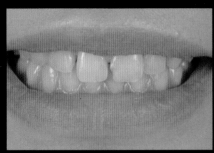

图54 初诊时口腔内状态。患者是20多岁女性，前牙部位修复体脱落，希望改善颜色与形态

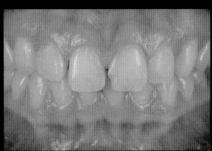

图55 初诊时正面观察

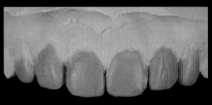

图56 制作诊断蜡型， 2 1|1 2 打算使用瓷贴面修复治疗

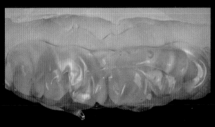

图57 使用透明硅橡胶，制作直接Mock up用的硅橡胶还原导板

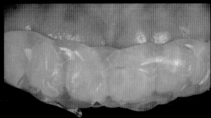

图58 在硅橡胶还原导板内填入复合树脂直接进行Mock up的状态

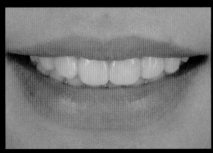

图59 直接Mock up后的口腔内状态

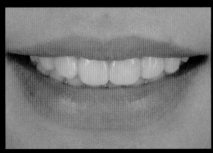

图60 直接Mock up后与口唇的关系

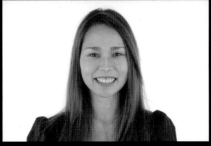

图61 直接Mock up后颜貌（已获得患者同意展示）

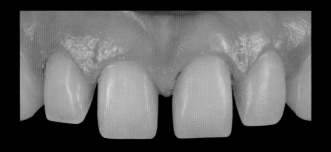

图62　牙体制备结束时，正面观察

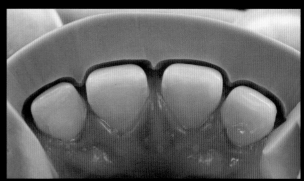

图63　使用还原导板确认是否获得了确切的牙体制备量

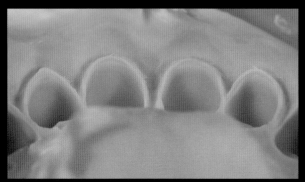

图64　制取印模后确认修复体边缘线是否清晰可见

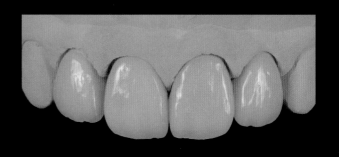

图65　制作的临时修复体

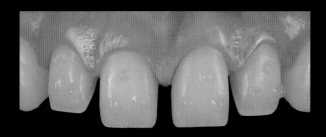

图66　为了临时安装临时修复体对基牙牙釉质进行点酸蚀

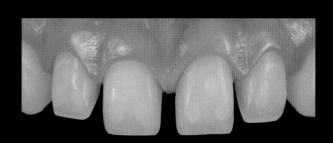

图67　点酸蚀后的状态

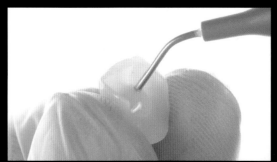

图68　使用流动型复合树脂（松风Beautifil Flow Plus F00，松风）暂时安装临时修复体

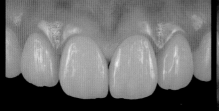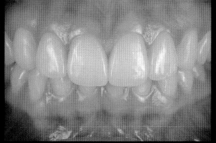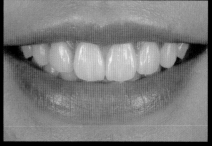

图69 临时修复体暂时安装时，前牙部位口腔内状态

图70 临时修复体暂时安装时，正面观察

图71 临时修复体暂时安装时，与口唇的关系

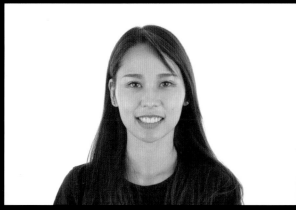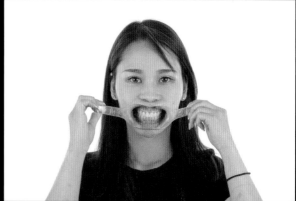

图72，图73 临时修复体暂时安装时，把颜貌、瞳孔连线、面部中线、与口唇的关系传递给技师，让技师反映到最终修复体

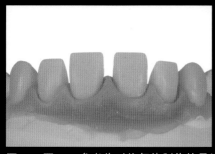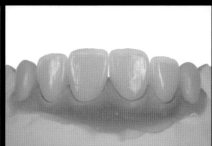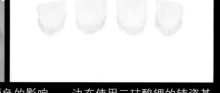

图74~图76 参考临时修复体制作的最终修复体。在蜡型模型上一边确认基牙颜色的影响，一边在使用二硅酸锂的铸瓷基底上烧结长石质陶瓷制作最终修复体

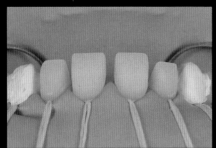

**图77** 橡皮障隔湿，并且进行了基牙喷砂处理及牙釉质磷酸酸蚀后的状态

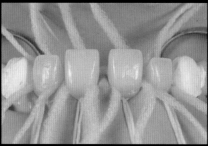

**图78** 为了方便去除多余的粘接剂，在邻接的牙颈部压入牙线后进行粘接处理

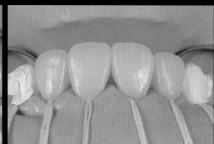

**图79** 安装瓷贴面并去除多余粘接剂后

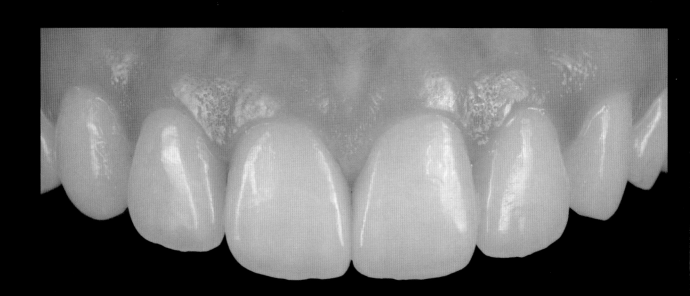

**图80** 安装最终修复体后，前牙部位口腔内状态。获得了颜色、形态及牙龈的协调［制作技师：朗讯（LUCENT）齿科技工所 瓜坂达也］

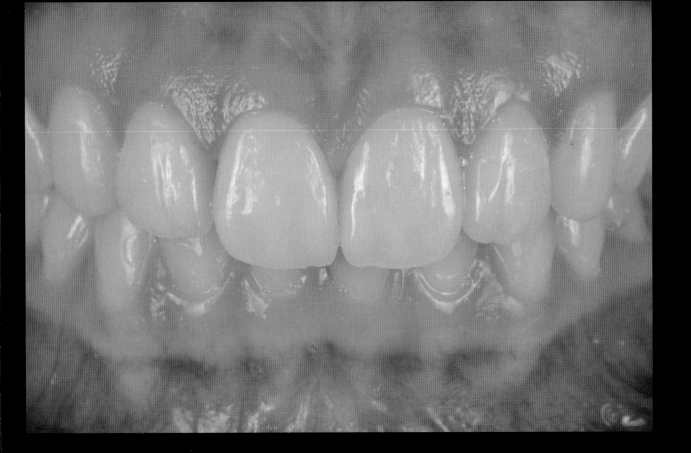

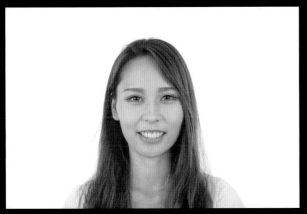
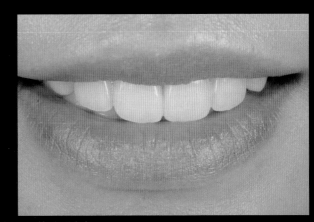

图81～图83　安装最终修复体后，颜貌及口腔内状态。颜貌及与口唇的关系良好

# 前牙部位贴面牙体制备使用的工具

介绍笔者在贴面牙体制备时使用的金刚砂车针及打磨头（图84~图91）。

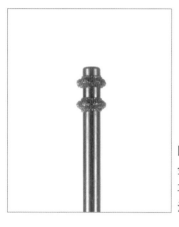

图84 用于引导沟制备的金刚砂车针（松风金刚砂车针FG 规格121，松风）沟的深度0.5mm

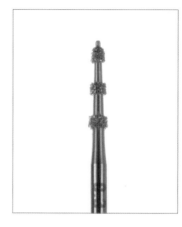

图85 用于引导沟制备的金刚砂车针（Komet金刚砂车针FG 型号868BR-018，Komet MOMOSE齿科商会）。沟的深度0.3mm

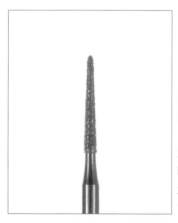

图86 用于轴面制备的斜面型金刚砂车针（Komet金刚砂车针FG 型号868-012，Komet，MOMOSE齿科商会）。尖端直径0.8mm，最大直径1.2mm，长度8.0mm

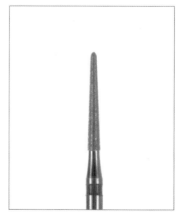

图87 用于轴面制备的斜面型金刚砂车针（Komet金刚砂车针FG 细颗粒8868-012，Komet，MOMOSE齿科商会）。尖端直径0.8mm，最大直径1.2mm，长度8.0mm

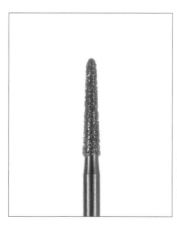

图88 用于轴面制备的斜面型金刚砂车针（Komet金刚砂车针FG 规格868-012，Komet，MOMOSE齿科商会）。尖端直径1.2mm，最大直径1.6mm，长度8.0mm

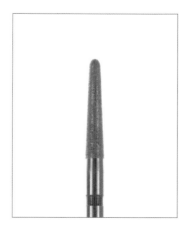

图89 用于轴面制备的斜面型金刚砂车针（Komet金刚砂车针FG 细颗粒8868-012，Komet，MOMOSE齿科商会）。尖端直径1.2mm，最大直径1.6mm，长度8.0mm

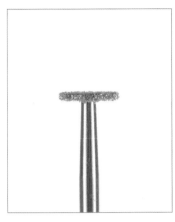

图90　用于贴面切缘制备的矩形侧边金刚砂车针（松风金刚砂车针FG规格230，松风）。直径4.3mm，厚度0.6mm

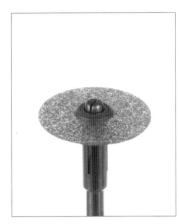

图91　用于修圆钝边角与线角的砂片（Sof-Lex TMXT研磨砂片，3M）

## 总结

　　本章详细介绍了前牙贴面的牙体制备。由于贴面粘接较大地依赖于牙釉质，所以牙体制备必须考虑牙釉质厚度，使用诊断蜡型与还原导板，尽可能保留牙釉质。

## 参考文献

[1]　Magne P, Belser U. Bonded porcelain restorations in the anterior dentition. A Biomimetic Approach. Quintessence, 2002.

[2]　山﨑長郎 監修，大河雅之 編集. ボンディッドレストレーション9 ポーセレンラミネートベニアレストレーション. 医歯薬出版, 2006.

[3]　Fahl N Jr, André VR. Composite veneers. The direct-indirect technique. Quintessence, 2020.

[4]　Liu M, Gai K, Chen J, Jiang L. Comparison of failure and complication risks of porcelain laminate and indirect resin veneer restorations : A meta-analysis. Int J Prosthodont. 2019; 32(1): 59-65.

[5]　Buonocore MG. A simple method of increasing the adhesion of acrylic filling materials to enamel surface. J Dent Res. 1955; 34(6): 849-853.

[6]　Öztürk E, Bolay S, Hickel R, Elie N. Shear bond strength of porcelain laminate veneers to enamel, dentine and enamel-dentine complex bonded with different adhesive luting systems. J dent. 2013; 41(2): 97-105.

[7]　Bazos P, Magne P. Bio-emulation: biomimetically emulating nature utilizing a histoanatomic approach ; visual synthesis. Int J Esthet Dent. 2014; 9(3): 330-352.

[8]　佐藤 亨，梅原一浩，中澤 章，腰原 好. 日本人前歯におけるエナメルの厚さに関する研究. 接着歯学. 1997 ;15（3）:267-272.

[9]　梅原一浩，安島郁一，佐藤一夫，中澤 章，佐藤 亨ほか. 日本人前歯におけるエナメルの厚さに関する研究 ラミネートベニア法応用時における検討. 補綴誌. 1990 ;34（4）:757-765.

[10]　Magne P, Douglas WH. Cumulative effects of successive restorative procedures on anterior crown flexure: Intact versus veneered incisors. Quintessence Int. 2000; 31(1): 5-18.

[11]　Magne P, Douglas WH. Porcelain veneers: Dentin bonding optimization and biomimetic recovery of crown. Int J Prosthodont. 1999; 12(2): 111-121.

[12]　Magne P. Immediate dentin sealing: A fundamental procedure for indirect bonded restorations. J Esthet Restor Dent. 2005; 17(3): 144-155.

[13]　Magne P. Immediate dentin sealing supports delayed restoration placement. J Prosthet Dent. 2007; 98(3): 166-174.

[14]　Gresnigt MMM, Cune MS, de Roos KG, Özcan M. Effect of immediate and delayed dentin sealing on the fracture strength, failure type and Weilbull characteristics of lithiumdisilicate laminate veneers. Dent Mater. 2016; 32(4): e73-81.

[15]　Chai SY, Bennani V, Aarts JM, Lyons K. Incisal preparation design for ceramic veneers: A critical review. J Am Dent Assoc. 2018; 149(1): 25-37.

[16]　Magne P, Douglas WH. Design optimization and evolution of bonded ceramics for the anterior dentition: A finite-element analysis. Quintessence Int. 1999; 30(10): 661-672.

[17]　Magne P, Douglas WH. Interdetal design of porcelain veneers in the presence of composite fillings: Finite element analysis of composite shrinkage and thermal stresses. Int J Prosthodont. 2000; 13(2): 117-124.

[18]　クラレノリタケデンタル. ノリタケカタナジルコニアプレパレーションガイド. 2021.

[19]　イボクラールビバデント. IPS e.max プレス取扱説明書. 2012.

[20]　Magne P, Belser U. Biomimetic restorative dentistry. Quintessence, 2022.

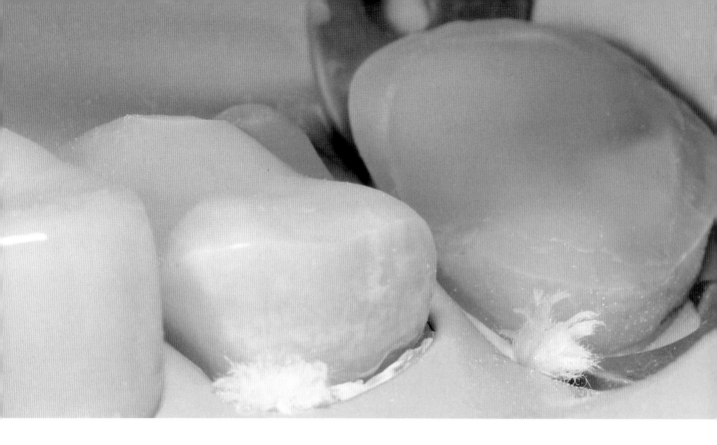

# 嵌体、高嵌体、咬合面贴面的牙体制备

嵌体、高嵌体、咬合面贴面是后牙修复治疗的一个方法，在适应证上必须理解与全冠及复合树脂的区别。本章介绍以下几个方面：

- 嵌体、高嵌体、咬合面贴面牙体制备的特征。
- 嵌体、高嵌体、咬合面贴面的适应证。
- 嵌体、高嵌体、咬合面贴面的基牙形态。
- 实际制备步骤。

## 嵌体、高嵌体、咬合面贴面牙体制备的特征

嵌体、高嵌体、咬合面贴面的牙体制备有以下特征：

- 基牙形态考虑咬合面残存的牙体组织量、有无邻面洞等决定。
- 由于嵌体与高嵌体是内侧窝洞的修复体，所以牙体制备时考虑修复体安装方向，必须进行无倒凹制备。
- 由于咬合面贴面修复体的固位力依赖于与牙齿的粘接，所以尽可能保存牙釉质。

## 嵌体、高嵌体、咬合面贴面的适应证

根据各种文献报告，活髓牙的咬合面残存牙体组织的厚度未满2mm的情况[2-3]与死髓牙未满3mm的情况[3,5-6]，必须覆盖牙尖。另外，邻面残存牙体组织的有无与整颗牙齿的强度有较大关系[1]。考虑以上这些情况决定后牙修复治疗的适应证（图1，图2）。

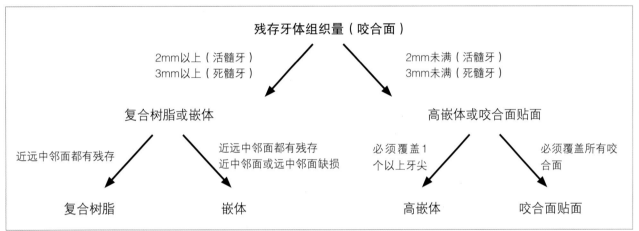

图1 根据残存牙体组织量决定修复治疗的适应证（根据Magne，2007[1]；Dietschi，1997[2]；Veneziani，2017[3]；Magne，2022[4]；Goel，1992[5]；Reeh，1989[6]；Ferraris，2021[16]制作）

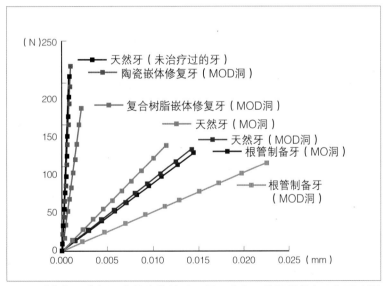

图2 受力与牙尖间距离扩大的关系。邻面残存牙体组织的有无与牙齿强度有较大关系。MOD洞与天然牙相比强度显著较低。另外，陶瓷嵌体修复MOD洞的情况下可以恢复到与未切削天然牙相同的强度，然而复合树脂嵌体修复的情况下只能恢复部分的强度。因此，考虑陶瓷嵌体修复是MOD洞的首选（根据Magne，2007[1]；Magne，2022[4]制作）

## 陶瓷嵌体基牙形态

　　陶瓷嵌体基牙形态，Ⅰ类洞与Ⅱ类洞的制备存在差异。本章介绍临床适应证较多的Ⅱ类洞嵌体的牙体制备（图3~图11）。

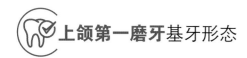

上颌第一磨牙基牙形态

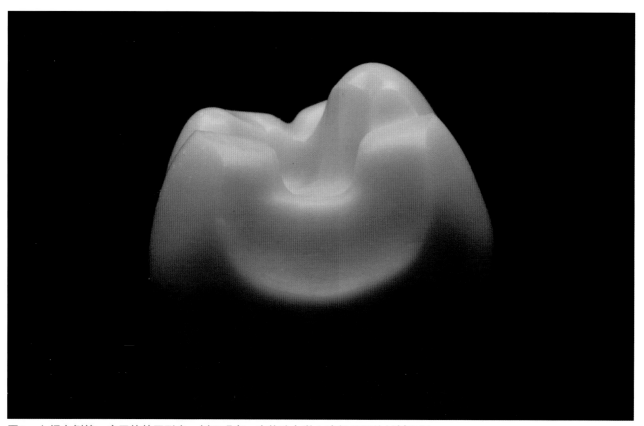

图3　上颌右侧第一磨牙的基牙形态，侧面观察。在构造力学上确保必要的材料空间

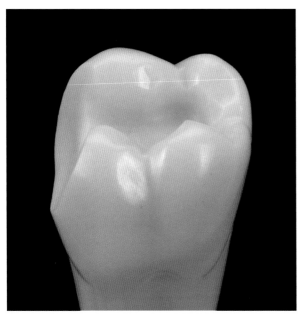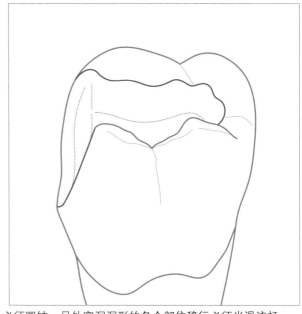

图4，图5　上颌右侧第一磨牙，基牙颊面观察。所有线角与边角必须圆钝。另外窝洞洞形的各个部位移行必须光滑流畅

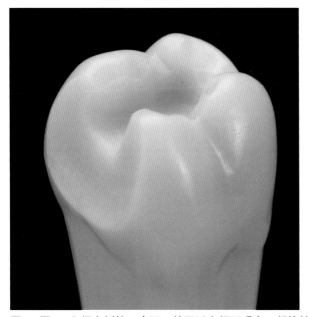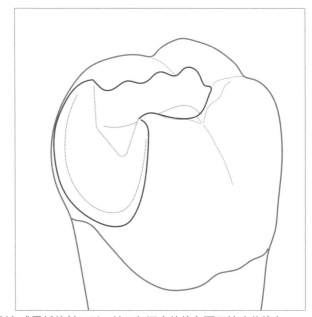

图6，图7　上颌右侧第一磨牙，基牙近中颊面观察。邻接轴面制备成平缓的斜面形。轴面与洞底的线角要圆钝（蓝线）

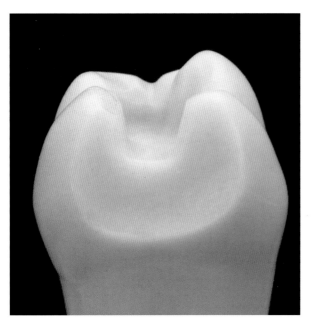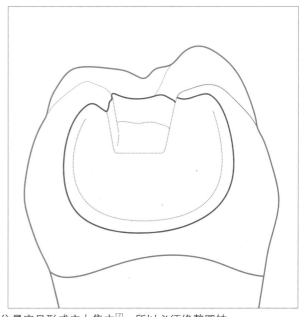

图8，图9　上颌右侧第一磨牙，基牙近中面观察。窝洞的线角部位最容易形成应力集中[7]，所以必须修整圆钝

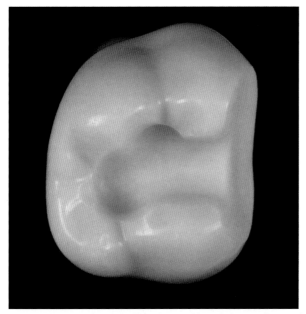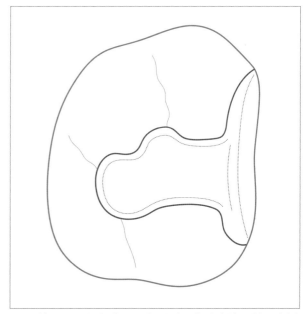

图10，图11　上颌右侧第一磨牙，基牙咬合面观察。从安装方向看，基牙必须制备成可以像看到所有的边缘那样没有倒凹。从修复体适合性的角度，不要形成复杂的鸠尾形

### 陶瓷高嵌体的基牙形态

陶瓷高嵌体的基牙形态基本上以陶瓷嵌体为基准（图12～图20）。有研究显示覆盖牙尖的设计无论是平面还是对接，都对预后没有影响[8]。另外，据报告，覆盖功能尖的情况下厚度最低必须达到1.5～2.0mm[8]。

 **上颌第一磨牙基牙形态**

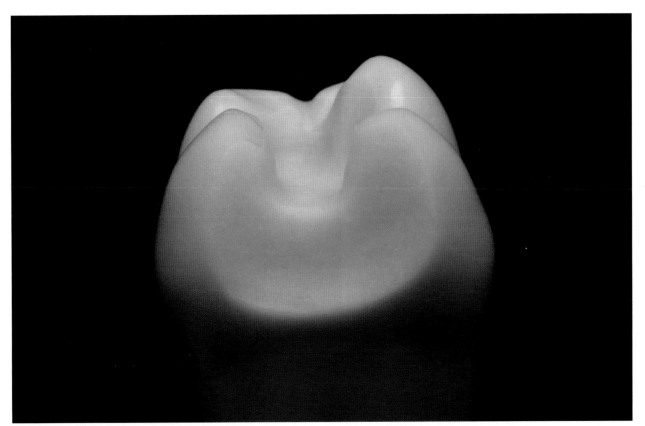

图12 上颌右侧第一磨牙的基牙形态，侧面观察。在构造力学上确保必要的材料空间

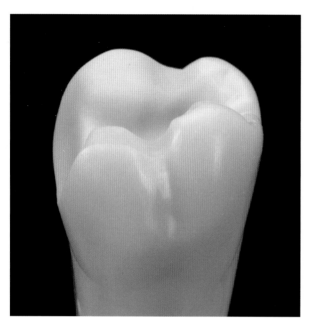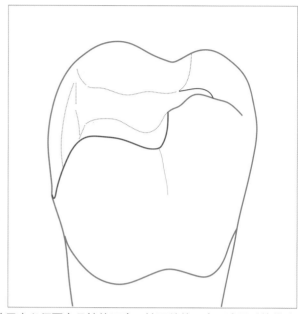

图13，图14　上颌右侧第一磨牙，基牙颊面观察。没有被覆盖的牙尖必须要有足够的厚度，被覆盖的牙尖无论是对接模式的制备还是平面制备都可以[8]

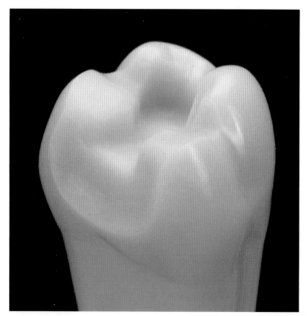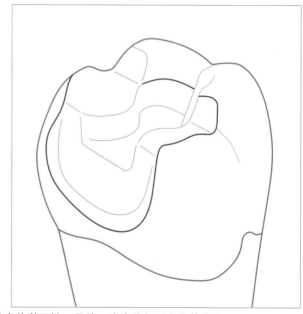

图15，图16　上颌右侧第一磨牙，基牙近中颊面观察。线角与边角修整圆钝。另外，边缘移行形态修整光滑

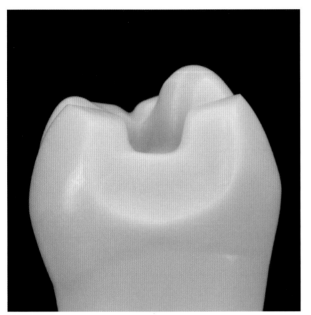
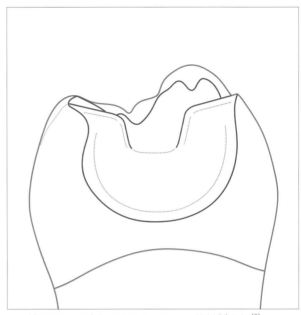

图17，图18　上颌右侧第一磨牙，基牙近中面观察。功能尖被覆盖的情况下必须确保最低1.5～2.0mm的材料空间[8]

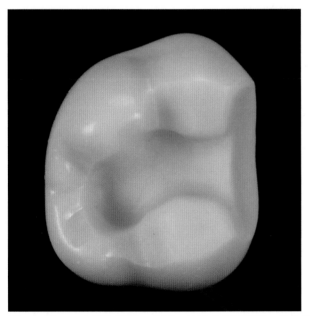
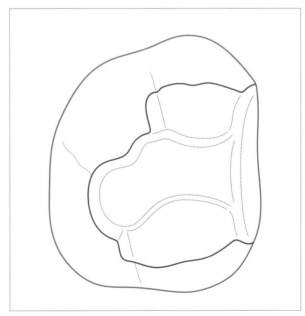

图19，图20　上颌右侧第一磨牙，基牙咬合面观察。从安装方向看，基牙必须制备成可以看到所有轴壁那样没有倒凹

## 咬合面贴面的基牙形态

咬合面贴面的牙体制备具有可以最大限度保留硬组织的特征[3,13]。咬合面贴面的基牙形态，特别是边缘设计有平接形、斜面形、肩状形等。这些根据基牙牙釉质的保护、牙冠破折程度（牙尖至牙颈部）等灵活运用[9]。另外，必须根据邻面有无牙体组织缺损，灵活运用邻面的边缘设计[3,9]。

这里介绍笔者最常使用的凹斜面形咬合面贴面的基牙形态（图21~图29）。

### 上颌第一磨牙基牙形态

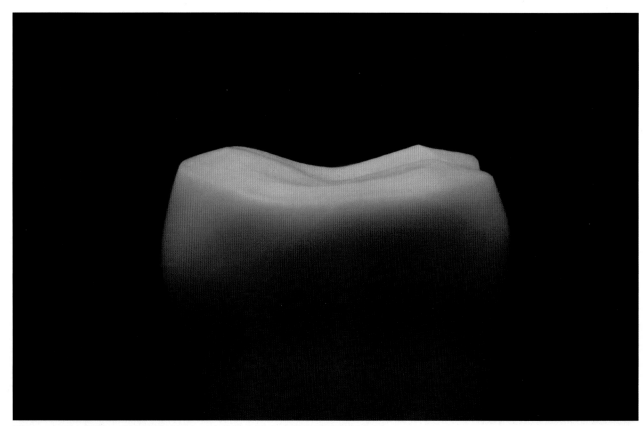

图21 上颌右侧第一磨牙的基牙形态。在构造力学上确保必要的材料空间

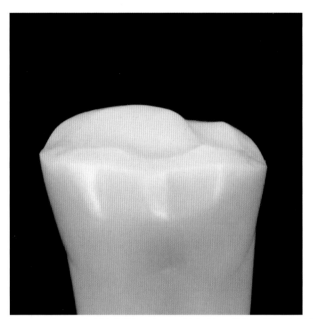
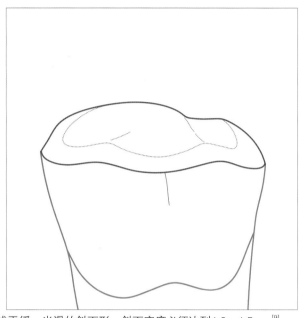

图22，图23　上颌右侧第一磨牙，基牙颊面观察。基牙全周制备成平缓、光滑的斜面形。斜面宽度必须达到1.0 ~ 1.5mm[9]

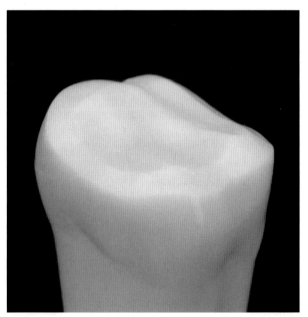
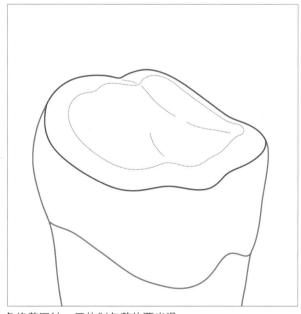

图24，图25　上颌右侧第一磨牙，基牙近中侧面观察。线角与边角修整圆钝。牙体制备整体要光滑

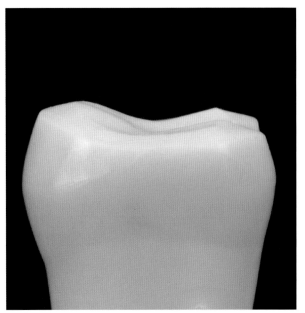
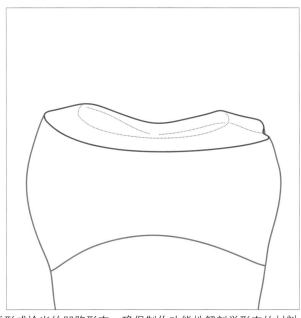

图26，图27　上颌右侧第一磨牙，基牙近中面观察。中央窝附近形成恰当的凹陷形态，确保制作功能性解剖学形态的材料空间

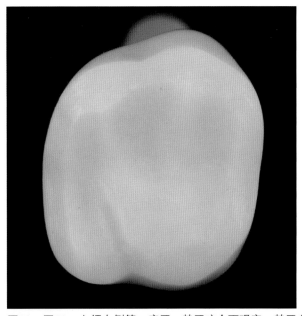
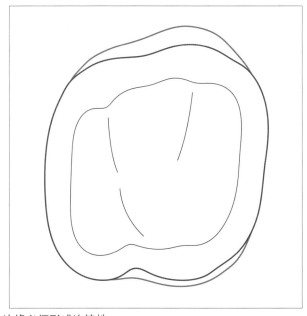

图28，图29　上颌右侧第一磨牙，基牙咬合面观察。基牙全周的边缘必须形成连续性

## 釉柱与边缘设计

咬合面贴面的基牙形态对机械与热负荷最有抵抗力的边缘设计是斜面形形态[9,13,16]。

考虑与粘接面相对的牙釉质面积及釉柱方向的边缘设计可以提高粘接力。另外形成恰当的边缘形态可以获得更好的美学效果。以下表示咬合面贴面的边缘设计特征（图30）[3]：

①边缘为凹斜面形由于露出的釉柱与边缘垂直，所以属于对粘接有利的状态。

②大面积牙体组织缺损超过轴面外形高点到达牙颈部附近的情况下形成平接的形态。下颌前磨牙与磨牙的舌侧有较大牙体组织缺损的情况下，通常最好根据釉柱的走行方向制备平接的边缘。

③邻面缺损的情况下，邻面制备成箱形，形成平接的边缘形态（理想厚度为1.0～1.2mm，最大为1.5mm）。

④窝洞与牙面所成的角度设定在90°以上。

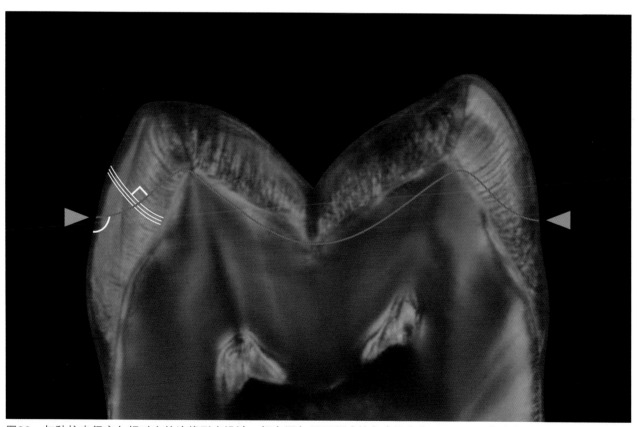

图30　与釉柱走行方向相对应的边缘形态设计。把窝洞与牙面所成的角度设定在90°以上，使边缘与釉柱走行方向变得垂直。

## 即刻牙本质封闭（Immediate dentin sealing，IDS）

即刻牙本质封闭是对露出的牙本质使用粘接材料覆盖的处置（图31～图35）。贴面及咬合面贴面等修复治疗很大程度依赖于粘接。由于牙本质暴露的情况下会出现修复体粘接力低及过敏等问题，所以必须进行即刻牙本质封闭[17-18]。即刻牙本质封闭有以下优点[17]：

①术后及戴用临时修复体期间降低牙本质过敏。

②增加修复体固位力。

③可以把牙本质的湿粘接与牙釉质粘接分开进行。

④修复体通过光固化复合树脂安装的情况下，使用即刻牙本质封闭衬底窝洞容易使光照更完全。

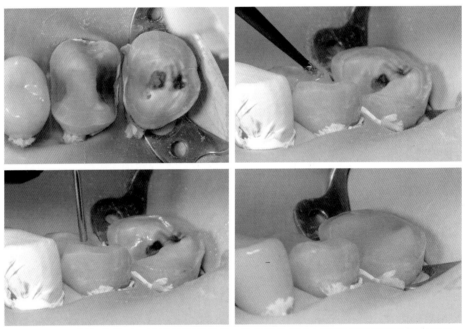

图31～图34　龋坏去除后，进行粘接预处理，使用流动复合树脂进行即刻牙本质封闭的状态

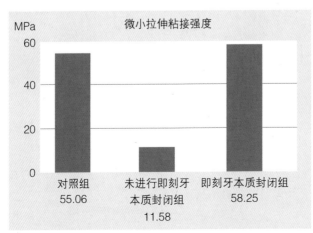

图35　对比牙本质的微小拉伸粘接强度。把咬合面贴面粘接到牙本质时，比较进行即刻牙本质封闭组与未进行即刻牙本质封闭组的微小拉伸强度，进行即刻牙本质封闭组明显呈现更高的数值。另外，对照组（复合树脂充填）与即刻牙本质封闭组（封闭后安装咬合面贴面）的微小拉伸强度没有显著差异（根据Magne，2022[4]；Magne等，2007[18]制作）

## 修复体材料与材料空间

陶瓷嵌体、陶瓷高嵌体及陶瓷咬合面贴面的基牙形态存在较大差异。这里解说陶瓷嵌体、陶瓷高嵌体及陶瓷咬合面贴面的材料空间（图36～图39）。

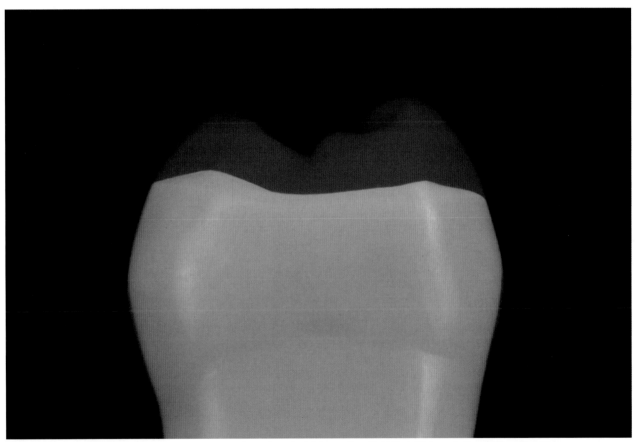

图36　上颌右侧第一磨牙的基牙形态与最终修复形态重合的侧面观察。从结构力学方面确保必要的材料空间

## 陶瓷嵌体必要的材料空间

### 1. 咬合面窝洞的深度与宽度

陶瓷嵌体咬合面窝洞的深度与宽度要求在1.5mm以上。如果1.5mm以下修复体破折的可能性增高[10-11]。

### 2. 片切部位的削除量

陶瓷嵌体的情况下，邻面片切部位的宽度如果超过3mm，破折的可能性就增高。因此，注意同一部位的削除量[10]。

### 3. 片切部位边缘的角度

陶瓷嵌体的情况下，片切部位边缘的角度不要超过60°[10-11]。

### 4. 内面边角部位

为了陶瓷修复体不形成应力集中，制备完成时洞底的边角必须修整圆钝[12]。

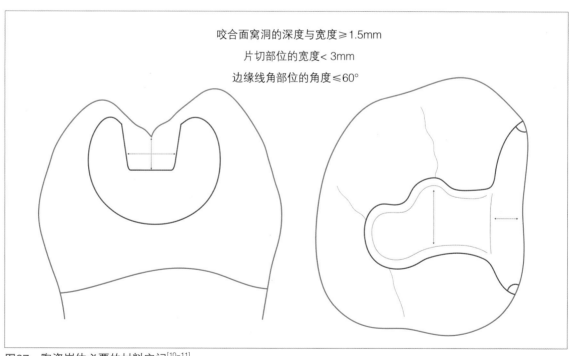

咬合面窝洞的深度与宽度≥1.5mm

片切部位的宽度< 3mm

边缘线角部位的角度≤60°

图37　陶瓷嵌体必要的材料空间[10-11]

## 陶瓷高嵌体必要的材料空间

### 1. 功能尖的削除量

应力最集中的功能尖削除量确保1.5mm以上[8]。

### 2. 咬合面削除量

最低必须在1.0mm以上[12]。

### 3. 片切部位边缘的角度

陶瓷高嵌体的情况下，片切部位边缘的角度设定在60°～80°[12]。

### 4. 内面边角部位

为了陶瓷修复体不形成应力集中，制备完成时洞底的边角必须修整圆钝[12]。

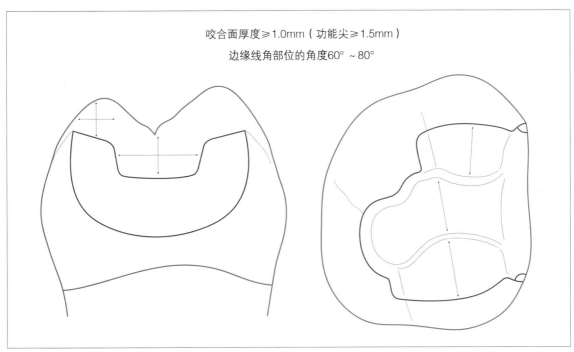

咬合面厚度≥1.0mm（功能尖≥1.5mm）

边缘线角部位的角度60°～80°

图38 陶瓷高嵌体必要的材料空间[8]

## 咬合面贴面必要的材料空间

### 1. 边缘宽度

咬合面贴面的情况下，含有牙釉质的边缘与直接固位力有较大关系。所以，边缘宽度最好尽可能大，据报告，必须有1.0~1.5mm[9]。

### 2. 咬合面削除量

咬合面削除量因使用的材料不同而不同。但是，咬合面的厚度最低必须有1.0~2.0mm[3]。

### 3. 邻面削除量

邻面有牙体组织缺损的情况下，邻面形成箱形，制备成平接的边缘形态。平接部位的削除量是理想厚度为1.0~1.2mm，最大为1.5mm比较恰当[3]。

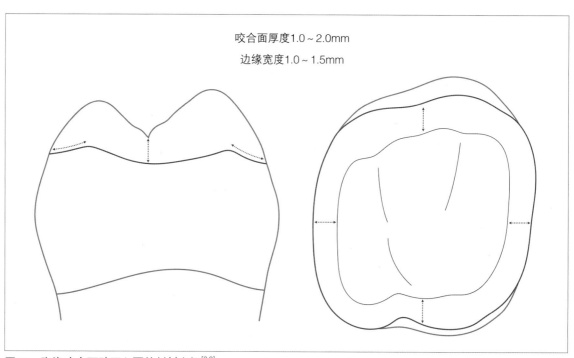

咬合面厚度1.0~2.0mm

边缘宽度1.0~1.5mm

图39　陶瓷咬合面贴面必要的材料空间[3,9]

## 上颌第一磨牙陶瓷嵌体牙体制备

使用上颌右侧第一磨牙人工牙介绍陶瓷嵌体的牙体制备步骤。基本上磨牙的牙体制备步骤多数情况按以下顺序进行（图40～图64）：

①片切。

②制备咬合面窝洞。

③形成咬合面引导沟及粗略制备。

④咬合面及轴面修整。

⑤去除锐利部位并抛光完成制备。

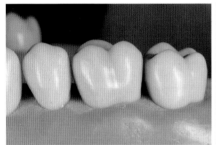

图40 牙体制备前的颊面观察

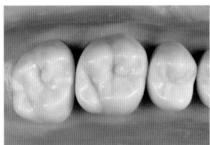

图41 牙体制备前咬合面观察

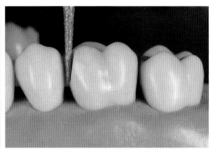

图42 使用细斜面型金刚砂车针边注意邻牙边削除邻面

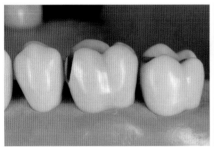

图43 片切后保留一层牙釉质的状态

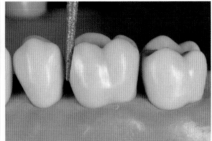

图44 使用细斜面型金刚砂车针去除剩下的牙釉质

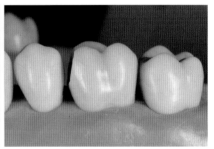

图45 邻面粗略制备结束时

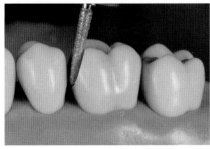

图46 使用粗斜面型金刚砂车针追加邻面的牙体制备

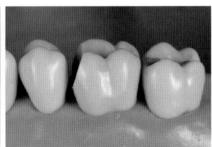

图47 邻面追加粗略制备结束时，颊面观察

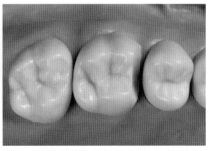

图48 邻面粗略制备结束后咬合面观察。形成平缓的斜面形形态

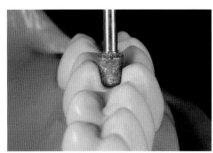

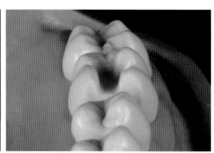

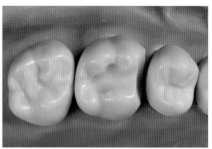

图49　使用嵌体形状的金刚砂车针粗略制备咬合面

图50　咬合面粗略制备结束时

图51　咬合面粗略制备结束后咬合面观察

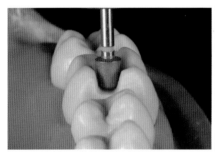

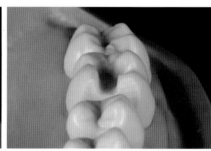

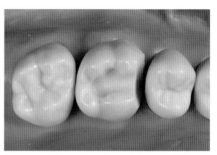

图52　使用嵌体形状超细颗粒金刚砂车针完成咬合面制备

图53　咬合面制备结束时

图54　咬合面制备结束时咬合面观察

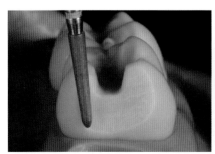

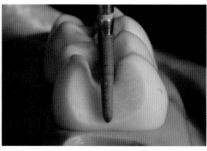

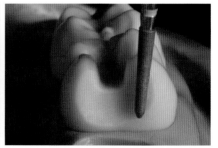

图55～图57　使用斜面型超细颗粒金刚砂车针完成邻面制备。以牙颈部中央部位为支点，使金刚砂车针向颊舌侧倾斜，稍稍扩大锥度的制备

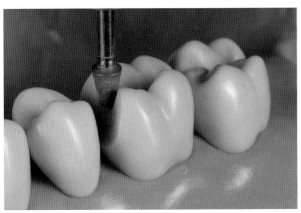

图58　使用嵌体形状超细颗粒金刚砂车针修圆钝邻面与咬合面窝洞轴壁形成的线角

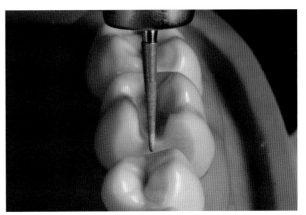

图59　使用斜面型超细颗粒金刚砂车针修圆钝邻面与咬合面窝洞底形成的线角

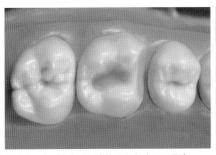

图60　牙体制备结束后咬合面观察。确认无倒凹

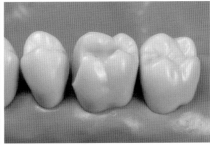

图61　牙体制备结束后颊面观察

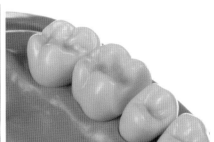

图62　牙体制备结束后舌面观察

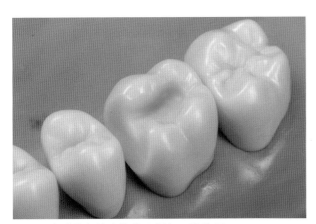

图63　完成修复体边缘线及制备面的移行

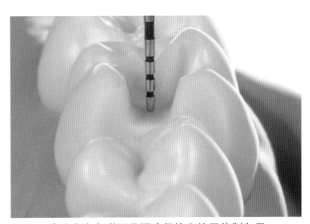

图64　确认中央窝附近是否确保恰当的牙体制备量

## 上颌第一磨牙咬合面贴面牙体制备

接下来使用上颌右侧第一磨牙人工牙解说咬合面贴面的牙体制备步骤。多数情况基本按以下顺序制备（图65~图80）：

①形成咬合面引导沟及粗略制备。

②咬合面制备。

③制备颊舌侧修复体边缘线。

④制备邻面修复体边缘线。

⑤去除锐利部位并抛光完成制备。

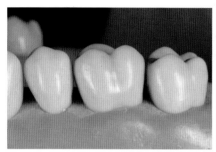

图65　牙体制备前的颊面观察

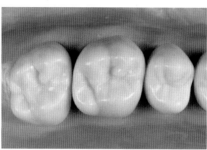

图66　牙体制备前咬合面观察

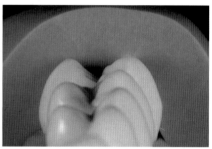

图67　牙体制备前状态。事前制作硅橡胶还原导板可以确认牙体制备后的制备量

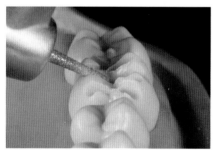

图68　使用斜面型金刚砂车针在咬合面舌侧制备4条引导沟

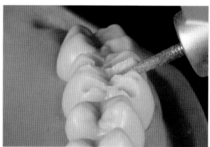

图69　使用斜面型金刚砂车针在咬合面颊侧制备5条引导沟

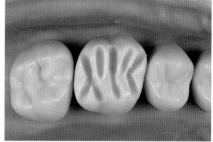

图70　引导沟形成后，咬合面观察。在尖嵴及窝沟部位选择性制备

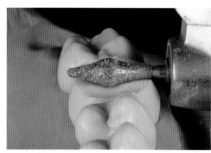

图71　沿引导沟，使用纺锤形金刚砂车针粗略制备咬合面

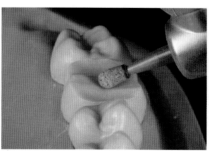

图72　粗略制备结束后，使用绿砂石在相当于咬合面的窝沟位置追加制备凹陷

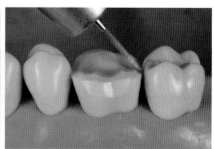

图73　使用超细颗粒的细斜面型金刚砂车针制备邻面修复体边缘线

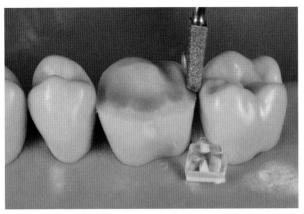

图74　在邻面接触附近插入楔子让牙齿在分离状态使用超声波工作尖制备完成

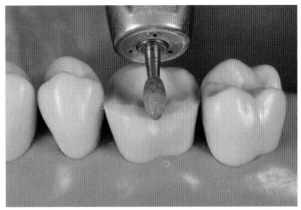

图75　使用超细颗粒橄榄球型金刚砂车针制备完成咬合面及在颊舌侧制备修复体边缘线

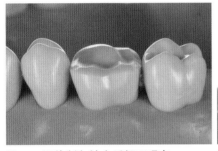

图76　牙体制备结束后颊面观察

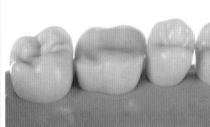

图77　牙体制备结束后舌面观察

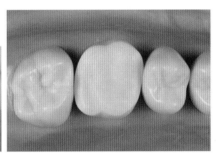

图78　牙体制备结束后咬合面观察

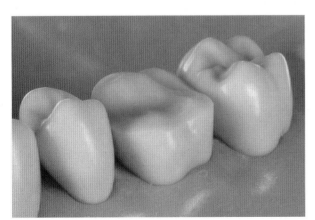

图79　牙体制备结束后颊面观察。可以确认牙体制备与邻牙的连续性

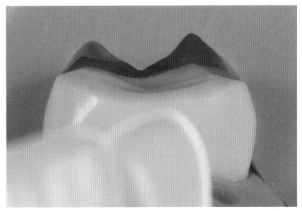

图80　牙体制备结束后。使用硅橡胶还原导板可以确认制备的形态与最终修复体（原来牙冠形态）的相似性

# 下颌磨牙使用咬合面贴面的病例

病例概要：患者是40多岁女性。来院主诉6复合树脂嵌体破折。去除不良修复体及龋坏，远中牙体组织深达牙龈缘下方。决定进行感染根管治疗，并在构建基牙后使用陶瓷咬合面贴面修复。由于远中牙体组织在未侵袭生物学宽度的范围内，所以在牙冠部位施行使用复合树脂重新设定修复体边缘的龈壁提升

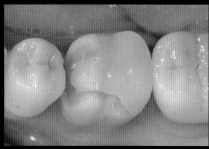

**图81** 初诊时口腔内状态。患者是40多岁女性。来院主诉6修复体破折

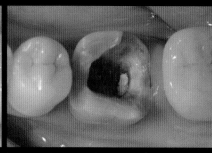

**图82** 去除适合性差的修复体及龋坏的状态

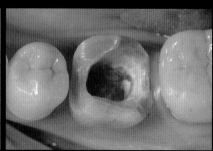

**图83** 感染根管治疗结束后

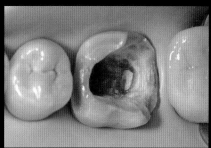

**图84** 构建基牙时，使用橡皮障隔湿

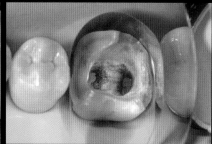

**图85** 在喷砂处理前为了不伤害邻牙，在邻面插入金属基体

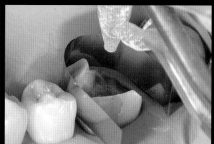

**图86** 氧化铝喷砂处理

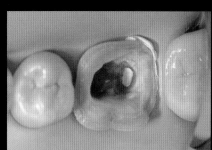

**图87** 喷砂处理后

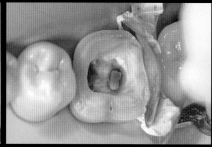

**图88** 在远中牙颈部插入金属基体、楔子及特氟隆胶带，确认适合性

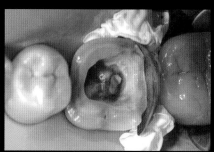

**图89** 表面预处理及粘接处理

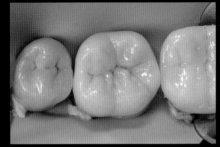 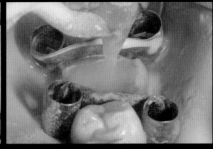 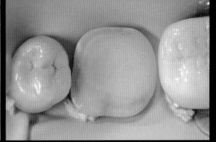

**图96** 试戴陶瓷咬合面贴面，确认适合性

**图97** 为了不伤害邻牙插入金属制邻面防护（Interproximal guard）（皓齿），对基牙进行喷砂处理

**图98** 喷砂处理后

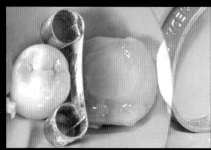
图99 牙釉质选择性酸蚀处理

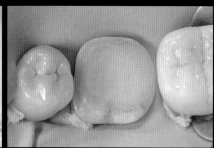
图100 酸蚀处理后

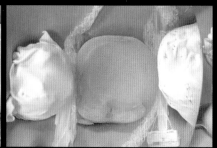
图101 为了防止粘接处理剂或粘接剂附着于邻牙,在邻牙上贴特氟隆胶带,在基牙牙颈部压入超级牙线(Super floss)

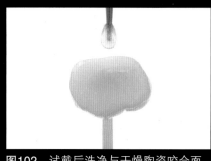
图102 试戴后洗净与干燥陶瓷咬合面贴面,涂布硅烷偶联剂及粘接剂。为了防止粘接剂层的厚度增加,不要进行光照

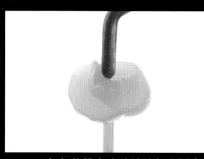
图103 把加热提高流动性的复合树脂填入修复体组织面

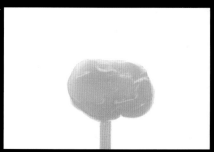
图104 为了整体形成均匀的量,使复合树脂薄薄地延展开

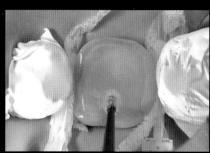
图105 基牙表面预处理及粘接处理。为了防止粘接剂层的厚度增加,不要进行光照

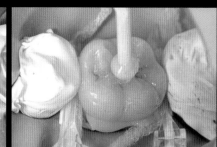
图106 陶瓷咬合面贴面就位

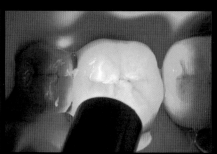
图107 反复压接并去除多余粘接剂,去除多余粘接剂后进行光照使粘接剂完全聚合

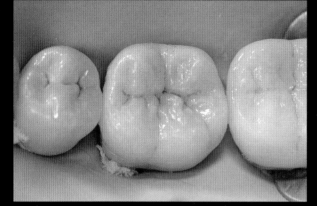

图108　刚完全固化后的状态

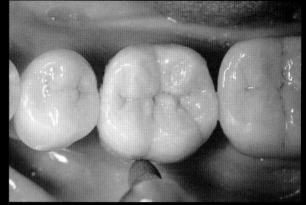

图109　使用茶色硅橡胶打磨头研磨修复体边缘线

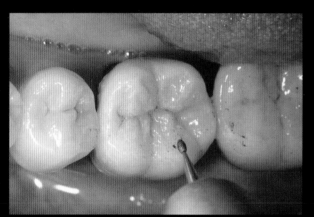

图110　使用超细颗粒微创车针进行咬合调整

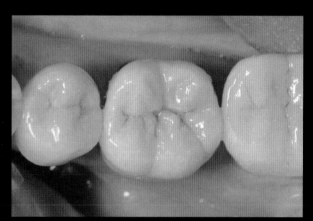

图111　最终修复体安装1周后的咬合面观察

## 嵌体、高嵌体及咬合面贴面制备使用的器材

笔者介绍嵌体、高嵌体及咬合面贴面牙体制备使用的金刚砂车针及超声波工作尖（图112~图119）。

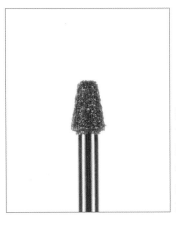

图112　制备窝洞使用的锥筒型金刚砂车针（松风金刚砂车针FG规格206CR，松风）尖端直径1.5mm，最大直径2.7mm，长度3.5mm，锥度20.0°

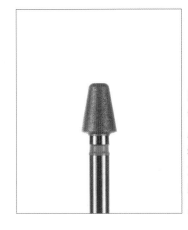

图113　制备窝洞使用的锥筒型金刚砂车针（松风金刚砂车针FG超细颗粒206CR，松风）尖端直径1.5mm，最大直径2.7mm，长度3.5mm，锥度20.0°

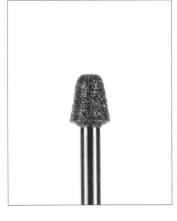

图114　制备窝洞使用的锥筒型金刚砂车针（松风金刚砂车针FG规格207CR，松风）尖端直径2.0mm，最大直径3.1mm，长度3.5mm，锥度20.0°

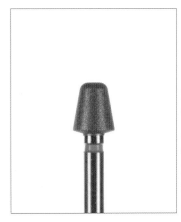

图115　制备窝洞使用的锥筒型金刚砂车针（松风金刚砂车针FG超细颗粒207CR，松风）尖端直径2.0mm，最大直径3.1mm，长度3.5mm，锥度20.0°

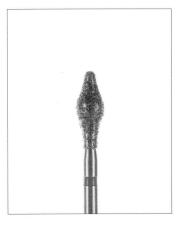

图116　制备咬合面使用的金刚砂车针（Komet金刚砂车针FG规格KP6370-030，Komet，MOMOSE齿科商会）。最大直径3.0mm，长度7.5mm

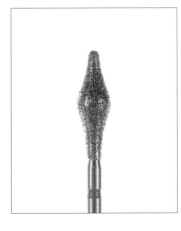

图117　制备咬合面使用的金刚砂车针（Komet金刚砂车针FG规格KP6370-035，Komet，MOMOSE齿科商会）。最大直径3.5mm，长度7.5mm

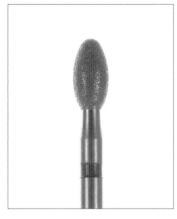

图118 用于制备颊舌侧凹斜面型边缘的橄榄球型金刚砂车针（Komet金刚砂车针FG细颗粒8379-023, Komet, MOMOSE齿科商会）。最大直径2.3mm，长度4.2mm

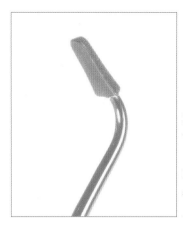

图119 制备邻接部位修复体边缘线时为了不伤害邻牙可以使用的单边刃金刚砂工作尖（SONICflex Prep Gold tip No49、50, Kavo）。分别有近中用与远中用

## 总结

本章详细解说了嵌体、高嵌体及咬合面贴面的牙体制备。必须考虑残存牙体组织量及咬合关系等，选择各自的适应证。与全冠相比，多数情况下修复体边缘线变得复杂，所以必须注意合理的设计与牙体制备。

## 参考文献

[1] Magne P. Efficient 3D finite element analysis of dental restorative procedures using micro-CT data. Dental materials. 2007; 23(5): 539-548.

[2] Dietschi D, Spreafico R. Dietschi D, Spreafico R. Adhesive Metal-Free Restorations: Current Concepts for the Esthetic Treatment of Posterior Teeth. Quintessence, 1997.

[3] Veneziani M, et al. Posterior indirect adhesive restorations: updated indications and the morphology driven preparation technique. Int J Esthet Dent. 2017; 12(2): 2-28.

[4] Magne P, Belser U. Biomimetic restorative dentistry. Quintessence, 2022.

[5] Goel VK, Khera SC, Gurusami S, Chen RC. Effect of cavity depth on stresses in a restored tooth. J Prosthet Dent. 1992; 67(2): 174-183.

[6] Reeh ES, Messer HH, Douglas WH. Reduction in tooth stiffness as a result of endodontic and restorative procedures. J Endod. 1989; 15(11): 512-516.

[7] Magne P, Belser U. Porcelain versus composite inlays/onlays: effects of mechanical loads on stress distribution, adhesion, and crown flexure. Int J Periodontics Restorative Dent. 2003; 23(6): 543-555.

[8] Federlin M, Krifka S, Herpich M, Hiller K-A, Schmalz G. Partial ceramic crowns: influence of ceramic thickness, preparation design and luting material on fracture resistance and marginal integrity *in vitro*. Operative Dentistry. 2007; 32(3): 251-260.

[9] Ferraris F. Posterior indirect adhesive restorations (PIAR): preparation designs and adhesthetics clinical protocol. Int J Esthet Dent. 2017; 12(4): 482-502.

[10] 山﨑長郎. エステティッククラシフィケーションズ. クインテッセンス出版, 2009.

[11] 山﨑長郎 監修, 大河雅之 編集. ボンディッドレストレーション 8 ポーセレンインレー・アンレーレストレーション. 医歯薬出版, 2006.

[12] IPS e.max プレス 取扱説明書. Ivoclar Vivadent.

[13] Politano G, Fabianelli A, Papacchini F, Cerutti A. The use of bonded partial ceramic restorations to recover heavily compromised teeth. Int J Esthet Dent. 2016; 11(3): 314-336.

[14] Magne P, Roberto S. Deep margin elevation: a paradigm shift. Am J Dent. 2012; 2(2): 86-96.

[15] Bresser RA, Gerdolle D, van den Heijikant IA, Sluiter-Pouwels LMA, Cune MS, Gresnigt MMM. Up to 12 years clinical evaluation of 197 partial indirect restorations with deep margin elevation in the posterior region. J Dent. 2019; 91: 103227.

[16] Ferraris F, Sammarco E, Romano G, Cincera S, Giulio M. Comparison of posterior indirect adhesive restorations (PIAR) with different preparation designs according to the adhesthetics classification. Part 1 : Effects on the fracture resistance. Int J Esthet Dent. 2021; 16(2): 2-17.

[17] Magne P. Immediate dentin sealing: a fundamental procedure for indirect bonded restorations. J Esthet Restor Dent. 2005; 17(3): 144-155.

[18] Magne P, So W, Cascione D. Immediate dentin sealing supports delayed restoration placement. J Prosthet Dent. 2007; 98(3): 166-174.

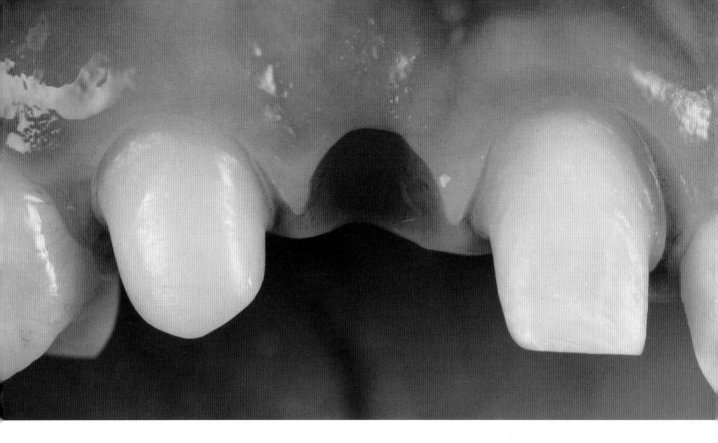

# 固定桥的牙体制备

固定桥是牙列缺损修复治疗的一个方法，必须考虑各种条件进行治疗。本章介绍以下几点：

- 固定桥牙体制备的特征。
- 固定桥应该考虑的事项。

## 固定桥牙体制备的特征

固定桥牙体制备有以下特征。

- 基牙的基本形态以单冠基牙形态为准。
- 理解安装方向与各基牙的平行，2颗基牙之间不要形成倒凹。
- 必须考虑缺失部位与基牙的承受能力决定基牙数量。
- 多颗基牙的情况下与单冠的牙体制备相比更多确保合聚角。

## 固定桥应该考虑的事项

适合固定桥修复时必须考虑以下几个方面：

- 基牙条件。
- 缺失部位条件。
- 构造力学条件。

## 基牙条件

固定桥基牙与单冠修复的牙体制备相比，由于制备多颗牙齿，所以牙体制备时必须考虑牙髓状态、牙轴的平行度、松动度等。

### 1. 牙髓状态

活髓牙的情况下，考虑牙髓位置多数在基牙远中制备合聚角确保平行。使用X线片或CBCT确认牙髓位置。

### 2. 牙轴平行性

如果基牙牙轴不平行，修复治疗前处置应该考虑正畸治疗等（图1，图2）。如果不进行正畸治疗，有时不得不进行拔髓处置。有时也适合固定–活动联合修复[1-2]。

### 3. 松动度

基牙有松动的情况下，必须考虑松动基牙的承受能力决定基牙数量。使用临时修复体确认松动的稳定、临时修复体破折及有无粘接失败等决定最终基牙数量或选择固定桥以外的修复治疗。有时也适合固定–活动联合修复[1-2]。

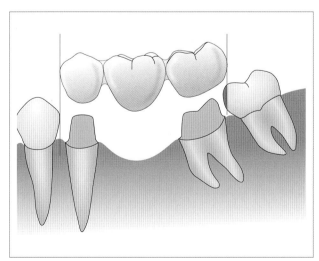

图1　倾斜牙牙体制备，牙体组织的削除量增多。而且邻牙也倾斜的情况下就会妨碍修复体就位（根据Shillingburg等，1997[1]制作）

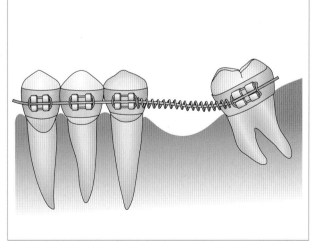

图2　对于倾斜牙，修复治疗前进行正畸治疗调整直立。还需要拔除邻接倾斜牙第三磨牙（根据Shillingburg等，1997[1]制作）

## 缺失部位条件

决定固定桥设计或形态时，必须考虑以下几点：

· 牙齿缺失数量。
· 缺失部位。
· 缺失部位牙槽嵴形态。
· 桥体形态。

### 1. 牙齿缺失数量

根据牙齿缺失数量决定固定桥基牙数量时，根据牙根表面积[4]评估基牙的承受能力，以Ante法则[5]或Duchange法则[6]等为参考。

#### （1）Ante法则

评估"缺失牙牙根表面积总和"与"基牙牙根表面积总和"关系的方法（表1）。后者比前者小的情况下不适合固定桥修复。

表1　上下颌牙根表面积（根据Jepsen，1963[4]制作）

| | | 牙根表面积（mm²） | 占1/4颌牙根表面积（%） |
|---|---|---|---|
| 上颌 | 中切牙 | 204 | 10 |
| | 侧切牙 | 179 | 9 |
| | 尖牙 | 273 | 14 |
| | 第一前磨牙 | 234 | 12 |
| | 第二前磨牙 | 220 | 11 |
| | 第一磨牙 | 433 | 22 |
| | 第二磨牙 | 431 | 22 |
| 下颌 | 中切牙 | 154 | 8 |
| | 侧切牙 | 168 | 9 |
| | 尖牙 | 268 | 15 |
| | 第一前磨牙 | 180 | 10 |
| | 第二前磨牙 | 207 | 11 |
| | 第一磨牙 | 431 | 24 |
| | 第二磨牙 | 426 | 23 |

### （2）Duchange法则

根据Ante法则，从各种牙的牙根表面积导出承受能力的系数，根据此系数测算不同牙齿对功能压力的对抗性（Resistance，R）及桥体对功能压力的疲劳（Fatigue，F）。Duchange根据两者的差，即R−F的正负设计了判定固定桥对抗性（Bridge resistance，r）的方法（表2，表3）。

表2　Duchange法则根据判定是否适合固定桥系数的算定方法（根据Cauchie，1948[6]制作）

| 固定桥对抗力（r）=R−（F+F×S） |
| --- |
| R：基牙对抗（Resistance） |
| F：桥体疲劳（Fatigue） |
| F×S：补充疲劳*（Supplement fatigue） |

*固定桥设计指征表示桥体承受负荷大小的指数中适用连续2颗牙以上的桥体或延长桥体的情况下附加的指数

表3　判定固定桥对抗性以及不同牙分配指数比较（根据Cauchie，1948[6]；内山，1994[7]制作）

| | | 中切牙 | 侧切牙 | 尖牙 | 第一前磨牙 | 第二前磨牙 | 第一磨牙 | 第二磨牙 | 第三磨牙 |
| --- | --- | --- | --- | --- | --- | --- | --- | --- | --- |
| Duchange 法则 | 上颌 | 2 | 1 | 3 | 4 | 4 | 6 | 6 | 2~6 |
| | 下颌 | 1 | 1 | 3 | 4 | 4 | 6 | 6 | 2~6 |
| Duchange 改良 | 上颌 | 2 | 1 | 5 | 4 | 4 | 6 | 6 | 2~6 |
| | 下颌 | 0.5 | 0.5 | 5 | 4 | 4 | 6 | 6 | 2~6 |
| Vest | 上颌 | 4 | 3 | 5 | 4 | 4 | 6 | 6 | 4 |
| | 下颌 | 1 | 2 | 5 | 4 | 4 | 6 | 6 | 4 |
| 羽贺 | 上颌 | 3 | 2 | 5 | 4 | 4 | 6 | 6 | 5~3 |
| | 下颌 | 1 | 1 | 5 | 4 | 4 | 6 | 6 | 5~3 |

## 2. 缺失部位

后牙游离端缺失或前牙前方游离端缺失适合固定桥的情况下，容易把靠近缺失部位的基牙作为支点产生较大的旋转力[1]。因此，必须充分评估基牙的承受能力或基牙数量（图3，图4）。

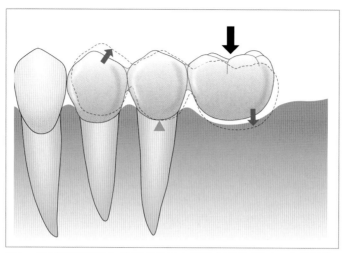

图3　后牙游离端缺失使用延长固定桥修复的情况下，容易把靠近缺失部位的基牙作为支点产生较大的旋转力（根据Shillingburg等，1997[1]制作）

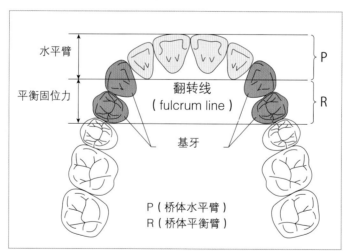

图4　前牙前方游离端缺失使用固定桥修复的情况下，为了获得固位力（R）必须向桥体距离翻转线最大力矩（P）的相反方向延长等距离力矩（根据Shillingburg等，1997[1]制作）

## 3. 缺失部位牙槽嵴形态

一旦拔牙，牙槽嵴就会在水平与垂直方向出现较大吸收。桥体部位为了获得美学效果，使用牙槽骨探测（Bone sounding）、CBCT、X线片等评估缺失部位牙槽嵴形态，探讨骨再生与软组织扩大。Seibert分类[8]是最常用于评估缺损牙槽嵴形态的分类（图5）。

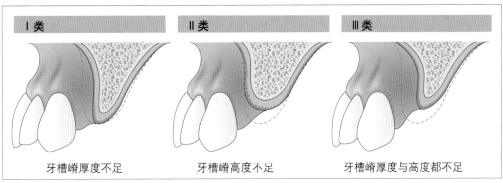

图5　牙槽嵴缺损的Seibert分类（根据Seibert，1983[8]制作）

I 类是牙冠 – 牙根方向缺损牙槽嵴高度正常，唇（颊）舌向组织丧失的状态

II 类是唇（颊）舌向缺损牙槽嵴厚度正常，牙冠 – 牙根方向组织丧失的状态

III 类是缺损牙槽嵴高度与厚度都消失的状态

## 4. 桥体形态

桥体有各种各样的形态[9-10]，考虑美学效果、功能性、自洁性、机械强度等决定（表4）。

表4　桥体设计的分类（根据藤本等，2018[3]制作）

| 桥体设计 | 建议部位 | 优点 | 缺点 | 适应证 | 禁忌证 | 材料 |
|---|---|---|---|---|---|---|
| 完全自洁型 | 下颌后牙 | 容易维护口腔卫生 | 美学效果不良 | 美学效果要求低的部位<br>维护口腔卫生有问题的情况 | 美学效果要求高的情况<br>垂直高度非常有限的情况 | 仅限金属 |
| 马鞍形 | 不建议 | 美学效果 | 口腔卫生难维护 | 不建议 | 不建议 | 没有适合的材料 |
| 圆锥形 | 美学效果要求低的后牙 | 容易维护口腔卫生 | 美学效果不良 | 美学效果不怎么重要的后牙 | 口腔卫生不良 | 金属烤瓷<br>仅限树脂<br>仅限陶瓷 |
| 改良盖嵴式 | 美学效果要求高的情况（前牙、前磨牙及一部分上颌磨牙） | 美学效果良好 | 口腔卫生维护中等难易度 | 美学效果要求高的部位 | 美学效果几乎没有要求的部位 | 金属烤瓷<br>仅限树脂<br>仅限陶瓷 |
| 卵圆形 | 美学效果要求非常高的情况（上颌切牙、尖牙、前磨牙） | 优越的美学效果<br>几乎没有食物残渣附着<br>容易维护口腔卫生 | 必须外科处置<br>不适合牙槽嵴缺损 | 美学效果要求最高的情况<br>笑线高的情况 | 患者不希望手术的情况<br>牙槽嵴缺损 | 金属烤瓷<br>仅限树脂<br>仅限陶瓷 |
| 改良卵圆形 | 美学效果要求非常高的情况（上颌切牙、尖牙、前磨牙） | 优越的美学效果<br>几乎没有食物残渣附着<br>容易维护口腔卫生 | 必须外科处置 | 牙槽嵴水平宽度小，不适合通常卵圆形的情况 | 患者不希望手术的情况 | 金属烤瓷<br>仅限树脂<br>仅限陶瓷 |

## 构造力学条件

决定固定桥设计与桥体形态时，考虑以下事项：

· 桥体长度与连接体部位厚度。

· 连接体部位截面积与形态。

### 1. 桥体长度与连接体部位厚度

固定桥一旦受到咬合压力等，就会发生弯曲。据报告，这种弯曲大小与缺失部位长度3次方成正比，与厚度3次方成反比[1]（图6）。因此，长跨度固定桥必须关注机械强度。

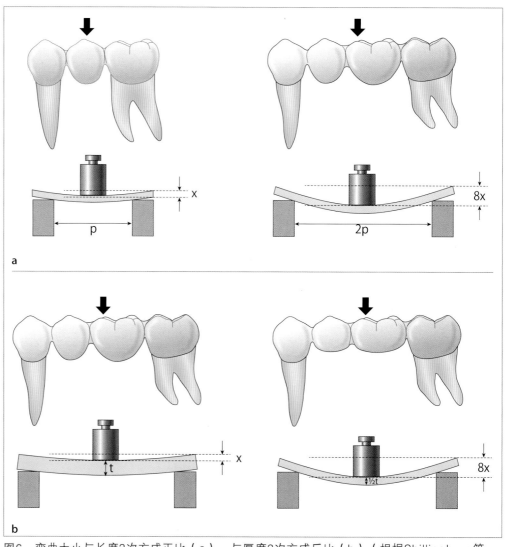

图6　弯曲大小与长度3次方成正比（a），与厚度3次方成反比（b）（根据Shillingburg等，1997[1]制作）

## 2. 连接体部位截面积与形态

固定桥受到咬合压力时发生弯曲，连接体部位形成应力集中。所以连接体部位面积应该尽可能变大（表5，图7）。另外，连接体部位的形态还应该考虑牙齿间的卫生维护（图8）。

表5，图7　氧化锆基底冠连接体部位必要的面积。连接体部位的面积必须纵向（牙轴方向）比较长（表5：根据3M ESPE[12]制作；图7：3M ESPE提供资料）

| 缺失 | 前牙修复 | | 后牙修复 | |
|---|---|---|---|---|
| | 壁厚 | 连接体截面积 | 壁厚 | 连接体截面积 |
| 1个单位 | | N/A | 0.5mm | N/A |
| 3个单位桥 | 0.5mm | $7mm^2$ | 0.5mm | $9mm^2$ |
| 4个单位桥 | 0.5mm | $7mm^2$ | 0.5mm | $9mm^2$/$12mm^2$/$9mm^2$ |
| 4颗基牙6个单位桥 | 0.7mm | $10mm^2$ | — | — |

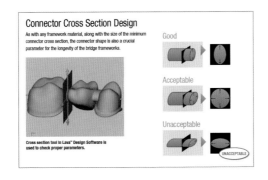

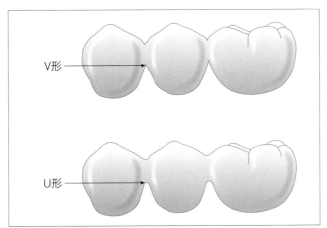

图8　固定桥连接体部位外展间隙形态，避免形成应力容易集中的V形，形成圆U形（根据山崎等，2004[2]制作）

上前牙固定桥的基牙形态与平行性确认（图9～图16）

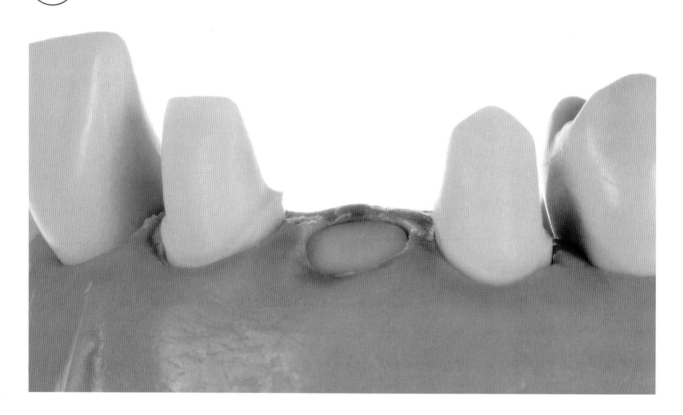

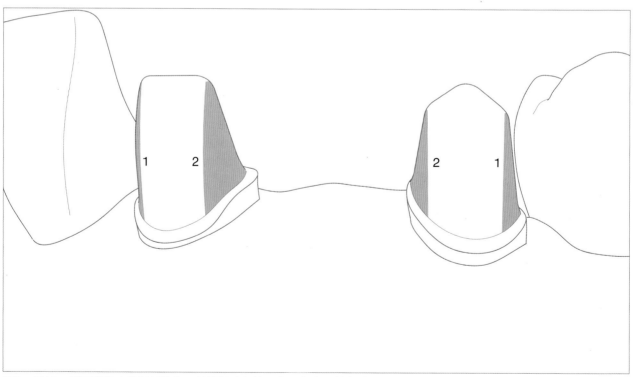

图9，图10　唇面观察（前牙部位）。基牙间确保轴面合聚角（同数字蓝色部位）

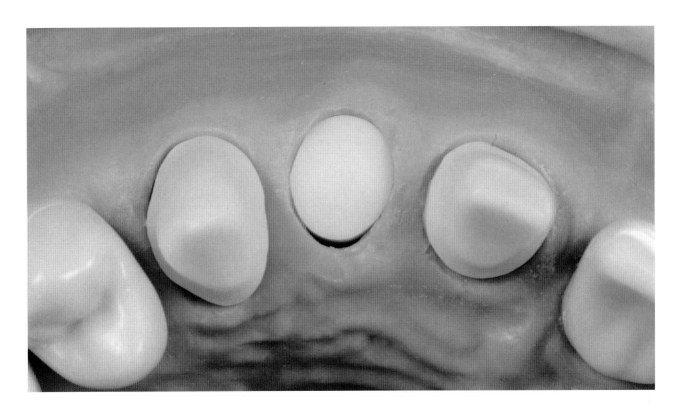

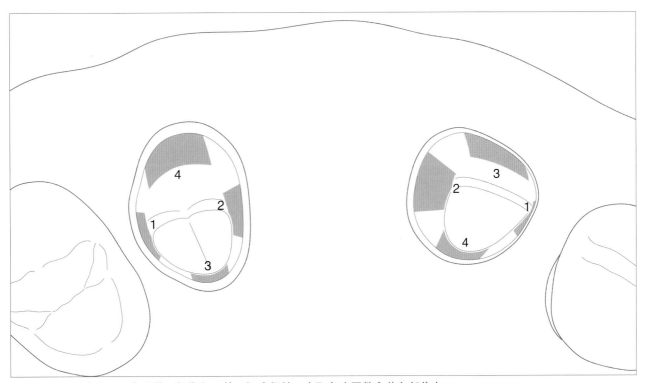

图11，图12　咬合面观察（前牙部位）。基牙间确保轴面合聚角（同数字蓝色部位）

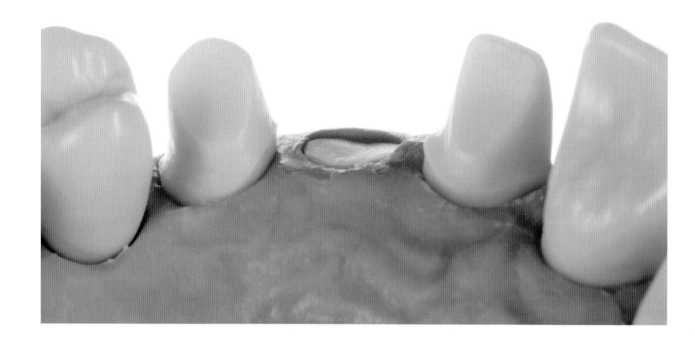

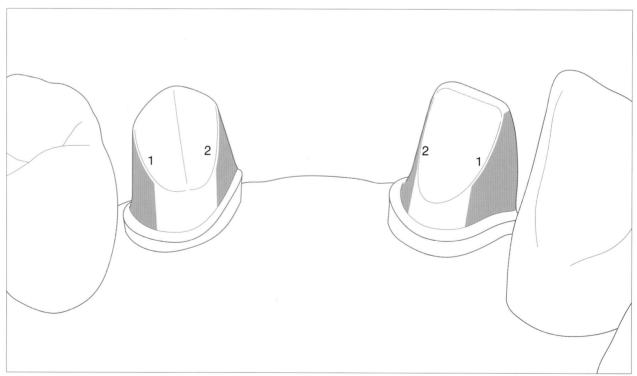

图13，图14　舌面观察（前牙部位）。基牙间确保轴面合聚角（同数字蓝色部位）

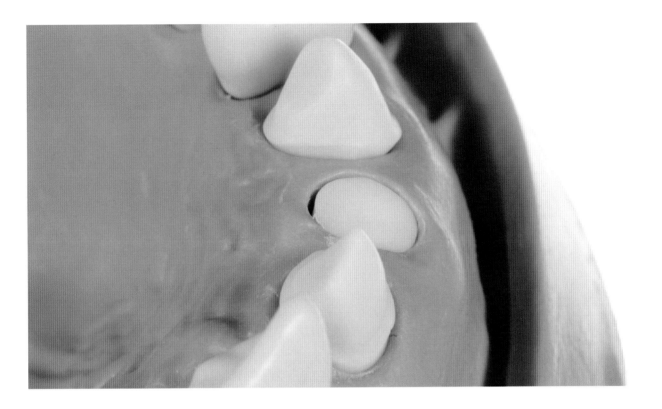

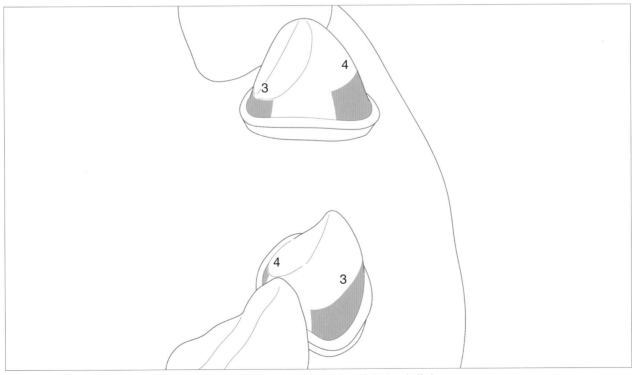

图15，图16　近中面观察（前牙部位）。基牙间确保轴面合聚角（同数字蓝色部位）

## 上颌后牙固定桥的基牙形态与平行性确认（图17～图24）

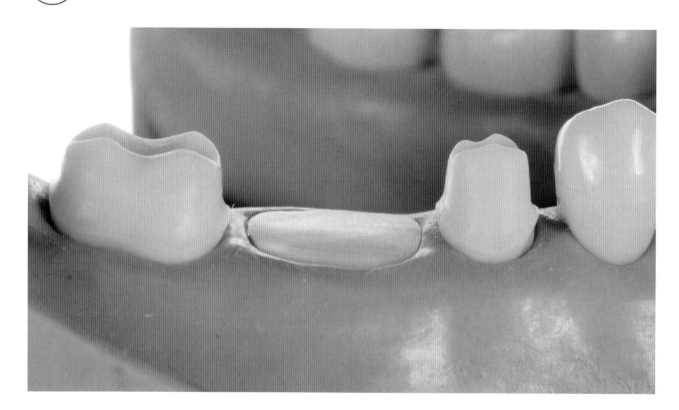

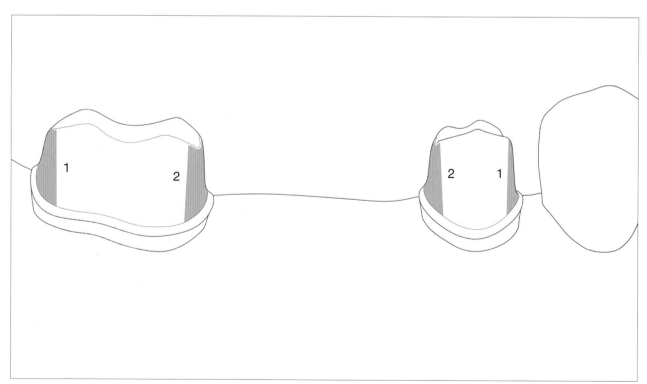

图17，图18 颊面观察（后牙部位）。基牙间确保轴面合聚角（同数字蓝色部位）

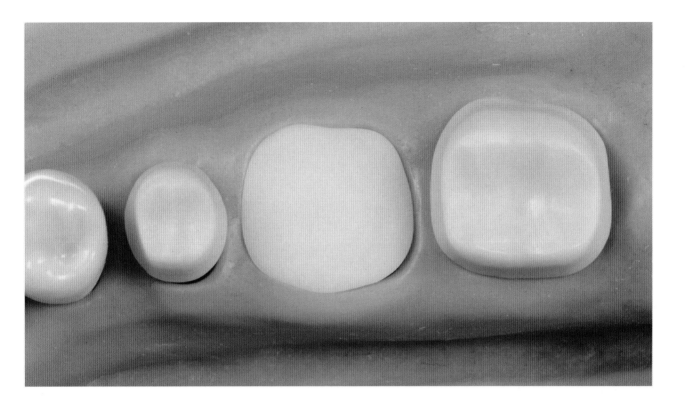

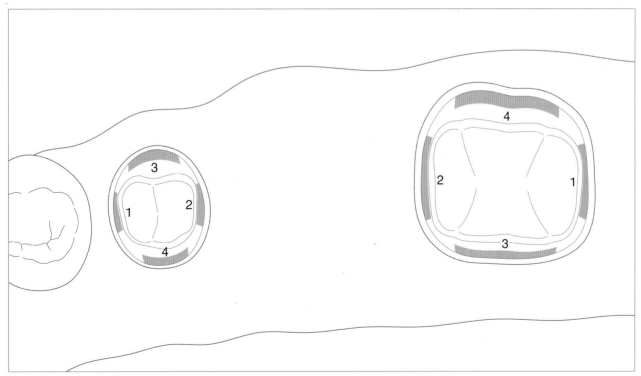

图19，图20　咬合面观察（后牙部位）。基牙间确保轴面合聚角（同数字蓝色部位）

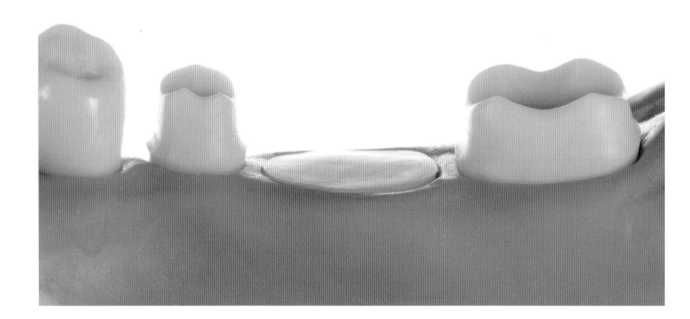

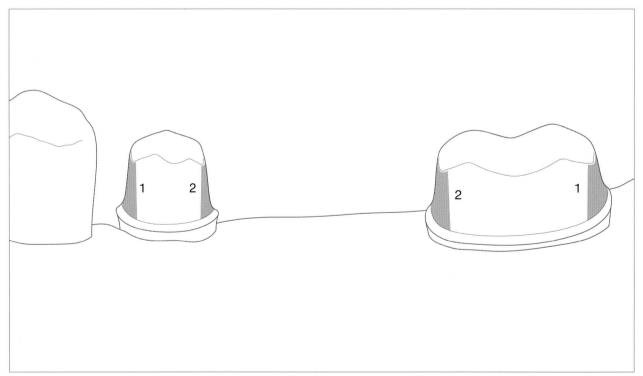

图21，图22　舌面观察（后牙部位）。基牙间确保轴面合聚角（同数字蓝色部位）

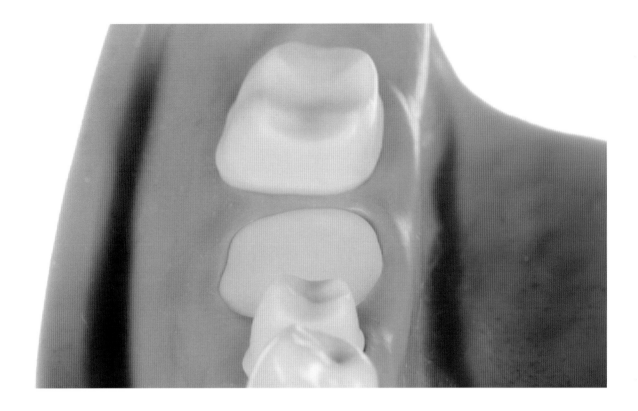

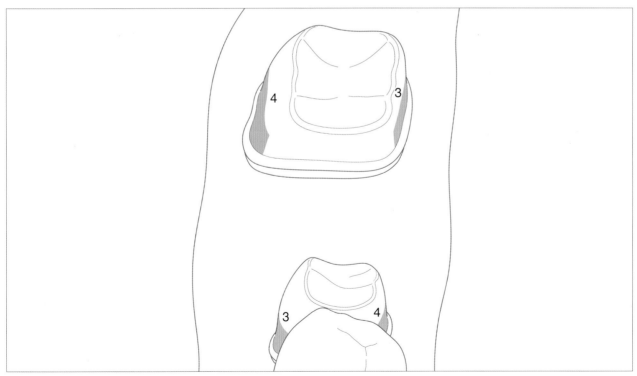

图23，图24　近中面观察（后牙部位）。基牙间确保轴面合聚角（同数字蓝色部位）

病例概要：患者是20岁男性。来院主诉上前牙美学障碍。1个月前因事故导致 2| 完全脱落， |1 亚脱位， 3| 牙冠破折。考虑患者年龄、缺失部位骨宽度及近远中距离等，决定使用固定桥修复治疗。 3 1| 牙体制备结束后，考虑桥体部位牙龈形态制作临时修复体。安装后进行结缔组织移植。外科处置后经过3个月随访观察，进行最终修复体制作。连接体强度优先，最终修复体选择氧化锆固定桥（**图25 ~ 图51**）。

（图25、图26、图39 ~ 图44、图47、图48、图51引用自参考文献[13]）

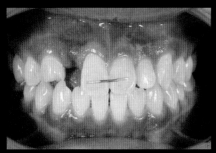

**图25** 初诊时口腔内状态。前面医生在 1|1 唇侧使用钢丝与树脂桥体暂时固定

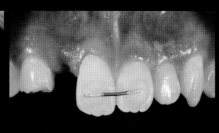

**图26** 初诊时前牙部位

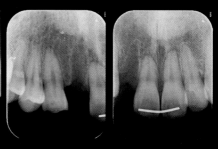

**图27，图28** 初诊时X线片。 3 1| 都是活髓牙，拆除暂时固定后 |1 未见较大松动

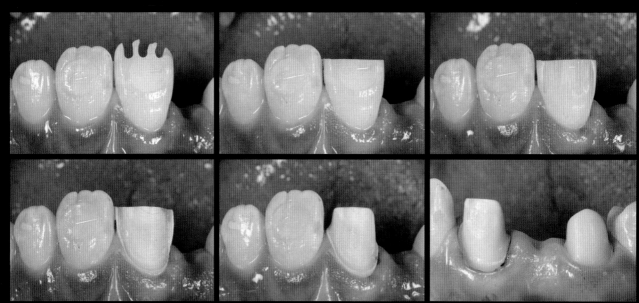

**图29 ~ 图34** 开始牙体制备时首先形成引导沟，获得恰当的牙体组织减少量及基牙形态。在活髓牙的状态下完成了最终牙体制备

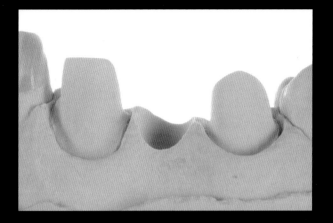
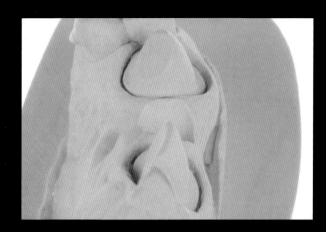
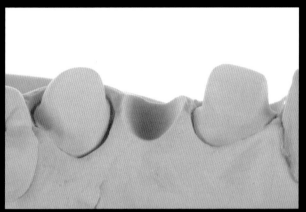
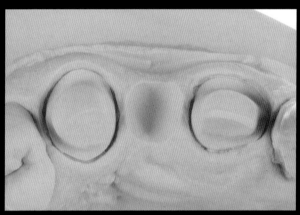

**图35～图38** 制取印模后制作的工作模型。确认获得了光滑的修复体边缘线及基牙间的平行性。为了可以制作恰当的卵圆形桥体形态，磨除桥体基底面的石膏模型并进行形态修整

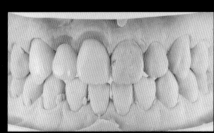
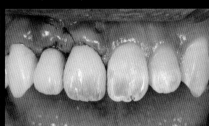

**图39** 制作临时修复体时。使用粉色蜡确认 2 1 牙龈厚度与高度不足部位，决定进行结缔组织移植（CTG）

**图40** 2 1 的黏膜形成龈瓣，插入结缔组织并进行链式缝合

**图41** 术后经过3周时

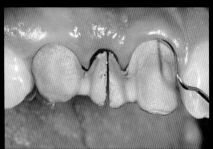 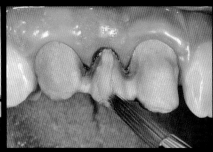 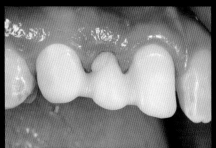

**图42** 根据临时修复体评估后进行最终修复体制作。在制作氧化锆基底冠前首先使用金属基底冠确认适合性

**图43** 桥体设定的分割面使用塑形树脂固定并确认基牙间的位置关系

**图44** 为了把桥体基底部的黏膜形态转移到最终修复体，在氧化锆基底的桥体基底部位添加并压接塑形树脂，制取固定印模

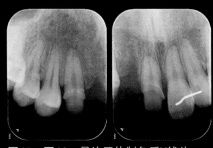 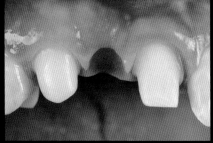

**图45，图46** 最终牙体制备后X线片

**图47，图48** 暂时安装最终修复体时基牙与黏膜的状态。桥体部位的牙龈无炎症，确保了黏膜水平与垂直的厚度

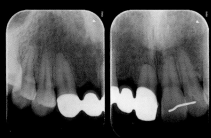 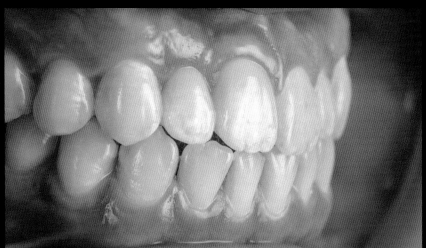

**图49，图50** 暂时安装最终修复体时X线片

**图51** 暂时安装最终修复体时口腔内状态［制作技师：朗讯（LUCENT）齿科技工所 瓜坂达也］

## 总结

本章解说了固定桥牙体制备及包含桥体的设计。固定桥牙体制备与单冠牙体制备相比应该考虑的点较多，治疗部位的范围也很广，所以选择固定桥适应证时必须综合检查与诊断牙列连续性及与对颌的对应关系等。

## 参考文献

[1] Shillingburg HT, et al. Fundamentals of fixed prosthodontics 4th Ed. Quintessence, 1997.

[2] 山﨑長郎 監修，土屋賢司，大河雅之 編集．歯科臨床のエキスパートを目指して I コンベンショナルレストレーション．医歯薬出版，2004.

[3] 藤本浩平 監訳．クラウンブリッジの臨床 第5版．医歯薬出版，2018.

[4] Jepsen A. Root surface measurement and a method for X-ray determination of root surface area. Acta Odontol Scand. 1963; 21: 35-46.

[5] Ante IH. The fundamental principales of abutments. Mich State Dent Soc Bul. 1926; 8: 14-23.

[6] Cauchie F. Manuel de prothèse dentaire dourante. G Doin & Cie. 1948: 191.

[7] 内山洋一．ブリッジの適応症と設計．補綴誌．1994 ;38 :929-936.

[8] Seibert JS. Reconstruction of deformed, partialiy edentulous ridges, using full thickness onlay graft. 1 . Technique and wound healing. 2: prosthetic/periodontal interrelationships. Compend Contin Educ Dent (Lawrenceville). 1983; 4(5): 437-549.

[9] Stein RS. Pontic-residual ridge relationship : a research report. J Prosthet Dent. 1966; 16(2): 251-285.

[10] Abrams L. Augumentation of deformed residual edentulous ridge for fixed prosthesis. Compend Contin Educ Dent. 1980; 1(3): 205-213.

[11] Garber DA, Rosenberg ES. The edentulous ridge in fixed prosthodontics. Compend Contin Educ Dent. 1981; 2(4): 212-223.

[12] 3M ESPE. Achieving clinical success with Lava Plus high translucency zirconia restoration. 2013.

[13] 岩田　淳．実践・チェアサイドで作るプロビジョナルレストレーション 第4回．QDT. 2018 ;43（4）：636-646.

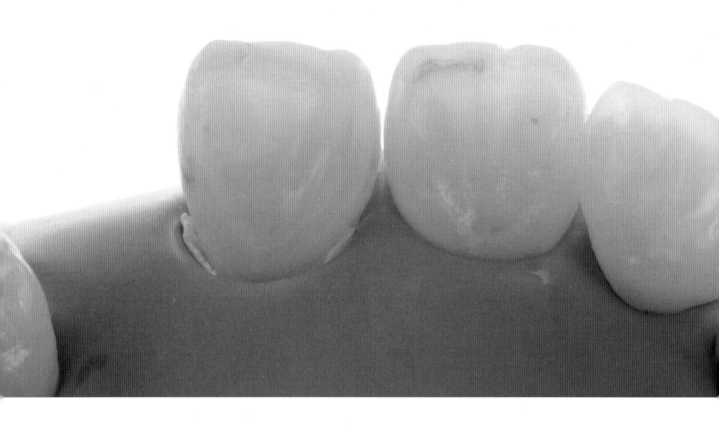

第12章

# 粘接桥的牙体制备

随着安装材料粘接性的提高，前牙单颗牙缺失等使用全瓷粘接桥的适应证也增多，而且长期预后也有报告[1-8]。本章介绍以下几点：

· 粘接桥的特征。

· 粘接桥的适应证。

· 粘接桥的基牙形态。

## 粘接桥的特征

粘接桥有以下特征[1-9]：

· 与通常固定桥相比可以减少牙体组织的削除量。

· 检查缺失部位的空间、基牙状态及咬合关系等判断是否属于适应证。

· 考虑咬合关系、美学效果及牙周组织等决定基牙。

· 基牙单颗牙比2颗牙生存率高。

· 由于依赖于粘接，所以牙体制备时尽可能保留牙釉质。

· 考虑美学效果及安装时就位等设计牙体制备的形态。

· 判断缺失部位牙槽嵴是否必须进行骨再生及结缔组织移植等。

## 粘接桥的适应证

粘接桥适应证有以下特征[9]。

·基牙健康，牙釉质充足。

·基牙牙冠长度足够。

·修复体边缘线可以设定在牙龈缘上方的情况。

·单颗牙缺失或缺失部位空间较少的情况。

·咬合没有较大的问题。

·安装时可以隔湿的情况。

另外，与种植治疗相比有如表1所示的特征[1]。

表1　粘接桥与种植体固定牙冠修复的比较（根据Kern，2018[1]制作）

| | 粘接桥 | 种植体固定牙冠 |
|---|---|---|
| 患者年龄 | 10岁以后 | 成人（最好25岁以上） |
| 缺失部位牙槽骨 | 缺失部位牙槽骨量不足也可以 | 缺失部位牙槽骨量必须充足 |
| 近远中空间 | 较窄空间也可以（<7mm） | 必须≥7mm |
| 邻牙牙根 | 邻牙牙根弯曲也可以 | 邻牙牙根弯曲不可以 |
| 患者期望 | 拒绝种植修复治疗 | 拒绝粘接桥修复 |
| 适应证 | 种植修复治疗高风险的患者 | 修复体承受较大负荷的情况 |
| 治疗时间 | 要求治疗时间短的情况 | 治疗时间不是问题的情况 |
| 难易程度 | 小 | 大 |

## 粘接桥的基牙形态

粘接桥牙体制备基本上停留在舌侧及邻面牙釉质范围内（图1～图4）。使用全瓷的情况下如果制备锐利的孔或沟等复杂的固位形态，制作时就会出现麻烦或陶瓷应力集中等问题，结果可能导致适合性差或修复体破折等状况。

使用氧化锆粘接桥的牙体制备参考以下几点[1-4]：

·确保0.5mm厚度。

·连接体部位确保连接面积6mm$^2$、颊舌径2mm、高度3mm。

·近远中确保平缓的固位沟。

·舌面中央形成平缓的固位孔。

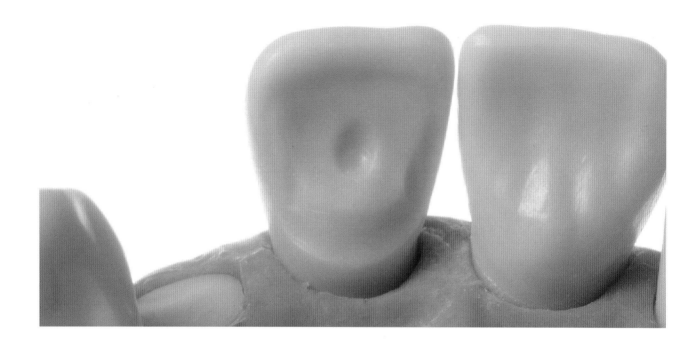

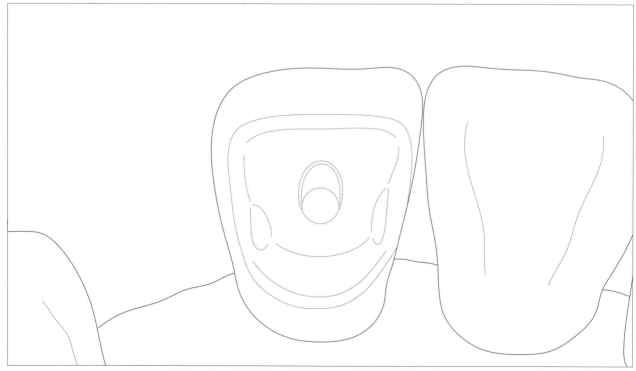

图1，图2　上颌侧切牙缺失粘接桥的上颌中切牙基牙，舌面观察。从舌侧到邻面确保0.5mm厚度。为了修复体就位、防止旋转及增加粘接面积等，形成平缓的固位沟或固位孔。固位沟或固位孔设定在牙釉质范围内

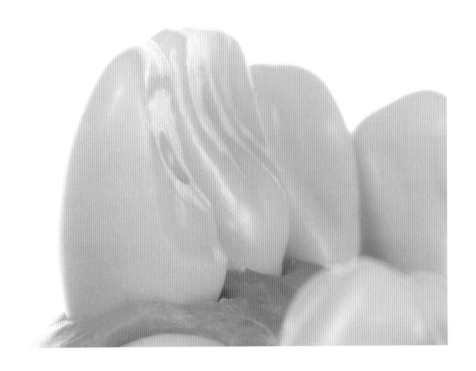

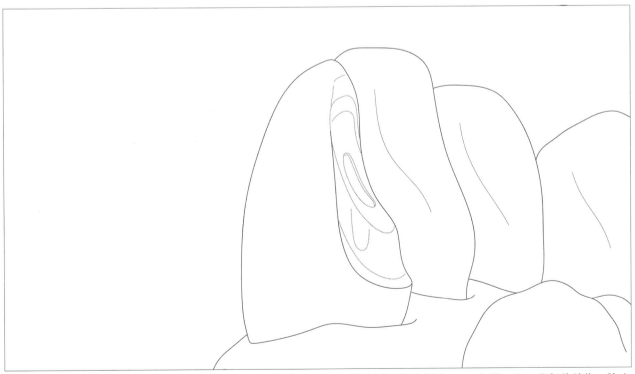

图3，图4　上颌侧切牙缺失粘接桥的上颌中切牙基牙，邻面观察。从舌侧到邻面确保0.5mm厚度。为了修复体就位、防止旋转及增加粘接面积等，形成平缓的固位沟或固位孔。邻面固位沟的设定在不妨碍美学效果的范围内可以最大限度确保连接面积

临床病例

# 牙列不齐及 2| 先天缺失使用正畸治疗及粘接桥修复治疗的病例

病例概要：患者是20多岁女性。来院主诉上前牙美学障碍。确认上前牙牙列不齐，2| 先天缺失，|2 过

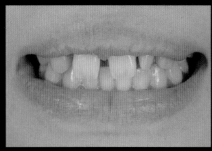 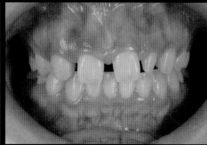 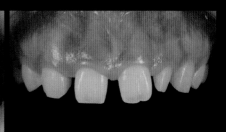

**图5** 初诊时口唇状态。前牙牙列有牙间隙，口唇不协调

**图6，图7** 初诊时口腔内状态。确认上前牙牙列不齐，2| 先天缺失，|2 过小牙

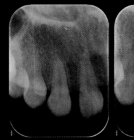 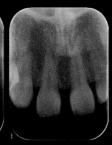 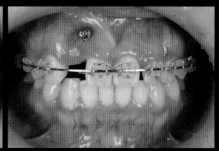

**图8** 初诊时X线片

**图9** 开始正畸治疗时

**图10** 正畸治疗结束时。2|2 设定近远中宽度相等

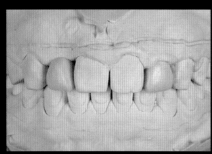 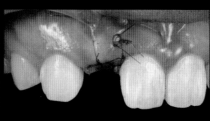 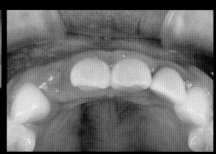

**图11** 诊断蜡型

**图12** 为了增大 2| 水平宽度，进行了结缔组织移植

**图13** 术后4周时

小牙。通过正畸治疗改善牙列不齐后，2|缺失空间使用 1|为基牙的粘接桥修复，|2 过小牙使用保留牙釉质的全冠贴面修复。最终修复体两者都使用二硅酸锂铸瓷烧附长石质陶瓷制作（**图5 ~ 图34**）。

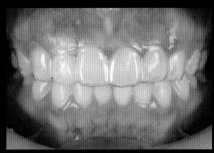

**图14** 2|缺失部位安装在热可塑性膜片内使用即刻固化树脂制作的临时修复体

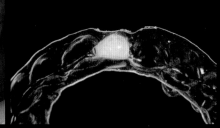

**图15** 分多次在黏膜基底部位添加即刻固化树脂，在黏膜处压接形成合适的形态

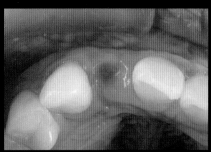

**图16** 形成卵圆形的黏膜面

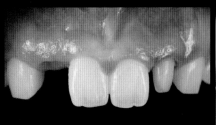

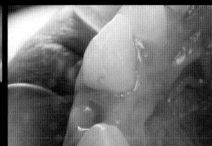

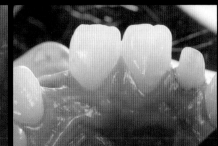

**图17 ~ 图19** 最终牙体制备后，口腔内状态。牙体制备保留牙釉质。由于舌面中央牙釉质较薄，所以不制备固位孔。粘接桥的连接体部位不明显，注意中切牙远中部分修复体边缘线的位置

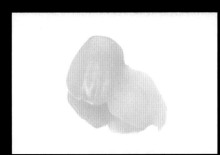

**图20** 粘接桥完成时。使用氢氟酸酸蚀处理固位体组织面

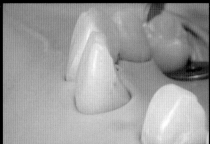

**图21，图22** 粘接桥安装时，使用橡皮障进行隔湿的状态。舌侧使用特氟隆胶带压排橡皮障

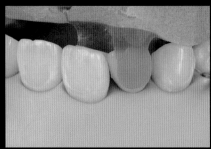

图23　使用就位固定夹具试戴粘接桥

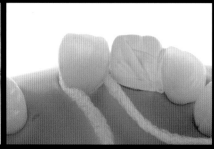

图24　为了方便去除多余粘接剂，使用特氟隆胶带保护邻牙，在邻牙牙颈部压入超级牙线（Super Floss）

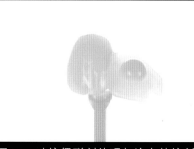

图25　硅烷偶联剂处理与涂布粘接剂后，用复合树脂堆积充填

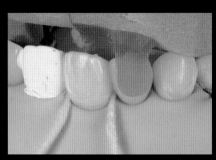

图26　基牙粘接处理后，使用就位固定夹具使粘接桥就位到正确的位置

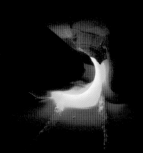

图27　去除多余粘接剂后进行光固化

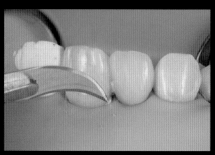

图28　使用12号刀片去除邻牙牙颈部等残留的多余粘接剂

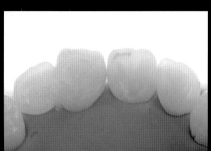

图29　粘接桥安装后，咬合面观察

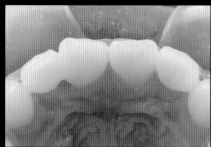

图30　去除橡皮障后，咬合面观察

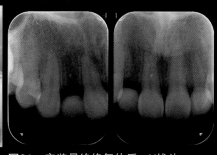

图31　安装最终修复体后，X线片

## 参考文献

[1]　Kern M. Resin-Bonded Fixed Dental Prostheses. Quintessence, 2018.

[2]　Kern M. Clinical long-term survival of two-retainer and single-retainer all-ceramic resin-bonded fixed partial dentures. Quintessence Int. 2005; 36(2): 141-147.

[3]　Sailer I, Fermer V, Pjetursson BE. Fixed Restorations. Quintessence, 2018.

[4]　Sailer I, Hämmerle CH. Zirconia ceramic single-retainer resin-bonded fixed dental prostheses (RBFDPs) after 4 years of clinical service: a retrospective clinical and volumetric study. Int J Periodontics Rstorative Dent. 2014; 34(3): 333-343.

[5]　Sailer I, Bonati T, Brodbek U, Hämmerle CH. Retrospective clinical study of single-retainer cantilever anterior and posterior glass-ceramic resin-bonded fixed dental prostheses at a mean

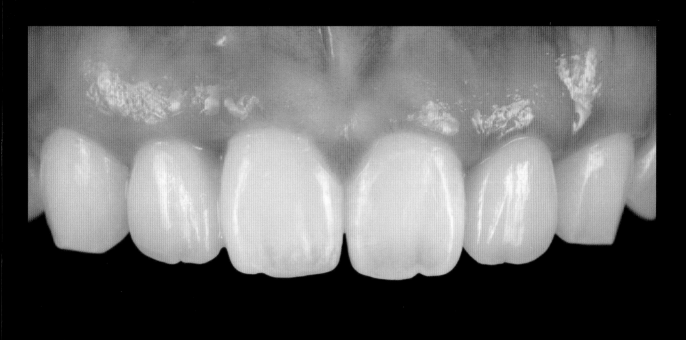

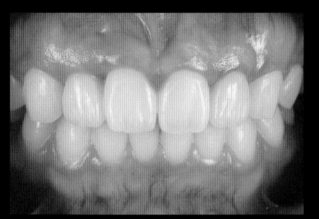
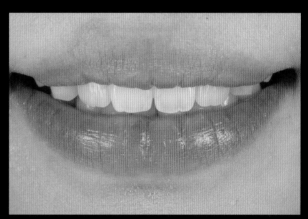

图32～图34　安装最终修复体后，口腔内及口唇状态 [ 制作技师：朗讯（LUCENT）齿科技工所 瓜坂达也 ]

follow-up of 6 years. Int J Prosthodont. 2013; 26(5): 443-450.

[6]　Kern M, Passia N, Sasse M, Yazigi C. Ten-year outcome of zirconia ceramic cantilever resin-bonded fixed dental prostheses and the influence of the reasons for missing incisors. J Dent. 2017; 65: 51-55.

[7]　Naenni N, Michelotti G, Lee WZ, Sailer I, Hämmerle CH, Thoma DS. Resin-bonded fixed dental prostheses with zirconia ceramic single retainers show high survival rates and minimal tissue changes after a mean of 10 years of service. Int J Prosthodont. 2020; 33(5): 503-512.

[8]　Mourshed B, Samran A, Alfagih A, Abdulrab S, Kern M. Anterior cantilever resin-bonded fixed dental prostheses: a review of the literature. J Prosthodont. 2018; 27(3): 266-275.

[9]　藤本浩平 監訳. クラウンブリッジの臨床 第5版. 医歯薬出版, 2018.

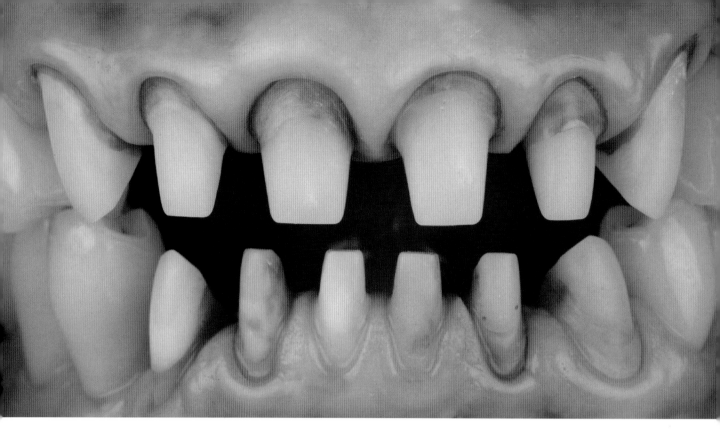

# 咬合重建病例的牙体制备

咬合重建病例牙体制备必须考虑各种各样的条件。本章介绍以下几点：

· 咬合重建病例牙体制备特征。

· 咬合重建病例应该考虑的事项。

· 牙齿大小、牙根间距离、牙列连续性与基准线、咬合曲线。

## 咬合重建病例牙体制备特征

咬合重建病例牙体制备有以下特征：

· 基本的基牙形态以单冠基牙形态为基准。

· 使用临时修复体评估颌位关系、垂直距离及咬合平面，决定最终的牙体制备量。

· 根据咬合对应关系，有时需要改变本来的牙轴和基牙牙轴。

· 为了确保全牙列获得协调的修复形态，有时术前需要进行正畸治疗与牙周治疗。

## 咬合重建病例应该考虑的事项

必须咬合重建的病例首先进行包括颜貌的检查，制作诊断蜡型或设置模型等，决定大致的治疗目标[4-12]。检查与探讨仅修复治疗是否可以处置，还是必须联合运用正畸治疗与外科治疗。具体评估以下5项为基准：

### 1. 颜面基准线（图1，图2）

#### （1）水平基准线

水平基准线以①瞳孔连线、②口唇线为基准[4]。两条线都不水平的情况下，水平基准线应该设定理想的假想平面[5]。

#### （2）垂直基准线

以面部中线（连结眉间、鼻尖及颏部尖端的线）为基准，这个主轴倾斜的情况下，把上唇中央作为中线的基准[6]。

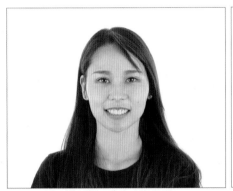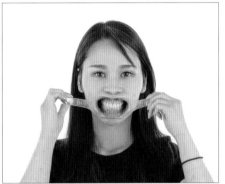

图1，图2　患者微笑时及排除颊黏膜的颜貌照片。咬合重建病例至少拍摄2张这样可以确认牙与颜貌关系的照片。在Keynote等展示软件中存入照片，描记基准线与平面等作为制订治疗计划时的参考（获得患者许可）

### 2. 垂直距离

垂直距离参考颜貌及材料空间等评估与决定。作为代表有Willis法与Bruno法等[9]。垂直距离是适应范围较广且容易改变的项目。使用咬合蜡堤、人工牙排列及临时修复体等评估与决定。

### 3. 上颌中切牙位置

上颌中切牙位置使用颜貌与口唇的协调及X线头影测量等评估，决定垂直距离后使用咬合蜡堤、人工牙排列及临时修复体等决定。另外，把以下项目作为参考。

**（1）安静时牙齿露出量**

上前牙切缘1/3可见，其程度因年龄与性别而存在1～5mm的差异[7-8]。为了获得美学效果更好的修复治疗效果，要使上颌牙明显可见[9]。

**（2）下唇与切缘曲线的关系**

上前牙切缘与下唇尽可能平行。但是由于下唇弯曲具有可变性，所以基本上上前牙切缘以水平基准线为基准[9]。

**（3）与嘴唇干湿分界线的关系**

上前牙切缘位于下唇干湿分界线内侧[9]。

## 4. 上颌尖牙位置

上颌尖牙的位置根据从上颌中切牙的连续性、6颗前牙、与颜貌的美学效果协调性决定。直立时向唇侧稍稍偏移，考虑可以与下颌尖牙构建恰当对应关系的位置。

## 5. 咬合平面

确定上颌尖牙位置后确认与后续后牙的连续性决定咬合平面，随后决定下前牙、尖牙位置、前牙诱导及下颌后牙位置[16]。

**（1）正面**

与水平基准线（瞳孔连线或口唇线）平行，最好自然协调[4,11]。

**（2）侧面**

从侧方看到的咬合平面与鼻翼耳平面平行[10]。

# 牙齿大小、牙根间距离、牙列连续性与基准线、咬合曲线

修复治疗时决定颌位关系及咬合重建的大致基准后，确认牙轴、牙齿大小、牙根间距离、牙列的连续性等必要事项，决定最终的基牙牙轴、制备量及最终修复体边缘线位置等。

## 1. 牙轴

由于牙齿的牙轴因具体部位而异（图3，图4），拍摄X线片、CBCT，边确认牙髓与牙根的关系边牙体制备（图5）。如果有必要，还要考虑联合使用正畸治疗。

## 2. 牙齿大小

以牙冠高度、牙冠宽度（近远中径与颊舌径）、牙颈部宽度（近远中径与颊舌径）等牙齿大小平均值为参考，决定最终修复体大小与牙体制备量（表1）。

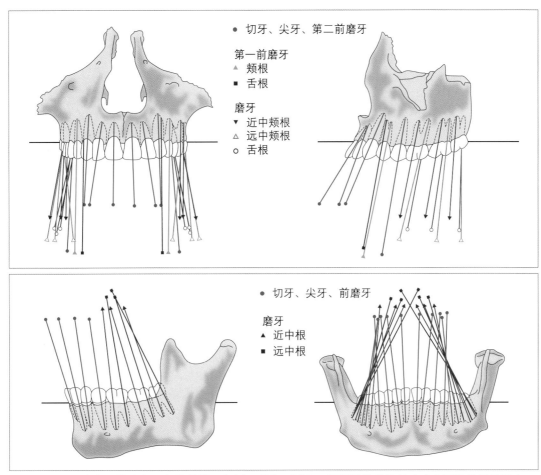

切牙、尖牙、第二前磨牙

第一前磨牙
▲ 颊根
■ 舌根

磨牙
▼ 近中颊根
△ 远中颊根
○ 舌根

切牙、尖牙、前磨牙

磨牙
▲ 近中根
■ 远中根

图3，图4　牙齿直立状态上下颌骨的前面与侧面观察。以上下颌骨平均值为基础确定牙齿的倾斜状态，向牙冠方向延长牙轴，使倾斜状态变明显。作为咬合重建牙体制备的参考（根据Dempster等，1963[1]制作）

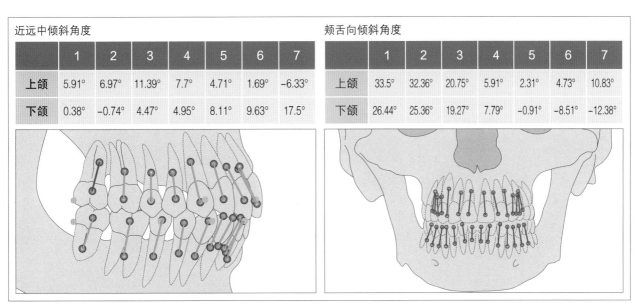

| 近远中倾斜角度 | 1 | 2 | 3 | 4 | 5 | 6 | 7 |
|---|---|---|---|---|---|---|---|
| 上颌 | 5.91° | 6.97° | 11.39° | 7.7° | 4.71° | 1.69° | -6.33° |
| 下颌 | 0.38° | -0.74° | 4.47° | 4.95° | 8.11° | 9.63° | 17.5° |

| 颊舌向倾斜角度 | 1 | 2 | 3 | 4 | 5 | 6 | 7 |
|---|---|---|---|---|---|---|---|
| 上颌 | 33.5° | 32.36° | 20.75° | 5.91° | 2.31° | 4.73° | 10.83° |
| 下颌 | 26.44° | 25.36° | 19.27° | 7.79° | -0.91° | -8.51° | -12.38° |

图5　不同牙齿的近远中倾斜角度与颊舌向倾度角度。使用CBCT测量咬合正常76名患者的值。近远中倾斜角上颌尖牙与下颌第二磨牙最大。颊舌向倾度角上下颌都是中切牙最大。另外，下颌越向后牙部位值越小（根据Tong等，2012[13]制作）

表1 日本人牙齿大小（mm）。数值根据左右两侧的平均值算出，小数点四舍五入到小数点后1位，后牙牙冠高度参考颊侧的值（根据古田，1983[14]；高桥，1998[15]制作）

| | 上颌 | | | | | | | 下颌 | | | | | | |
|---|---|---|---|---|---|---|---|---|---|---|---|---|---|---|
| | 1 | 2 | 3 | 4 | 5 | 6 | 7 | 1 | 2 | 3 | 4 | 5 | 6 | 7 |
| 牙冠高度 | 11.6 | 10.4 | 10.9 | 8.1 | 7.3 | 7.0 | 6.9 | 9.0 | 9.4 | 10.7 | 8.1 | 7.4 | 6.9 | 6.4 |
| 牙冠宽度（近远中径） | 8.7 | 7.1 | 8.2 | 7.5 | 6.9 | 10.7 | 10.0 | 5.4 | 6.1 | 7.4 | 7.2 | 7.4 | 11.8 | 11.2 |
| 牙冠宽度（颊舌径） | 7.3 | 6.6 | 8.6 | 9.5 | 9.3 | 11.6 | 11.5 | 5.8 | 6.2 | 8.1 | 7.9 | 8.4 | 11.0 | 10.5 |
| 牙颈部宽度（近远中径） | 6.3 | 5.2 | 5.8 | 4.5 | 4.7 | 7.7 | 7.4 | 3.7 | 4.0 | 5.5 | 5.0 | 5.1 | 9.2 | 9.2 |
| 牙颈部宽度（颊舌径） | 6.4 | 6.1 | 8.1 | 8.2 | 8.3 | 10.4 | 10.3 | 5.6 | 5.8 | 7.6 | 6.9 | 7.2 | 8.9 | 8.8 |

## 3. 牙根间距离

基牙间距离与修复体边缘设定位置关系较大（表2，表3）。天然牙牙根间距离分如果在2.5mm以上，龈乳头就难以形成[3]。据报告，种植体与天然牙之间最接近距离不能低于1.5mm[2]。

表2 各种修复体接近距离的界限与形成龈乳头的关系（根据Salama等，1998[2]制作）

| 修复体种类 | 修复状态 | 接近界限 | 垂直软组织限制 |
|---|---|---|---|
| 1 | 牙-牙 | 1.0mm | 5.0mm |
| 2 | 牙-桥体 | N/A | 6.5mm |
| 3 | 桥体-桥体 | N/A | 6.0mm |
| 4 | 牙-种植体 | 1.5mm | 4.5mm |
| 5 | 种植体-桥体 | N/A | 5.5mm |
| 6 | 种植体-种植体 | 3.0mm | 3.5mm |

表3 牙根间距离与龈乳头有无的关系。牙根间距离2mm，龈乳头恢复率为53.7%，2.5mm以上龈乳头恢复率大幅降低（根据Cho等，2006[3]制作）

| 牙根间距离 mm（N） | 1 (9) | 1.5 (29) | 2 (41) | 2.5 (60) | 3 (34) | 3.5 (16) | 4 (6) | 4.5 (10) | 5 (1) |
|---|---|---|---|---|---|---|---|---|---|
| 有龈乳头（N） | 7 | 21 | 22 | 21 | 8 | 1 | 0 | 0 | 0 |
| 无龈乳头（N） | 2 | 8 | 19 | 39 | 26 | 15 | 6 | 10 | 1 |
| 龈乳头恢复率（%） | 77.8 | 72.4 | 53.7 | 35 | 23.5 | 6.3 | 0 | 0 | 0 |

### 4. 牙列的连续性与基准线、咬合曲线

正确形成牙列的连续性、基准线及咬合曲线，确立美学效果、功能性及清洁性。

图6记载基准线与咬合曲线[16]。

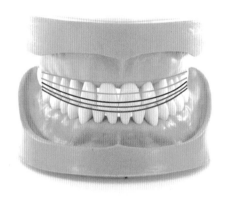

咬合平面线（Facial cusp line）
决定上前牙切缘及后牙牙尖位置的基准

咬合轮廓高点线（Occlusal contour crest line）
切缘与上颌颊尖最突部位连线

接触点线（Contact line）
近远中接触点连线

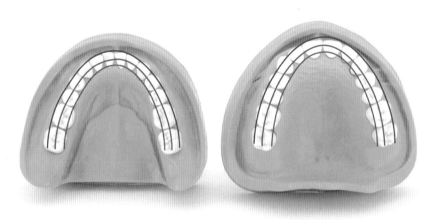

外形高点线（Contour crest line）
牙冠颊侧最突部位连线

游离龈轮廓线（Free gingival contour line）
龈缘或边缘牙龈顶点的连线

咬合线（Line of occlusion）
后牙中央窝沟及前牙咬合接触点连线

舌尖连线（Lingual cusp line）
后牙舌尖顶连线

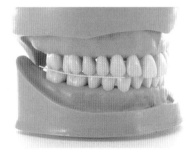
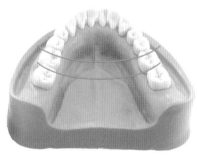

Spee曲线（Curve of Spee）
矢状面咬合曲线

Wilson曲线（Curve of Wilson）
冠状面咬合曲线

图6　基准线与咬合弯曲。

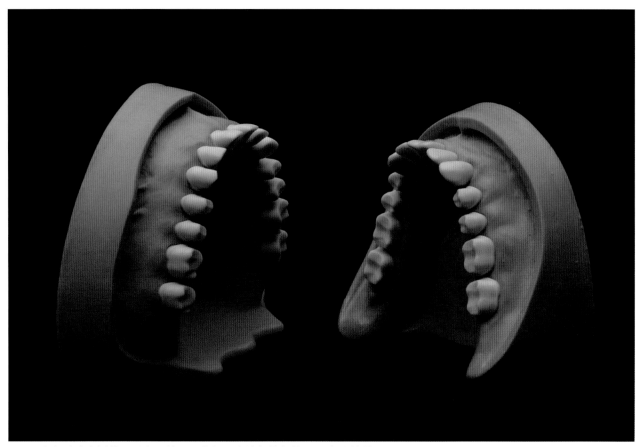

图7　咬合重建病例基牙形态。基牙形态与最终修复体相似且具有连续性

## 咬合重建病例的牙体制备

　　咬合重建病例的基牙形态基本上以前面章节介绍的每颗牙单冠的基牙形态为基准。必须在本章前面介绍的具体事项基础上实现全牙列的协调状态。首先获得正常牙列基牙形态连续性的整体印模，在实际临床上可以应对各种各样的口腔内状态。

　　这里解说全牙列咬合重建病例基牙形态应该确认的基准（图7 ~ 图21）。

## 咬合重建病例基牙形态

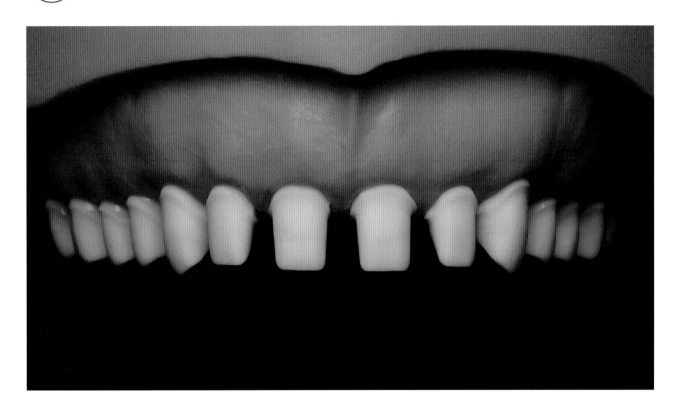

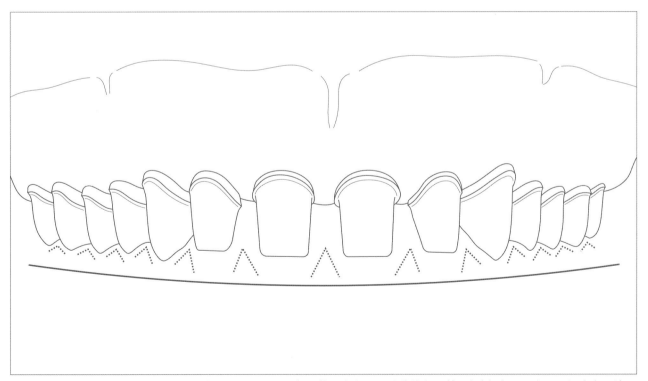

图8，图9　咬合重建病例上颌牙列的基牙形态，正面观察。获得咬合平面（蓝线）、基牙颊侧3个面形态及上颌咬合面外展隙（蓝色虚线）等连续性

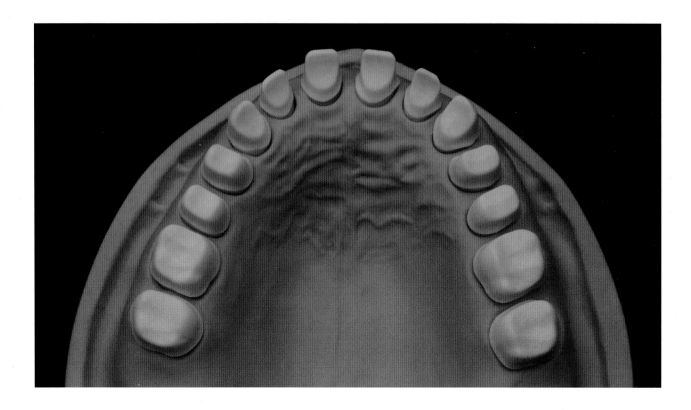

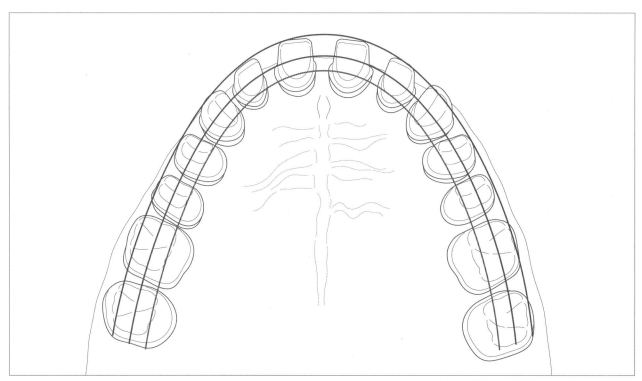

图10，图11　咬合重建病例上颌牙列的基牙形态，咬合面观察。获得切缘与颊牙尖连线（蓝色）、后牙中央窝沟及前牙舌侧窝连线（灰线）及舌隆突与舌尖连线（红线）等连续性

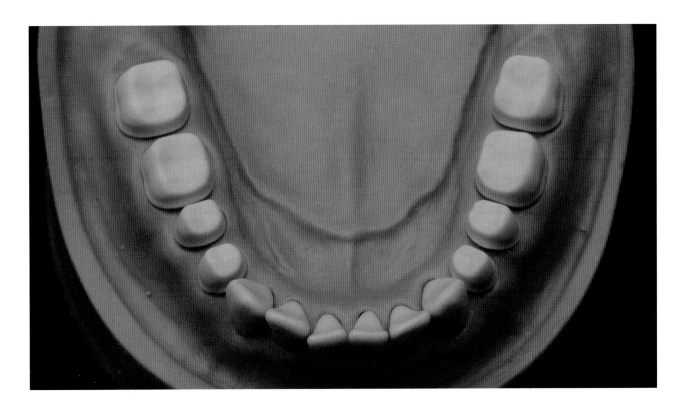

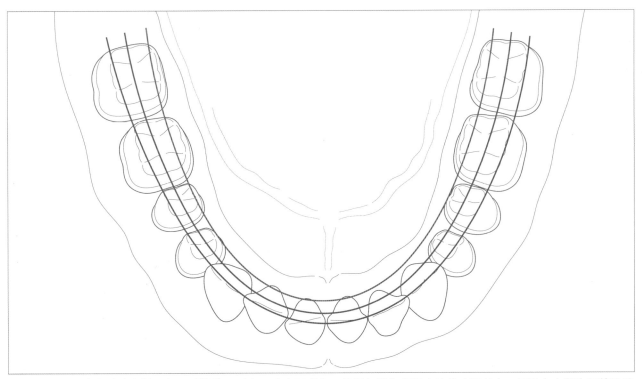

图12，图13　咬合重建病例下颌牙列的基牙形态，咬合面观察。获得切缘与颊牙尖连线（蓝色）、后牙中央窝沟及前牙舌侧窝连线（灰线）及舌隆突与舌尖连线（红线）等连续性

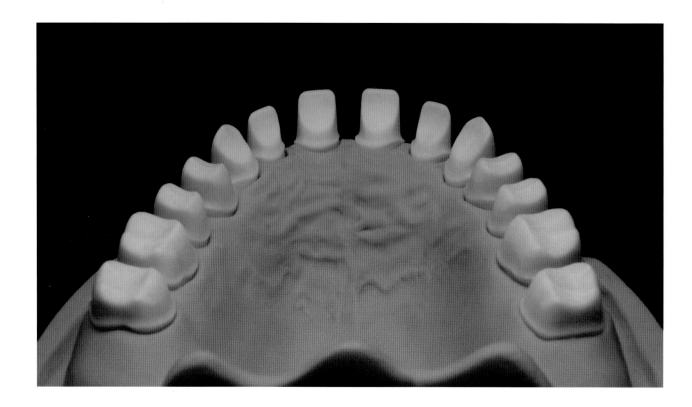

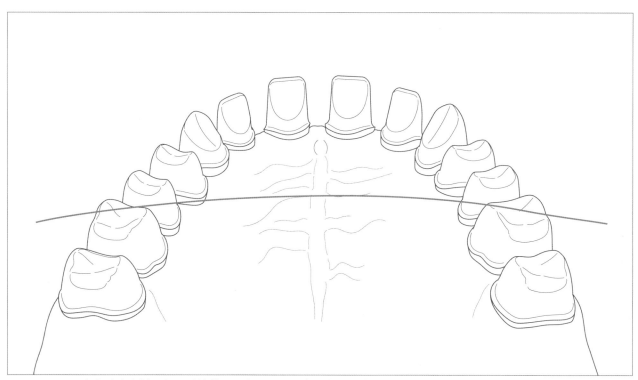

图14，图15　咬合重建病例上颌牙列的基牙形态，舌面观察。获得切缘与颊牙尖连线、后牙中央窝沟及前牙舌侧窝连线及舌隆突与舌尖连线等连续性。形成Wilson曲线（绿线），上颌后牙牙轴稍向颊侧倾斜

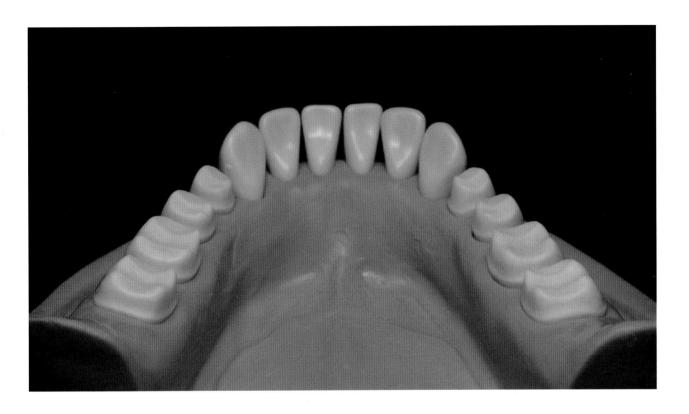

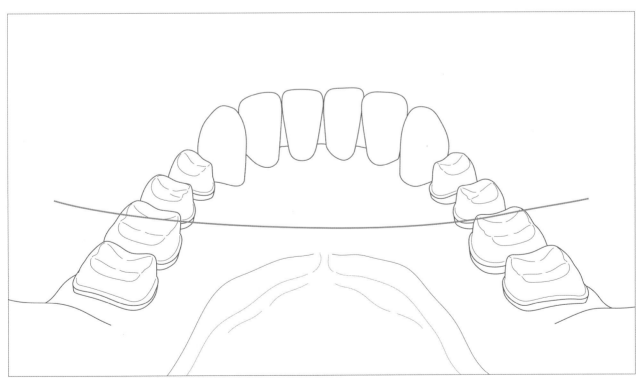

图16，图17　咬合重建病例下颌牙列的基牙形态，舌面观察。获得切缘与颊牙尖连线、后牙中央窝沟及前牙舌侧窝连线及舌隆突与舌尖连线等连续性。形成Wilson曲线（绿线），下颌后牙牙轴稍向舌侧倾斜

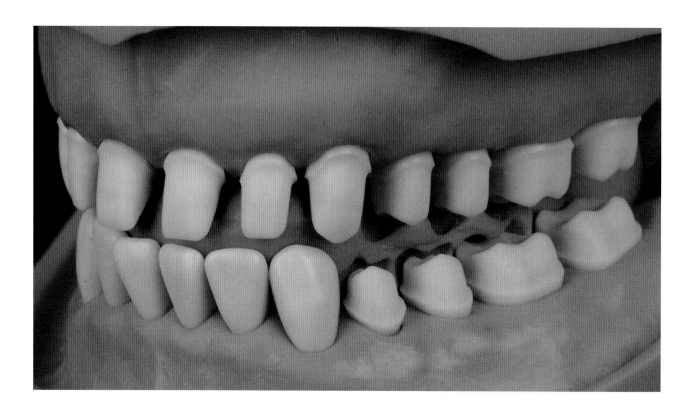

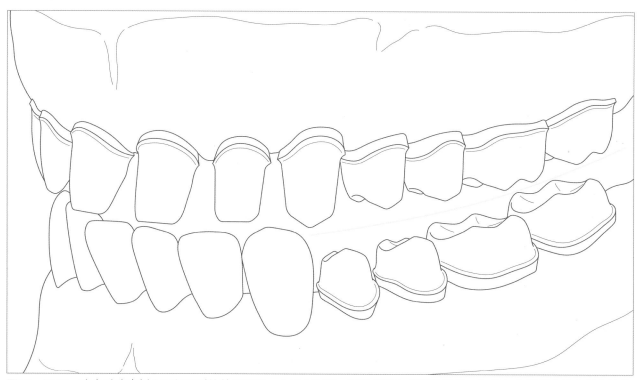

图18，图19　咬合重建病例上下颌牙列的基牙形态，左侧方观察。获得切缘与颊牙尖连线、切缘与上颌颊尖最突部位连线等连续性。形成Spee曲线（黄线），上下后牙咬合面关系向后方微微升高

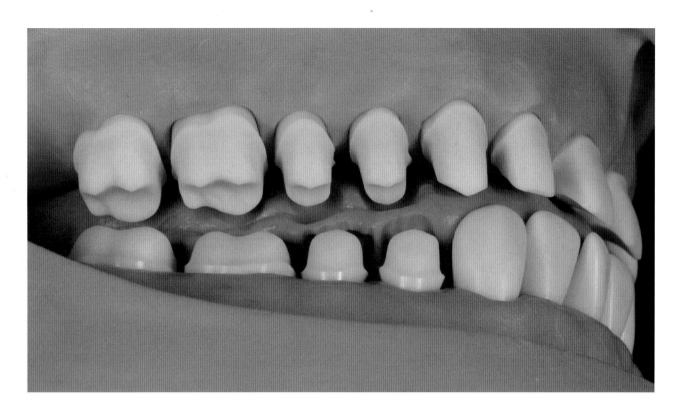

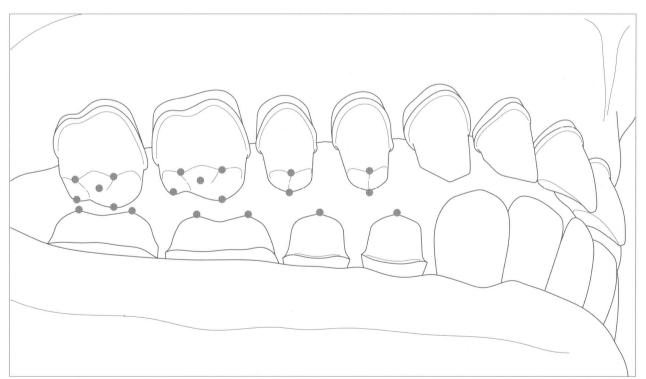

图20，图21　咬合重建病例上下颌牙列的基牙形态，右侧下方观察。获得上下后牙的尖窝（蓝点）相对关系及连续性

**临床病例**

## 上下颌两侧后牙部位灵活运用种植修复的咬合重建病例

　　病例概要：患者是65岁女性。来院主诉上前牙美学障碍。确认全牙列有适合性差的修复体，多数牙残存牙体组织也较少并且预后不良，所以决定进行咬合重建。首先进行初期治疗，评估残存牙齿，拔除预后不良的牙齿。决定颌位关系，在恰当的位置植入种植体后，第2次安装临时修复体，评估美学效果与功能。使用交叉安装法制作最终修复体（氧化锆烧附饰面瓷冠桥），安装（**图22～图54**）。

（图27～图38、图43～图45、图49～图54，引用自参考文献[12]）

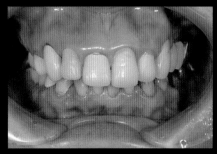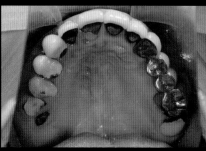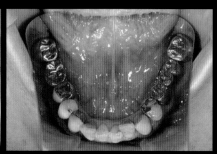

**图22～图24**　初诊时口腔内状态。确认全牙列有适合性差的修复体，多数牙不可能保留

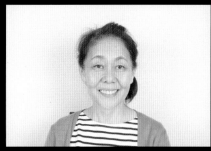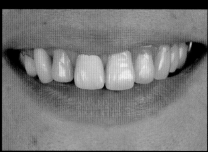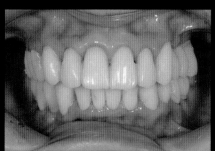

**图25**　初诊时患者颜貌。确认颜貌与牙的美学效果不协调（获得患者许可，以下相同）

**图26**　初诊时口唇。确认适合性差的修复体导致牙的颜色与形态不协调

**图27**　初期治疗及植入种植体后，第2次安装临时修复体时的状态

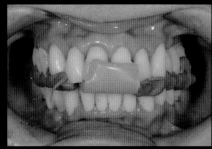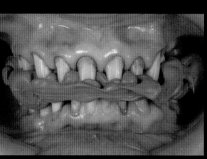

**图28，图29**　为了沿袭第2次临时修复体的状态，使用分段咬合技术取咬合关系

**图30**　制作最终临时修复体用的蜡型

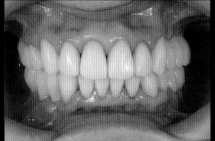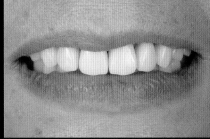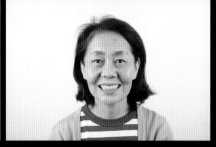

图31～图33　最终临时修复体安装后口腔内状态及颜貌，口唇与牙的关系

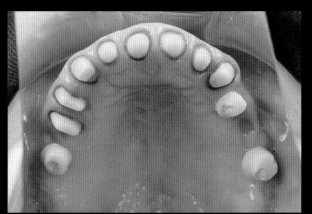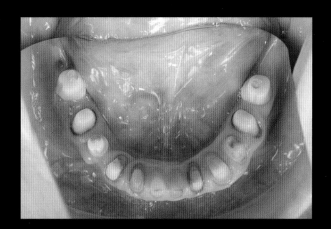

图34，图35　最终牙体制备及定制基台安装后，咬合面观察

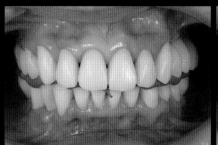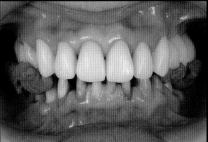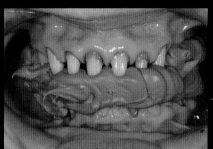

图36～图38　为了把最终临时修复体的信息正确地沿袭到最终修复体，使用分段咬合技术取咬合关系

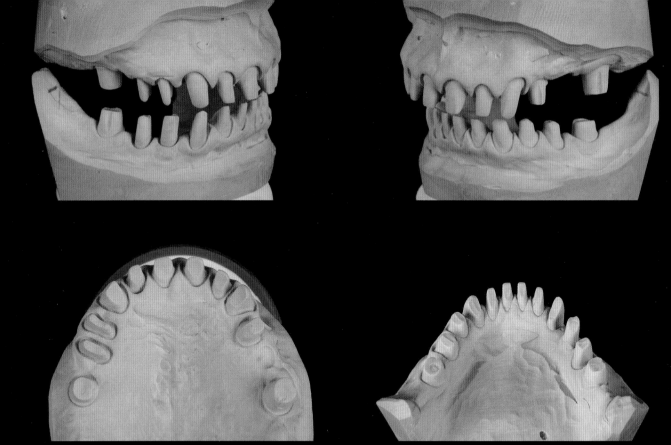

图39～图42　制作最终修复体的工作模型。包括种植体基台形成连续、协调的基牙

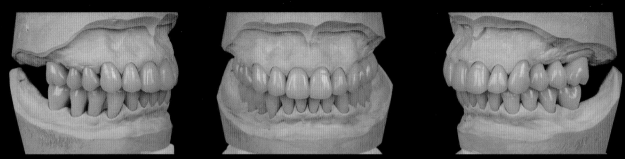

图43～图45　沿袭最终临时修复体信息制作的最终修复体（制作技师：岩田齿科医院 仓本慎也）

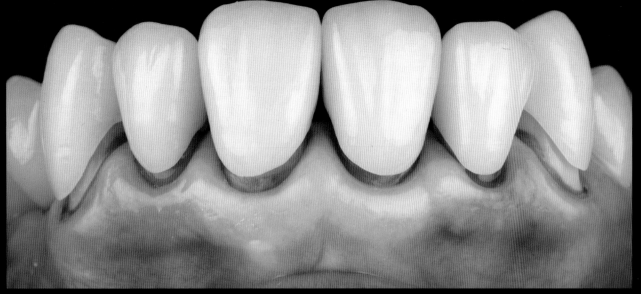

**图47** 前牙最终修复体试戴时

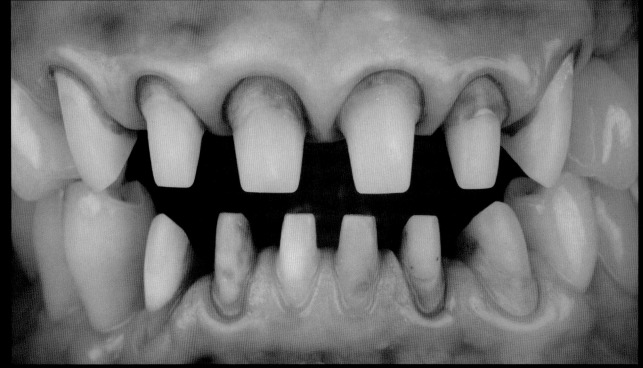

图48　后牙安装最终修复体时前牙最终基牙形态

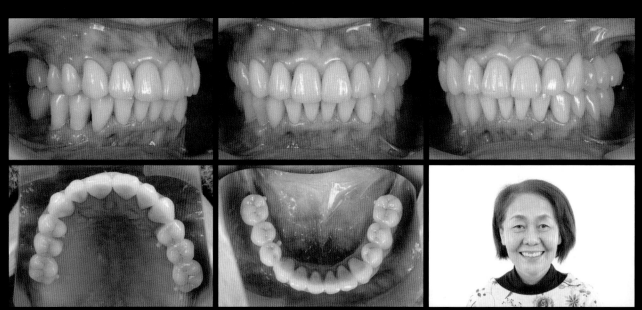

图49～图54　安装最终修复体时口腔内状态及颜貌

# 总结

　　本章介绍了咬合重建的牙体制备。咬合重建病例由于基牙很多，所以多数情况下会丧失牙体制备时的基准。因此，必须灵活运用诊断蜡型与临时修复体正确决定基牙牙轴、对应关系及制备量等。

# 参考文献

[1] Dempster WT. Attangement in the jaws of the roots of the teeth. J Amer Dent Assoc. 1963; 67: 779-797.

[2] Salama H, Salama MA, Garber D, Adar P. The interproximal height of bone : a guidepost to predictable aesthetic strategies and soft tissue contours in anterior tooth replacement. Pract Periodontics Aesthet Dent. 1998; 10(9): 1131-1141.

[3] Cho HS, Jang HS, Kim DK, Park JC, Kim HJ, Choi SH, Kim CK, Kim BO. The effects of interproximal distance between roots on the existence of interdental papillae according to the distance form the contact point to the alveolar crest. J Periodontol. 2006; 77(10): 1651-1657.

[4] Chiche GJ, Pinault A. Artistic and scientific principles applied to esthetic dentistry. In: Chiche GJ, Pinault A (eds). Esthetics of Anterior Fixed Prosthodontics. Quintessence, 1994: 13-32.

[5] Lee RL. Standardized head position and reference plane for dento-facial aesthetics. Dent Today. 2000; 19(2): 82-87.

[6] Kokich V. Anterior dental esthetics: An orthodontic perspective. Ⅲ. Mediolateral relationships. J Esthet Dent. 1993; 5(5): 200-207.

[7] Vig RG, Brundo GC. The kinetics of anterior tooth display. J Prothet Dent. 1978; 39(5): 502-504.

[8] Arnett GW , Bergman RT. Facial keys to orthodontic diagnosis and treatment planning. Part 1. Am J Ortho Dentofac Orthop. 1993; 103(4): 299-312.

[9] Mauro Fradeani 著，山﨑長郎 監訳，エステティックリハビリテーション補綴治療のための審美分析 VOLUME 1. クインテッセンス出版，2005.

[10] Academy of Prosthodontics. The Glossary of Prosthodontic Terms, ed 7. Mosby, 1999.

[11] Castellani D. Elements of Occlusion. Edizioni Martina, 2000: 122.

[12] 岩田　淳. 咬合再構成におけるインプラント活用法. QDI. 2021 ;28(6) :12-38.

[13] Tong H, Kwon D, Shi J, Sakai N, Enciso R, Sameshima GT. Mesiodistal angulation and faciolingual inclination of each whole tooth in 3-dimensional space in patients with near-normal occlusion. Am J Orthod Dentofacial Orthop. 2012; 141(5): 604-617.

[14] 古田美子. 歯の解剖学実習指示書. 日本歯科大学解剖学教室，1983.

[15] 高橋和人，野坂洋一郎，古田美子，若月英三，金澤栄作. 図説歯の解剖学 第2版，医歯薬出版，1998.

[16] 山﨑長郎 監修，西川義昌，植松厚夫 編. 歯科臨床のエキスパートを目指してⅠ コンベンショナルレストレーション 1. 診査・診断と診断用ワックスアップ. 医歯薬出版，2004.

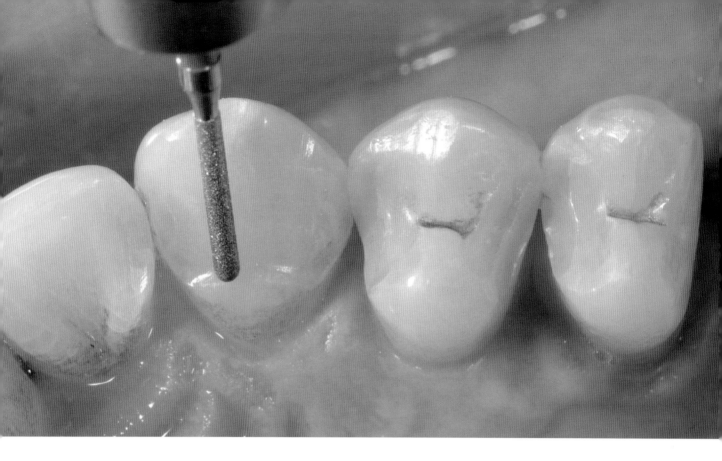

第14章

# 可摘局部义齿的牙体制备

作为可摘局部义齿基牙的牙通常是修复体牙和天然牙。天然牙的情况下必须制备导板、支托窝等。以下是可摘局部义齿牙体制备的特征（图1~图4）。

- 拟定恰当的修复设计，决定基牙及制备设计。
- 牙体制备尽可能限于牙釉质。
- 考虑可摘局部义齿的摘戴方向、牙轴、倒凹量等制备导平面。
- 支托窝制备量为1.0~1.5mm。
- 根据舌侧对抗臂的设计，有时需要调整基牙舌侧牙冠形态。
- 前牙（主要是尖牙）支托窝为舌支托窝。
- 龋坏或修复治疗较广的情况下寻求全冠制备并安装修复体冠。

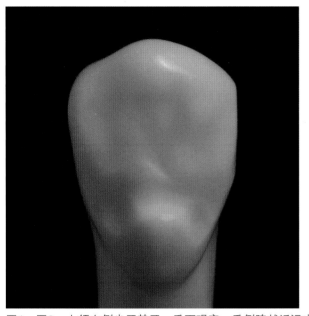
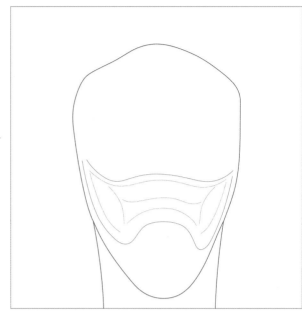

图1，图2　上颌左侧尖牙基牙，舌面观察。舌侧跨越近远中形成舌支托窝。从切缘到舌侧最大隆起的范围内注意残存牙体组织量，使用恰当直径的金刚砂车针制备。在缺隙侧（本图在远中）稍微制备导平面

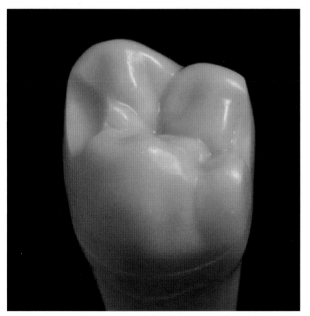
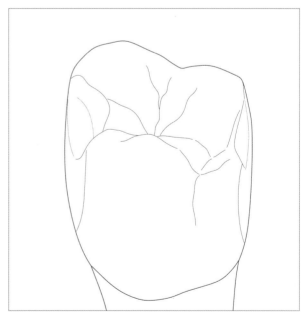

图3，图4　上颌左侧第二磨牙基牙，咬合面观察。在缺隙侧（本图在近中）及远中制备导平面。远中导平面合聚角稍大。中间牙齿缺失的地方为修复部位，以及游离端缺失在近中设定支托。在牙齿中心制备较深的支托窝（1.0~1.5mm）

### 修复体冠的牙体制备

用作基牙的牙是修复牙（修复体冠）的情况下，导平面、支托窝等的设计就有自由度（图5~图7）。这种情况下牙体制备虽然以通常的全冠制备为基准，但是作为可摘局部义齿的基牙由于会受到各种各样的力，所以必须特别注意基牙高度与合聚角。后牙由于必须增加冠的厚度以满足支托窝的空间，所以需要确保咬合面恰当的制备量。制作与安装具备与最终修复体相同修复设计或形态的临时修复体与临时义齿，进行再次评估后完成最终修复体冠的牙体制备。以下是修复体冠牙体制备的特征。

- 活髓牙注意保存牙髓的制备量。
- 考虑可摘局部义齿基牙的受力，形成恰当的基牙高度与合聚角及邻面1个面等。
- 修复体冠的邻面考虑义齿的摘戴方向调整到无倒凹。如果调整邻面形态（形成外形高点的方向）制作导平面，就可以控制牙体制备量。这种情况也成为考虑清洁性的形态。
- 前牙修复体冠的情况下，如果调整舌隆突形态（延长舌隆突方向）制作舌支托，就可以控制牙体制备量。

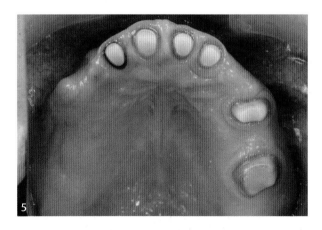

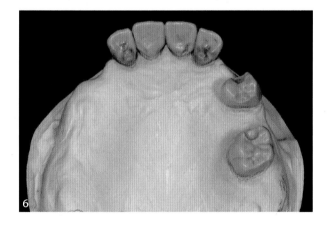

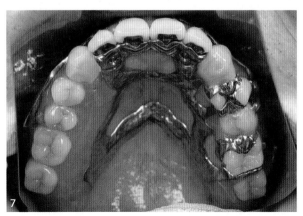

图5　作为可摘局部义齿的基牙进行修复体冠的牙体制备
图6　调整修复体冠的外形高点制作前牙舌侧的舌支托窝或后牙近远中的导平面
图7　修复体冠与可摘局部义齿安装后［制作可摘局部义齿的技师：奥森健史（DENTAL PROGRESSIVE）；制作修复体冠的技师：仓本慎也（岩田齿科医院）］

## 可摘局部义齿牙体制备的确认方法

可摘局部义齿牙体制备按照导平面、支托窝、牙冠形态调整（必要的情况下）的顺序进行。实际操作如以下方法（图8～图11）：

- 根据牙体制备前的模型制作牙体制备模型，确认修复设计与制备量。
- 轴面制备使用锥度不同的金刚砂车针控制义齿摘戴方向的合聚角及基牙间的合聚角。
- 使用印模硅橡胶或金属及塑形树脂等制作还原导板。
- 使用口腔内扫描仪确认义齿摘戴方向的倒凹量与导平面合聚角等。

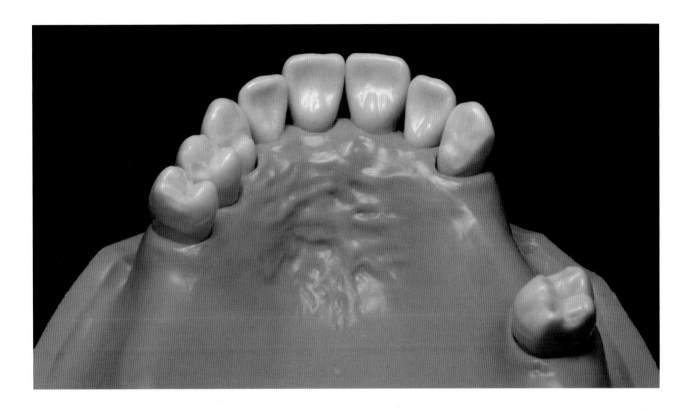

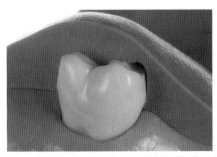 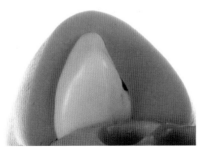 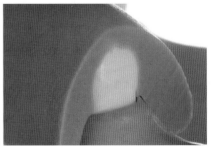

图8～图11 根据牙体制备前模型制作硅橡胶还原导板，用于确认可摘局部义齿牙体制备量或制备导平面的导板

## 基牙与金属支架（图12 ~ 图19）

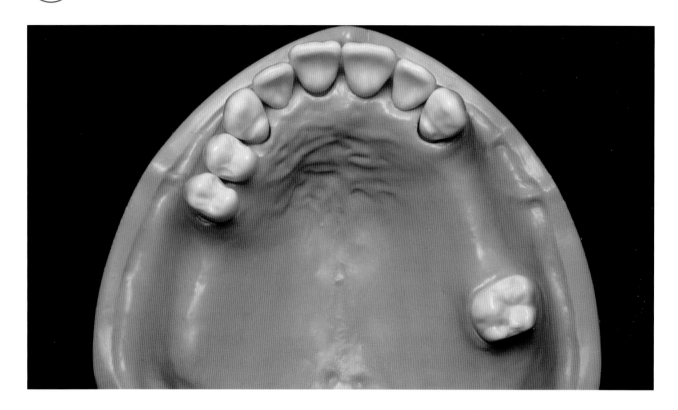

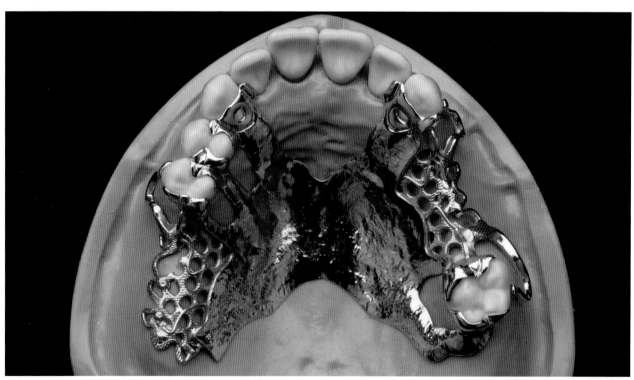

图12，图13　游离端缺失与中间缺失混合存在牙列缺损的可摘局部义齿牙体制备及金属支架（金属支架制作技师：奥森健史）

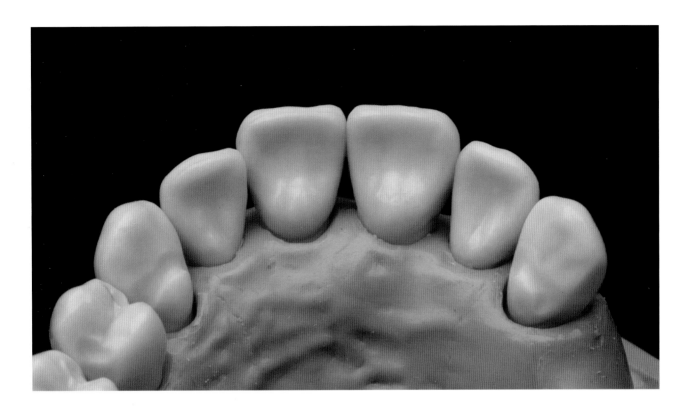

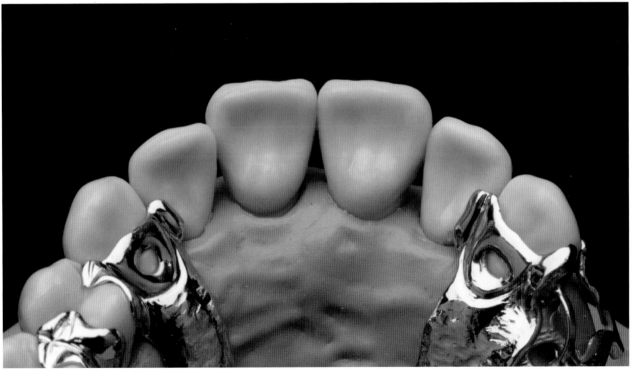

图14，图15　牙列缺损可摘局部义齿牙体制备及金属支架。尖牙舌支托、侧切牙远中支托及第一前磨牙近中对抗臂与近中浅支托窝形成一个整体，通过小连接体连接

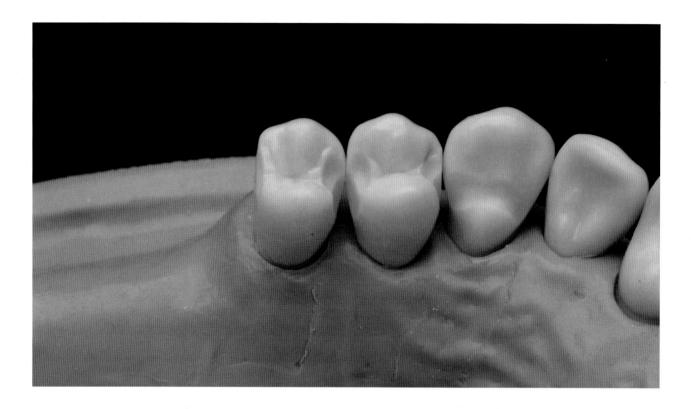

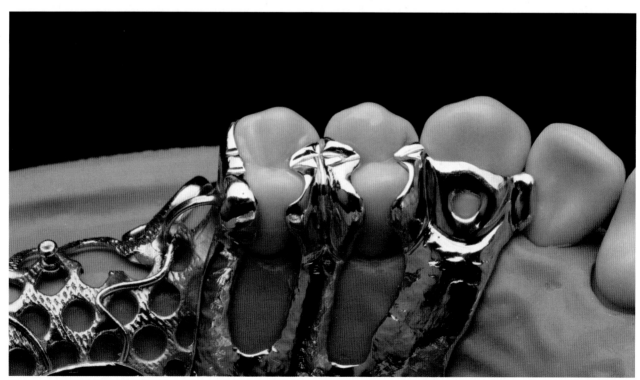

图16，图17　牙列缺损可摘局部义齿牙体制备及金属支架。第一前磨牙与第二前磨牙间轴壁制备及支托窝制备，把小连接体、支托及对抗臂制作成一个整体。缺失部位导平面制备及远中邻面板制作

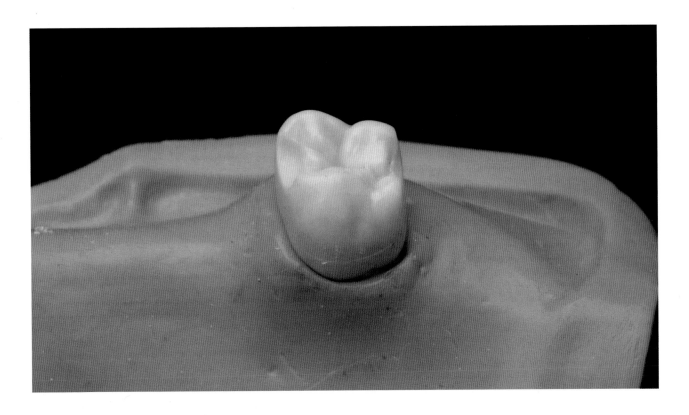

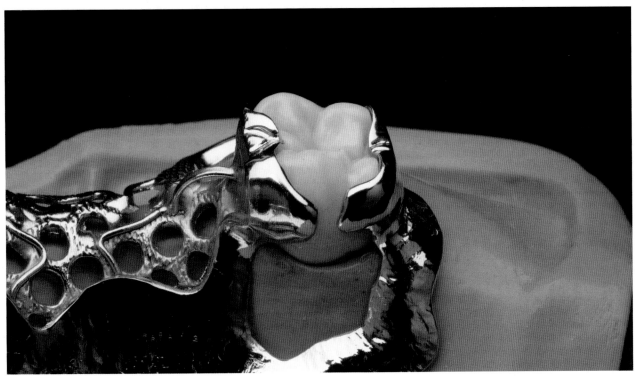

图18，图19　牙列缺损可摘局部义齿牙体制备及金属支架。中间缺失部位（这种情况是近中）的支托窝制备。远中制备导平面及浅支托窝，把小连接体、远中邻面板、对抗臂及支托制作成一个整体。制作近中邻面板、对抗臂及颊侧固位臂包绕基牙

## 临床病例

# 使用可摘局部义齿修复上下颌两侧后牙缺失的病例

病例概要：患者为60多岁男性。来院主诉上颌义齿适合性差。首先进行初期治疗，评估残存牙齿，拔除预后不良的牙齿。安装临时修复体及临时义齿，评估颌位关系。再评估后进行最终牙体制备、制取最终印模及取咬合关系，制作最终修复体（**图20～图31**引用自参考文献[2]）。

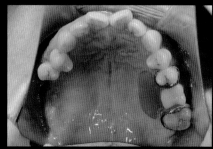
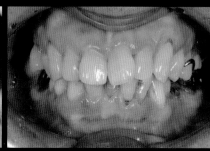
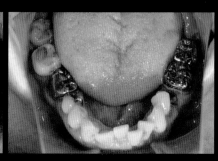

**图20～图22** 初诊时口腔内状态。上颌残存牙都是没有接受过修复治疗的天然牙

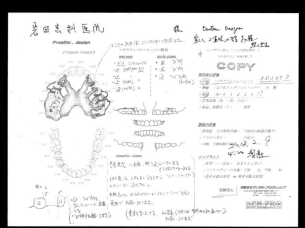

**图23** 上颌可摘局部义齿的构造设计书（专业设计与制作：奥森健史）

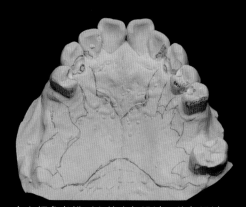

**图24** 在上颌参考模型上的支架设计及修复设计

## 参考文献

[1] 奥森健史. パーシャルデンチャーの基本設計. QDT. 2006；31（12）：69-79.

[2] 奥森健史, 岩田 淳. チェアサイドとラボサイドの連携で実現するパーシャルデンチャーの"LONGEVITY" 第2回. 歯科技工. 2022；50（5）：442-452.

[3] 松田謙一, 荻野洋一郎, 兒玉直紀, 和田淳一郎 編. 歯界展望別冊／はじめての部分床義歯. 医歯薬出版, 2021.

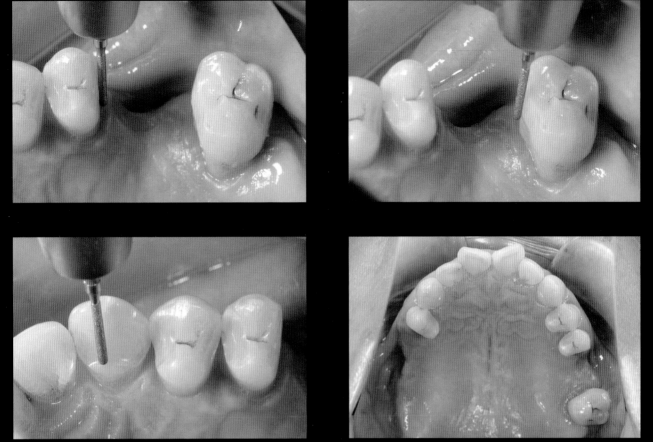

**图25～图28** 上颌可摘局部义齿牙体制备。制备恰当的支托窝及考虑可摘局部义齿摘戴方向形成恰当合聚角的导平面

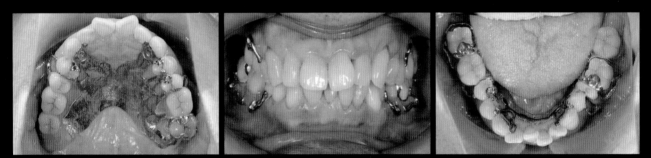

**图29～图31** 安装最终修复体时［可摘局部义齿制作技师：奥森健史；下颌修复体冠制作技师：青木健治（LORE齿科技工室）］

[4]  Renner RP, Morgan WW. レンナーとバウチャーの部分床義歯の臨床. クインテッセンス出版, 1995.
[5]  Spiekermann H, Grundler H. ワンピースキャストパーシャル. クインテッセンス出版, 1978.
[6]  Kratovil FJ. クラトビルパーシャルデンチャー. 医歯薬出版, 1989.

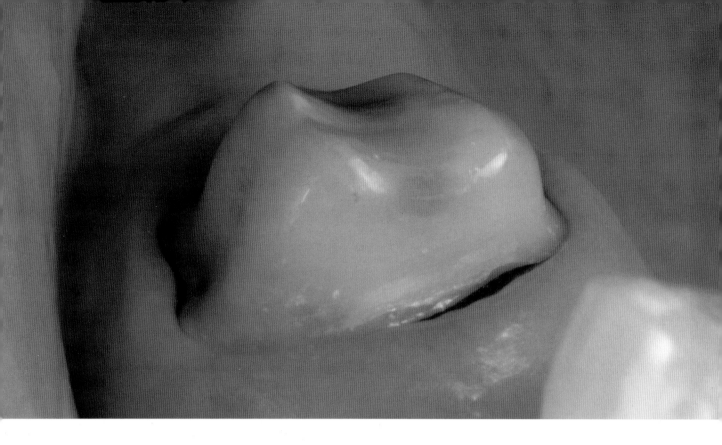

# 各种状况的牙体制备

牙体制备必须考虑牙齿的各种状况。本章介绍以下几点：

· 基牙高度不足情况的处置。

· 生物导向性制备技术。

· 凹槽制备。

· 过小牙。

## 基牙高度不足情况的处置

通常情况下全冠固位基牙高度必须在4mm以上[1]。因为各种原因不能确保足够基牙高度情况下的应对方法如下：

· 正畸伸长及外科伸长等（参考第3章）。

· 外科冠延长术（参考第3章）。

· 制备固位沟、固位钉等固位装置。

· 龈缘下制备。

## 1. 制备固位沟、固位钉等固位装置

固位沟、固位钉等固位装置是修复体受到旋转力等的对抗形态[1-2]。这些固位装置的制备与修复体安装方向平行。使用陶瓷的情况下，固位装置的制备必须平缓（图1~图6）。

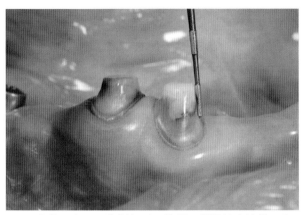

图1 套筒冠内冠牙体制备后，使用牙科探针确认基牙高度（图1~图6引用自参考文献[3]）

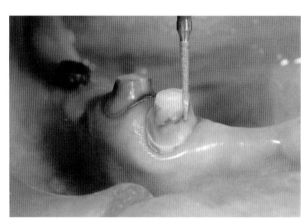

图2 考虑套筒冠内冠的安装方向，在基牙近远中制备固位沟

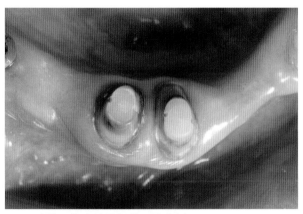

图3 确认固位沟的平行性及没有倒凹

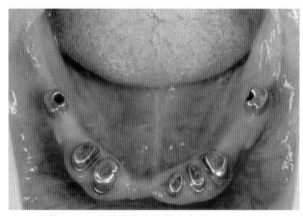

图4 套筒冠内冠及种植体定制基台安装后

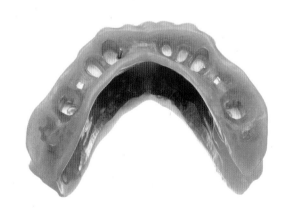

图5 下颌最终修复体内面

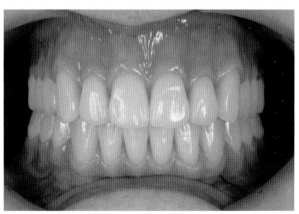

图6 安装最终修复体后（制作技师：DENTAL PRO-GRESSIVE奥森健史）

271

## 2. 龈缘下制备

如果考虑牙周组织的稳定，牙体制备最好在龈缘上方。但是不能获得美学效果条件或基牙高度的情况下有时进行龈缘下制备。龈缘下制备必须考虑以下事项（图7～图13）。

- 龈缘下制备位于不侵害生物学宽度的范围内[4]。
- 龈缘下制备的情况下注意修复体边缘厚度及轴面牙体制备量。

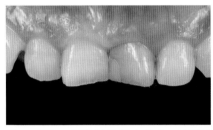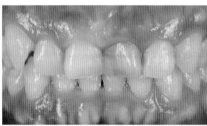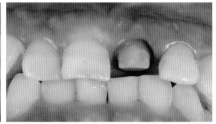

图7，图8　初诊时口腔内状态。来院主诉上颌左侧中切牙变色。确定为死髓牙，由于存在大面积充填物，所以打算使用全冠进行修复治疗　　图9　根管再治疗与构建基牙后进行最终牙体制备。确认与对颌牙的间隙

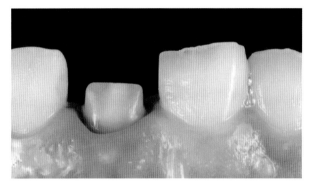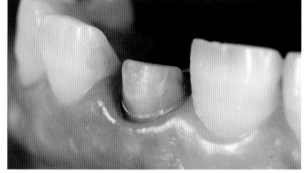

图10，图11　考虑基牙变色及基牙高度的牙体制备。使用临时修复体确认牙周组织无炎症，然后制作最终修复体

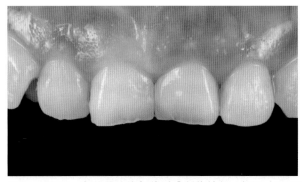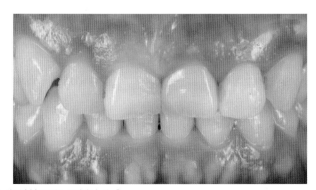

图12，图13　安装最终修复体时［制作技师：朗讯（LUCENT）齿科技工所　瓜坂达也］

## 生物导向性制备技术

生物导向性制备技术与传统有修复体边缘线的牙体制备不同，是没有修复体边缘线的龈缘下制备方法[4-8]（图14~图28）。生物导向性制备技术的优点如下：

· 可以控制基牙削除量。

· 牙科技师可以设定理想的边缘线及外形。

· 可以实现牙龈厚度的增大。

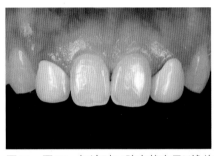
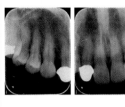
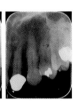
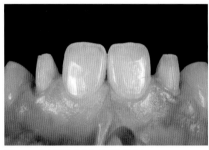

图14，图15　初诊时口腔内状态及X线片。上颌两侧侧切牙安装的修复体明显过突（图14~图28引用自参考文献[8]）

图16　刚拆除不良修复体后

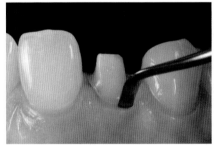
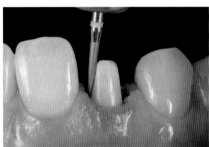
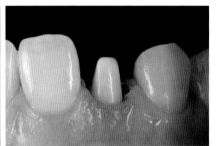

图17　使用充填器与4-0丝线进行牙龈压排

图18　使用边框型金刚砂车针制备基牙及gingitage

图19　牙体制备及gingitage刚结束后

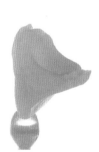
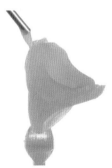
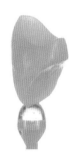

图20~图22　牙体制备后在临时修复体组织面及边缘不足部位添加即刻固化树脂与复合树脂，固化后修整形态形成恰当的外形

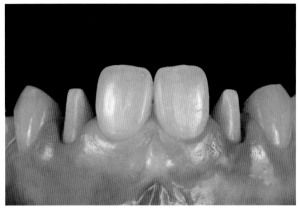

图23 临时修复体暂时安装1个月后的状态。牙龈状态稳定，决定制作最终修复体

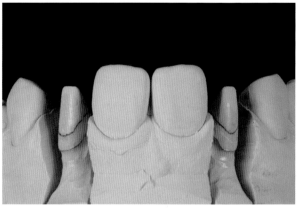

图24 副牙列模型照片。标记龈缘线（黑色）及印模界限（蓝色）。在二者之间的区域（完成区域）内设定修复体边缘

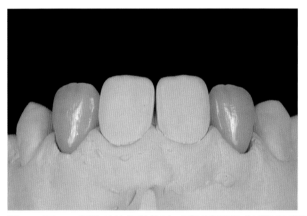

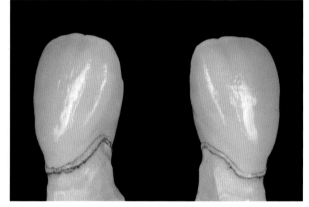

图25，图26 制作最终修复体时。可以确认形成了恰当的形态。在完成区域内设定修复体边缘（红线）

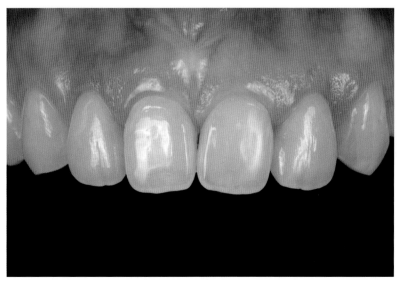

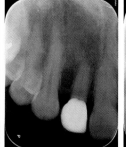
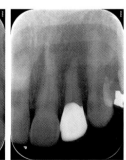

图27，图28 安装最终修复体后前牙部位口腔内状态及X线片［制作技师：朗讯（LUCENT）齿科技工所 瓜坂达也］

## 凹槽制备

依据牙根部位的凹陷或源于根分叉的凹陷形态，在基牙轴面制备凹陷形态叫作"凹槽制备"[9]（图29~图31）。这样就能在修复体上确保恰当的牙冠外形。

然而，如果在基牙轴面过度地制备凹陷形态，就可能出现修复体适合性问题。对于凹陷形态牙体制备的具体方法如下：

· 在龈缘上方制备，确保修复体边缘线距离牙根凹陷部位的距离。

· 沿牙根凹陷形态制备平缓的凹槽。

· 不沿牙根凹陷形态制备，调整边缘宽度。

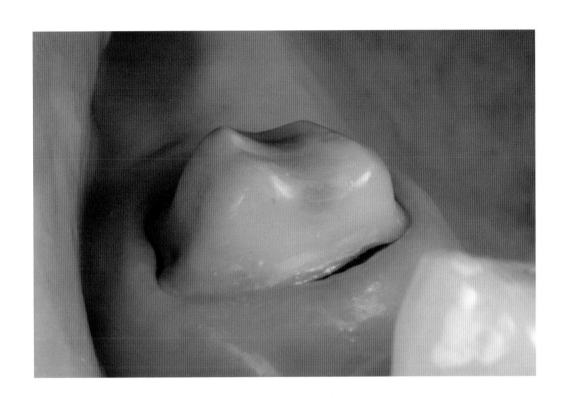

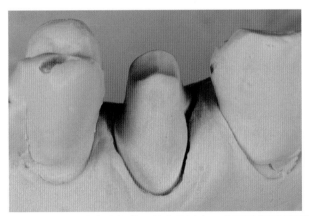
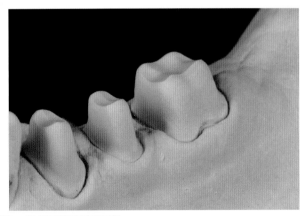

图29~图31　注意上颌第一前磨牙近中、磨牙牙根及牙根间的凹陷，根据需要制备凹槽

## 过小牙

过小牙好发部位是上颌侧切牙[10-14]。上颌侧切牙过小牙成为美学问题的情况下，通常以恢复牙冠形态为目的进行修复治疗，具体方法如下。其中考虑牙齿制备量、牙釉质量、咬合状态、治疗时间及治疗费用等选择治疗方法（图32～图43）。

- 复合树脂修复治疗。
- 贴面。
- 全冠（360°贴面）。

### 复合树脂修复的病例（图32～图34引用自参考文献[15]）

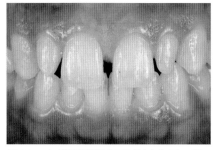 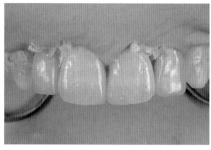 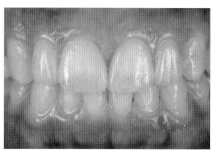

图32　上颌两侧侧切牙是过小牙，并且确认上颌4颗前牙之间存在牙间隙

图33　考虑治疗时间与治疗费用，对上颌4颗前牙进行复合树脂修复治疗

图34　治疗后经过1周时

### 贴面修复的病例（图35～图40引用自参考文献[16]）

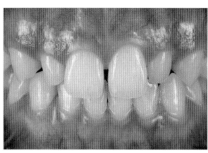 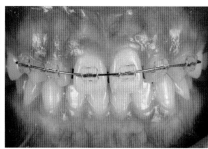 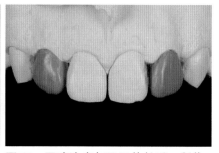

图35　希望修复中缝及上颌两侧侧切牙过小牙

图36　为了确保关闭中缝及上颌两侧侧切牙近远中间隙，选择片断弓正畸治疗

图37　正畸治疗与牙冠伸长后，制作上颌两侧侧切牙的诊断蜡型

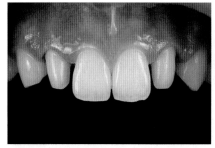 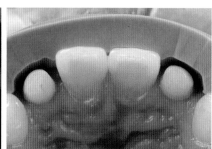 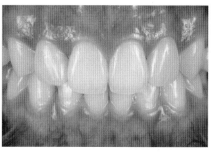

图38　上颌两侧侧切牙贴面牙体制备结束后

图39　使用还原导板确认制备量

图40　安装最终修复体后［制作技师：朗讯（LUCENT）齿科技工所 瓜坂达也］

**全冠（360° 贴面）修复的病例**

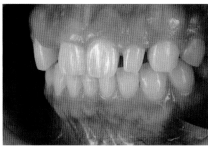

图41　上颌左侧侧切牙为过小牙

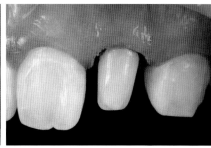

图42　在牙釉质范围内生物导向性制备到龈缘下方

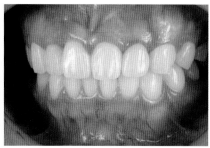

图43　安装最终修复体后［制作技师：朗讯（LUCENT）齿科技工所 瓜坂达也］

## 参考文献

[1] Goodacre CJ, Campagni WV, Aquilino SA. Tooth preparations for complete crowns: an art form based on scientific principles. J Prosthet Dent. 2021; 85(4): 363-376.

[2] Shillingburg HT et al. Fundamentals of fixed prosthodontics 4th Ed. Quintessence, 1997.

[3] 山﨑長郎 編. QDT 別冊／ジャパニーズエステティックデンティストリー 2020. クインテッセンス出版, 2019.

[4] Gargiulo AW, Wentz FM, Orban B. Dimension and relations of the dentogingival junction in humans. J Periodontol. 1961; 32(3): 261-267.

[5] Ignazio Loi, Antonello Di Felice. Biologically oriented preparation technique (BOPT): a new approach for prosthetic restoration of periodontically healthy teeth. Eur J Esthet Dent. 2013; 8(1): 10-23.

[6] Paniz G, Nart J, Gobbato L, Mazzocco F, Stellini E, Simone GD, Bressan E. Clinical periodontal response to anterior all-ceramic crowns with either chamfer or featheredge subgingival tooth preparations: six-month results and patient perception. Int J Periodontics Restorative Dent. 2017; 37(1): 61-68.

[7] Vigolo P, Mutinelli S, Biscaro L, Stellini E. An *in vivo* evaluation of the fit of zirconium-oxide based, ceramic single crowns with vertical and horizontal finish line preparations. J Prosthodont. 2015; 24(8): 603-609.

[8] 岩田　淳. BOPT コンセプトによるジルコニアを使用した審美補綴治療. デンタルエコー. 2021 ;205 : 2-12.

[9] Jameson LM, Malone WF. Crown contours and gingival response. J Prosthet Dent. 1982; 47(6): 620-624.

[10] Meskin LH. Agenesis and peg-shaped peramanent maxillary lateral incisors. J Dent Res. 1963; 42: 1276-1279.

[11] The inheritance pattern of missing, peg-shaped, and strongly mesio-distally reduced upper lateral incisors. Acta Odontol Scad. 1969; 27(6): 563-575.

[12] Counihan D. The orthodontic restorative management of the peg-lateral. Dent Update. 2020; 27(5): 250-256.

[13] Proffit WR, Fields HW. Contemporary Orthodontics. Elsevier, 2018.

[14] Clark DJ. Composite versus ceramics, Part I: young patients and fractures. Dent Today. 2016; 35(1): 132, 134-135.

[15] 岩田　淳. 補綴専門誌であえて考える 今求められる MI と CR 直接修復（後編）. QDT. 2020 ;45（2）: 34 〜 52.

[16] QDT 編集部 編. 歯科医師・歯科技工士のための最新ジルコニア修復. クインテッセンス出版, 2021.

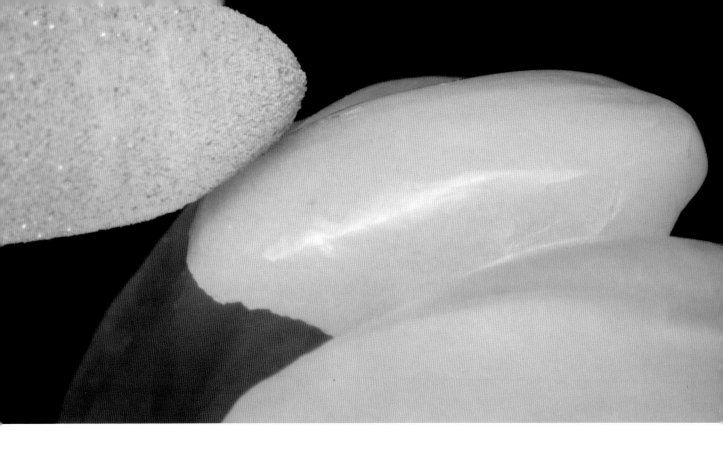

# 临时修复

牙体制备后以功能与美学为目的安装临时修复体。本章介绍以下几点：

- 临时修复的目的。
- 临时修复体制作方法。
- 临时修复体再处理。

表1　临时修复的目的（山崎等2004[1]）

| | |
|---|---|
| 1. 保护牙髓与牙体组织 | 7. 评估牙龈反应 |
| 2. 恢复功能 | 8. 评估清洁性 |
| 3. 恢复美学效果 | 9. 改善与稳定咬合 |
| 4. 防止牙齿移动 | 10. 决定修复范围与设计 |
| 5. 引导牙体制备状态与削除量 | 11. 取咬合关系的参考 |
| 6. 指导决定缺损修复的基牙 | 12. 用于矫正治疗 |

## 临时修复的目的

临时修复的目的如表1所示的几点[1-2]。

## 临时修复体制作方法

临时修复体的制作主要有以下的方法：

- 调拌即刻聚合树脂压接到口腔内制作。
- 把印模复原到口腔内制作。
- 牙体制备前在模型上模拟牙体制备并间接制作。
- 制取印模，间接制作。

### 1. 调拌即刻聚合树脂压接到口腔内制作

牙体制备后把调和成块状的即刻聚合树脂压接到口腔内制作的方法（图1~图6）。特征如下：

- 已经拆除修复体，不能参考原来牙冠形态或修复形态等情况下，牙体制备后可以即刻制作。
- 需要较长的椅旁时间。

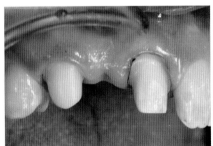

图1 牙体制备完了的状态（图1~图6引用自参考文献[3]）

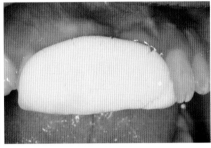

图2 混和即刻聚合树脂的粉与液，形成块状树脂压接到基牙上

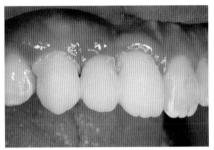

图3 大致形态修整后在组织面使用毛笔堆积即刻聚合树脂并压接到基牙上，完成边缘适合性

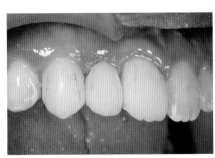

图4 标记棱线，确认邻接移行部位的调整区域

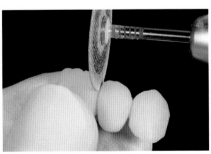

图5 使用金刚砂砂片调整邻接部位

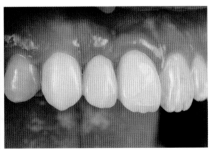

图6 刚安装上临时修复体后

## 2. 把印模复原到口腔内制作。

去除修复体或牙体制备前制取印模，去除修复体或牙体制备前后在印模内面填入即刻聚合树脂并压接到口腔内的制作方法（图7～图12）。特征如下：

- 以牙冠形态或修复体形态为参考可以高效制作。
- 印模变形或即刻聚合树脂压接不充分的情况下必须对临时修复体进行较大调整。
- 前牙情况下有时回切唇侧并堆塑复合树脂可以修整颜色与形态。

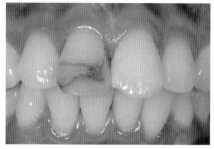

图7　初诊时正面观察。上颌右侧中切牙打算全冠修复治疗

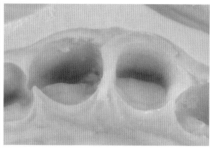

图8　牙体制备后在印模内面填入即刻聚合树脂并压接到基牙上

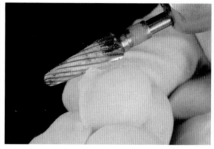

图9　固化后在口腔外修整边缘部位

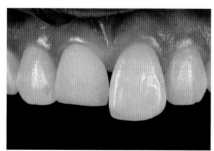

图10　在口腔内确认边缘适合性后回切唇侧

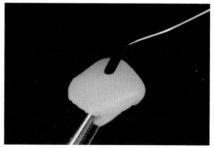

图11　堆塑复合树脂并修整形态

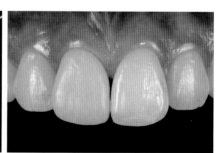

图12　临时修复体调整后安装到口腔内

### 3. 牙体制备前在模型上模拟牙体制备并间接制作。

在模型上模拟牙体制备并制作临时修复体外形，牙体制备后在口腔内调整并安装临时修复体的方法（图13~图18）。特征如下：

· 由于预先制作了恰当的临时修复体外形，所以临时修复体的形态调整较少。

· 内面调整时必须掌握防止位置发生偏移的技巧。

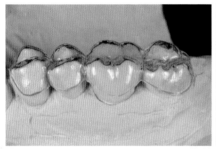

图13　在模型上模拟牙体制备制作的临时修复体与定位导板

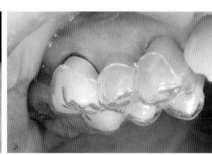

图14　牙体制备后在口腔内试戴

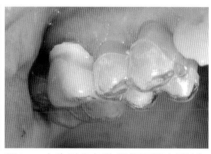

图15　在临时修复体组织面填入即刻聚合树脂并压接

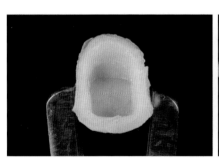

图16　固化后取下并确认边缘清晰度

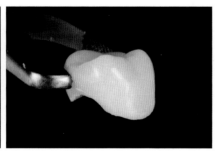

图17　边缘调整后

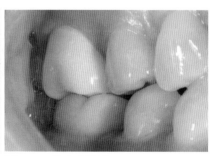

图18　口腔内安装时

## 4. 制取印模，间接制作

牙体制备后制取印模并在模型上制作临时修复体的方法（图19～图26）。使用即刻聚合树脂、复合树脂、PMMA及金属等各种各样的材料。特征如下：

· 可以形成恰当的牙冠形态，临时修复体的组织面及外形调整较少。

· 需要制作时间。

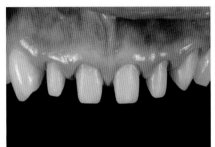

图19　牙体制备后

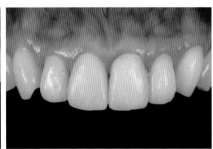

图20　使用即刻聚合树脂在口腔内制作的临时修复体

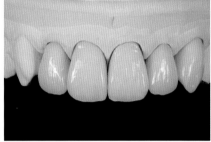

图21　制取印模在模型上制作的临时修复体（即刻聚合树脂唇面堆塑复合树脂）

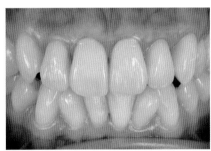

图22　安装临时修复体后，正面照

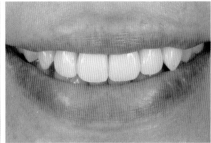

图23　安装临时修复体后，口唇照

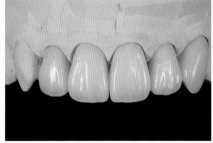

图24　参考临时修复体制作的最终修复体（氧化锆烧附饰面瓷冠）

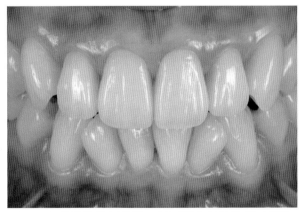

图25　安装最终修复体后，正面照［制作技师：朗讯（LUCENT）齿科技工所 瓜坂达也］

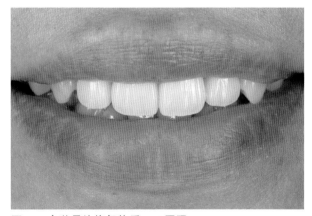

图26　安装最终修复体后，口唇照

## 参考文献

[1]　山﨑長郎 監修. コンベンショナルレストレーション2 プロビジョナルレストレーション. 医歯薬出版, 2004.

[2]　伊藤雄策. ザ・プロビジョナルレストレーションズ. クインテッセンス出版, 2006.

[3]　岩田　淳. 実践・チェアサイドで作るプロビジョナルレストレーション 第4回. QDT. 2018 ;43（4）:110-120.

## 临时修复体再处理

牙体制备后必须调整临时修复体（图27～图35）。以下说明使用即刻聚合树脂再处理临时修复体的步骤：

- 把临时修复体组织面及外面磨除1层，露出新鲜的面。
- 在基牙及邻牙上涂布分离剂。
- 使用毛笔在基牙边缘堆塑即刻聚合树脂，根据需要也可以在临时修复体组织面填入即刻聚合树脂。
- 固化后调整临时修复体边缘，在口腔内确认与基牙的适合性。

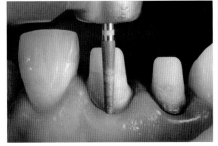

图27　前牙牙体制备时。牙龈压排后在龈缘下制备，仅修整修复体边缘线周边

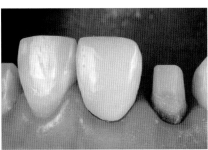

图28　形态修整后的临时修复体。确认修整需要的空间

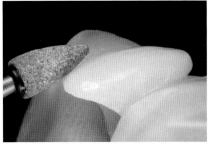

图29　在临时修复体组织面及外面形成斜面

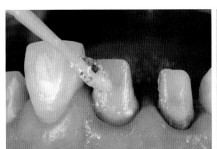

图30　在基牙上涂布分离剂

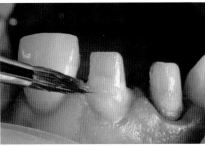

图31　使用毛笔堆积法在基牙边缘堆塑即刻聚合树脂

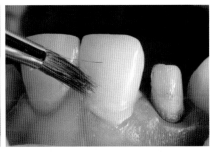

图32　临时修复体压接后在外面堆塑少量即刻聚合树脂

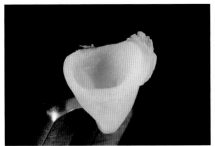

图33　固化后取下并确认边缘清晰度

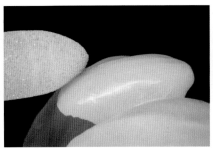

图34　边缘的最终调整

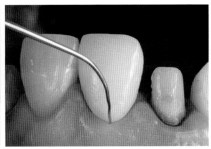

图35　在基牙上试戴临时修复体，使用细探针等确认没有台阶

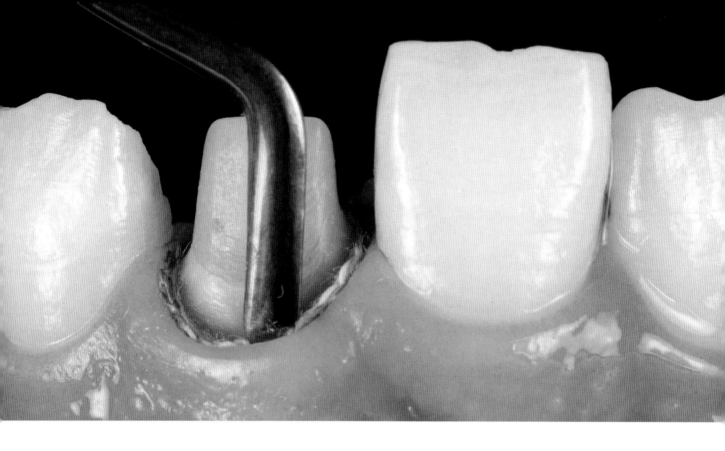

# 排龈与取印模

排龈与取印模必须考虑修复体种类、修复体边缘设定位置、牙周组织性状与形态（参考第1章）等各种各样条件。本章介绍以下几点：

- ·排龈应该考虑的事项。
- ·取印模应该考虑的事项。
- ·取印模后制作工作模型。

## 排龈应该考虑的事项

排龈在牙体制备及制取印模时进行。修复体边缘线设定在龈缘下方的情况下，牙体制备时使用细的压排线。取印模时有使用1根粗压排线的单线技术与细压排线后使用粗压排线的双线技术[1-5]（后面介绍）。排龈时注意不要侵袭牙周组织，需细致地操作。

## 牙体制备时应该考虑的事项

牙体制备时排龈有以下特征。

- 修复体边缘线设定在龈缘下方的情况下，牙体制备时使用细压排线。修复体边缘线设定在压入龈沟底压排线上方的恰当位置（图1~图4，参考第1章）。
- 细压排线按照龈沟比较深的舌侧—邻接部位—邻接部位（对侧）—唇侧的顺序压入，压排线容易稳定。压排线的开始位置与结束位置必须与两端线头一致，切断多余部分后确实在目光可视且操作容易的唇侧中央附近结束压排。

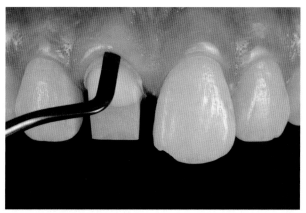

图1 纤维桩核构建基牙后为了进行最终牙体制备，使用细压排线进行排龈

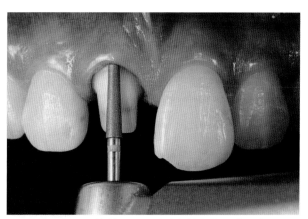

图2 使用超细颗粒斜面型金刚砂车针制备龈缘下方

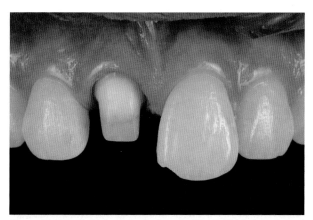

图3 最终牙体制备刚完成后。随后调整并暂时安装临时修复体

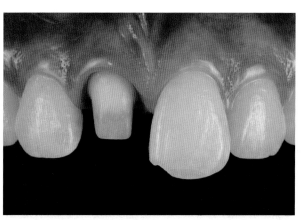

图4 最终牙体制备结束1周后。取下临时修复体，再次评估牙龈状态与修复体边缘线

## 取印模应该考虑的事项

取印模应该考虑的事项有以下几点：

- 牙体制备后调整与暂时安装临时修复体，过段时间后拆下暂时安装的临时修复体确认牙龈状态没有炎症后取印模。
- 根据修复体边缘线的设定位置决定是否需要排龈及压排线的种类。
- 控制龈沟渗出液或出血。
- 使用硅橡胶印模材的情况下，如果使用橡胶类手套就会阻碍聚合作用，所以使用塑料等材质的手套。
- 堵塞邻间隙减少撤出印模时的变形。
- 试戴取印模托盘，确认恰当的托盘尺寸与就位。
- 在托盘上涂布粘接材料防止撤出印模时印模材与托盘分离。
- 仔细撤去压排线，防止摩擦导致出血。
- 使用气枪吹干基牙表面或龈沟内的水分，防止印模鞍裂。
- 撤去压排线后迅速在龈沟内填入印模材。
- 印模材聚合过程中牢固固定托盘。
- 撤出印模时不要使用暴力，确保印模不发生变形。

## 取印模时排龈

取印模时排龈有以下特征：

- 基本上使用双线技术。
- 牙龈较薄、龈沟较浅、修复体边缘线到龈沟底距离较小等情况使用单线技术。
- 粗压排线按照龈沟比较深的邻接部位—舌侧—邻接部位（对侧）—唇侧—邻接部位（开始部位）的顺序压入，最初压入细压排线的开始部位与终止部位错开，取印模撤去粗压排线时不要同时抽出细压排线。
- 对于相邻2颗牙全冠的基牙，如果同时使用双线技术，龈乳头就会被过度压迫，所以作为副牙齿形态模型用印模每颗牙分别制取（详细后面介绍）。
- 根据需要使用止血剂。
- 排龈后5～15分钟撤去压排线，制取印模[2-3]。

## 龈缘下方的印模制取

　　为了正确设计龈缘下方的修复体形态（穿龈轮廓，Emergence profile），最好取得龈缘下方牙根面的印模（图5～图7）。因此，必须使用恰当的压力在水平方向压开龈沟，并在其空间确实地填入印模材。另外，撤出印模时为了不撕断印模材，使用拉伸强度高的材料。

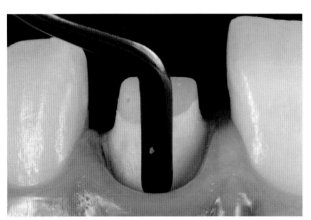

图5　取印模时排龈

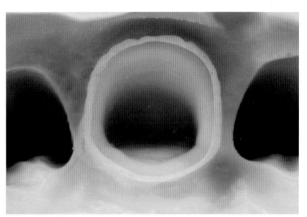

图6　使用双线技术取印模后的印模内面。准确制取了直到龈沟的印模

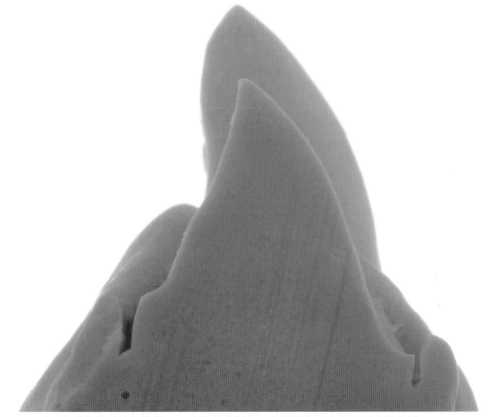

图7　副牙齿形态模型的矢状截面。确认准确制取了直到龈缘下方牙根形态的印模

## 单线技术

单线技术是指使用1根粗压排线排龈与取印模的方法（图8～图11）。适用于牙龈较薄、龈沟较浅、修复体边缘线到龈沟底距离较短等。

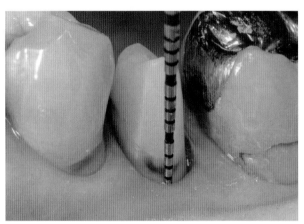

图8　使用生物导向性制备技术刚刚完成最终牙体制备后

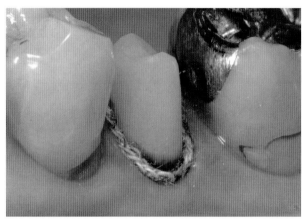

图9　牙龈治愈后由于牙龈较薄，所以决定使用单线技术制取印模

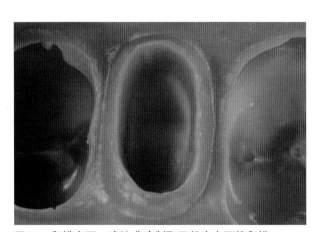

图10　印模内面。确认准确制取了龈沟内面的印模

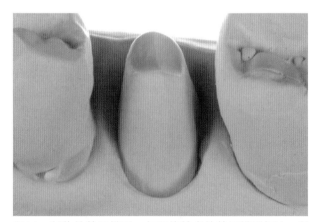

图11　制作的基牙模型。与双线技术的基牙模型相比，龈沟的水平间隙稍小

## 双线技术

双线技术是指压入细压排线后再使用粗压排线排龈与取印模的方法（图12～图20）。取印模前撤去第2根压排线。与单线技术相比容易控制龈沟渗出液，并且容易确保龈沟的水平间隙[2]。

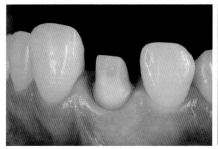

图12　最终牙体制备结束后（图4的继续）。由于牙龈状态与修复体边缘线等没问题，所以决定取印模

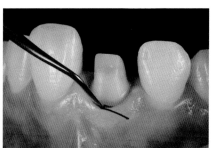

图13　剪1根长的细压排线，按照舌侧—邻接部位—邻接部位（对侧）—唇侧的顺序压入，剪掉多余部分

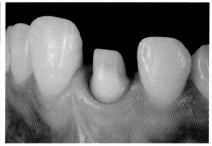

图14　第1根压排线压入后。必须让压排线开始部位和结束部位与线的两端一致，确实位于目光可视且操作容易的唇侧中央附近

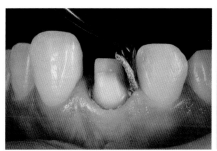

图15　按照龈沟较深的邻接部位—舌侧—邻接部位（对侧）—唇侧—邻接部位（开始部位）的顺序压入第2根粗压排线

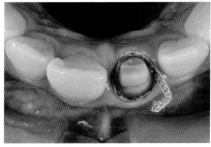

图16　第2根粗压排线压入后，咬合面观察。选择全周可见的粗压排线

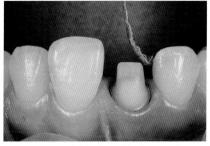

图17　刚去除第2根压排线后。确认龈沟水平敞开

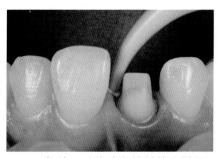

图18　把填入硅橡胶印模材的注射器尖端置于龈沟正上方，压入基牙龈沟的全周及涂布整颗基牙

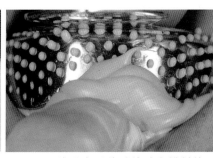

图19　压接盛有重体硅橡胶印模材的托盘，直到印模材完全固化为止

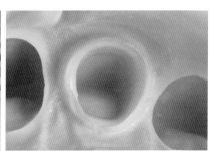

图20　印模内面。确认准确制取了龈沟内面的印模

# 取印模后制作工作模型

关于取印模后工作模型的种类，按照以下几个方面进行说明：

· 分割可卸代型式模型。

· 牙型可卸式模型。

· 副牙型模型及牙列模型。

### 1. 分割可卸代型式模型

此方法是通常使用的方法，是指分割牙列模型中存在的基牙，修整边缘，在1个模型上制作与调整修复体的方法（图21）。由于取1次印模制作1个工作模型，所以比较简便，但是由于分割出现的基牙模型分割部位磨耗与复位偏移可能会导致邻面或咬合面接触点产生微小误差。另外，由于修整了基牙牙龈部位，难以形成与牙龈形态协调的龈缘下方轮廓。主要用于单冠修复、嵌体、高嵌体及咬合面贴面等制作。

### 2. 牙型可卸式模型

主要用于耐火模型法制作贴面的模型。由于不修整基牙牙龈部位，所以容易正确地形成与牙龈协调的形态（图22）。由于基牙模型为着脱式，所以模型磨耗与复位发生的偏移可能导致邻面或咬合面接触点产生误差。

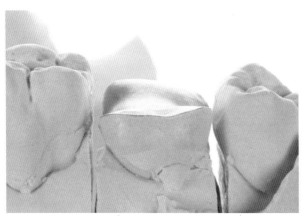

图21　分割可卸代型式模型

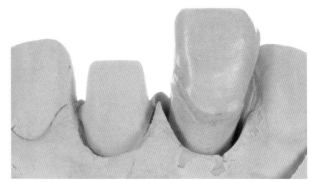

图22　牙型可卸式模型

### 3. 副牙型模型及牙列模型

　　分别制取牙列印模与各基牙印模，制作牙列工作模型并用单颗牙模型调整边缘的方法（图23~图29）。由于不分割模型，所以难以产生邻面或咬合面接触点误差。另外，由于不修整牙列模型基牙牙龈部位，所以容易正确地形成龈缘下方的修复体形态（穿龈轮廓，Emergence profile）。虽然需要多次取印模，但是发现印模中混入气泡等轻度缺陷的情况下只需追加那个部位基牙印模的重新制取就可以应对。先制取副牙型模型用印模，在石膏模型上确认牙体制备没有缺陷后再制取牙列模型用印模。适用于单冠或连冠、固定桥及咬合重建病例等较多修复体制作。

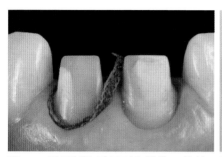
图23　用于制取副牙型印模的双线技术排龈

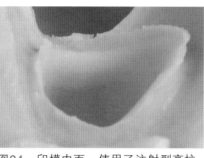
图24　印模内面。使用了注射型高拉伸强度的印模材

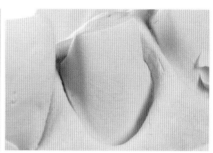
图25　修整前的副牙型模型

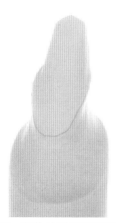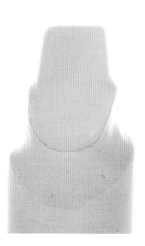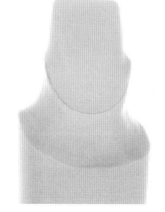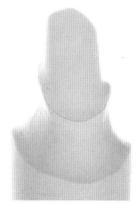
图26　制作的副牙型模型

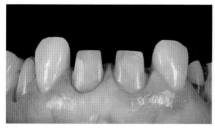
图27　制作牙列模型用印模时。制取牙列模型用印模时，保留各基牙压入的1根细压排线直接取印模

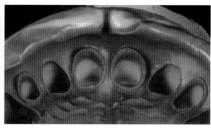
图28　印模内面。使用了注射型流动性最高的印模材

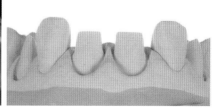
图29　制作的牙列模型

病例概要：患者30岁男性。来院主诉⎣1⎦修复体美学障碍。该部位戴入修复体后的颜貌、口唇与牙列不协调及适合性差。首先拆除修复体，对感染根管进行治疗并使用纤维桩核构建基牙。最终牙体制备、取印

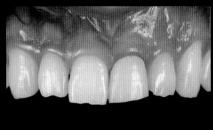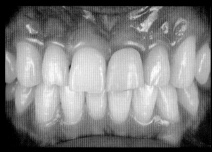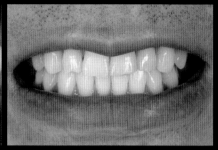

**图30～图32** 初诊时口腔内状态及口唇照片。确认修复体适合性差及牙龈边缘退缩，颜貌、口唇与牙列不协调

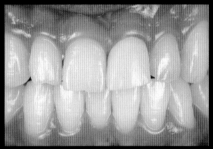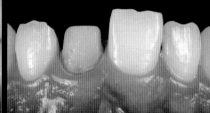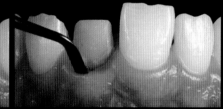

**图33** 在口腔内制作与调整的第1个临时修复体暂时安装后。进行了根管治疗与桩核制备

**图34** 使用纤维桩核构建基牙后

**图35** 最终牙体制备时。首先使用4-0丝线排龈

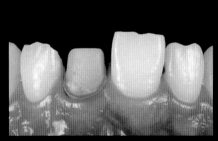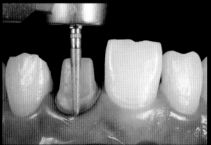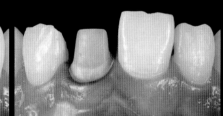

**图36** 排龈后，牙龈边缘的高度微微地向根尖方向移动

**图37** 进行最终牙体制备

**图38** 最终牙体制备刚结束后

模后安装临时修复体，评估美学效果与功能。最终确认后制作与试戴氧化锆基底冠，制取固定印模，完成并安装最终修复体（**图30～图59**）。

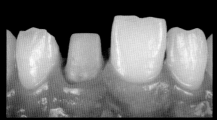

**图39** 最终牙体制备，调整与暂时安装临时修复体后，经过1周时的基牙状态。确认牙龈无炎症

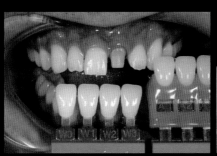

**图40** 制作最终临时修复体用比色。刚来院后在牙齿未干燥的状态下进行

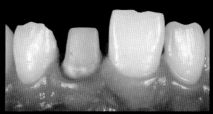

**图41** 取最终印模时，最初在龈沟内压入4-0丝线

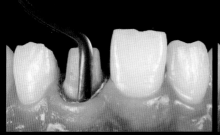

**图42** 接着在龈沟内压入粗压排线

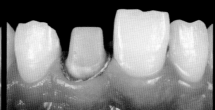

**图43** 粗压排线压入后，等待5～15分钟，撤去粗压排线，制取印模

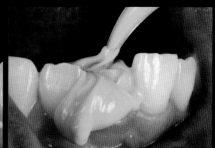

**图44** 在注射器内填入注射型硅橡胶印模材并注入龈沟

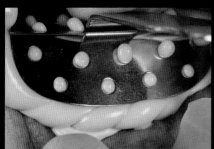

**图45** 使用注射型硅橡胶后压接盛有重体硅橡胶印模材的托盘

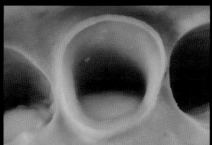

**图46** 固化后副牙型用印模的内面。确认准确制取了龈沟内面的印模

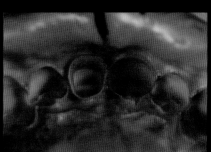

**图47** 副牙型用印模制取后取牙列模型用印模

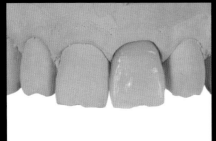

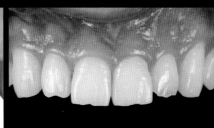

图48　最终临时修复体完成时

图49，图50　在口腔内暂时安装最终临时修复体时。暂时安装后观察1~2个月，并从美学效果、功能、构造力学及生物学方面进行评估

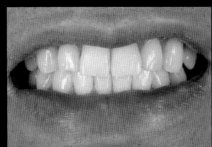

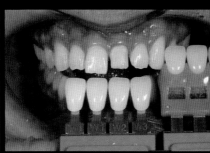

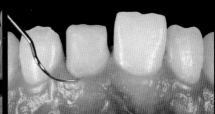

图51　口唇与牙的关系也没问题

图52　试戴氧化锆基底冠并比色

图53　确认制作最终修复体用氧化锆基底冠的适合性

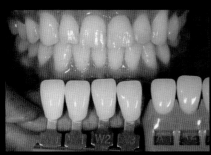

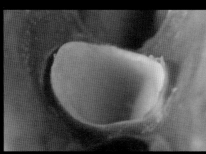

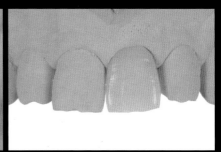

图54　安装最终临时修复体后第2次来院时。在牙齿非干燥状态下进行制作最终修复体的比色

图55　制取固定印模后，印模内面

图56　完成的最终修复体

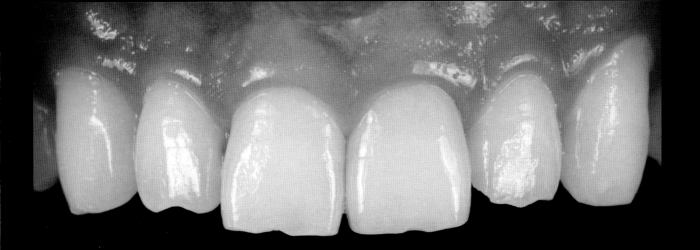

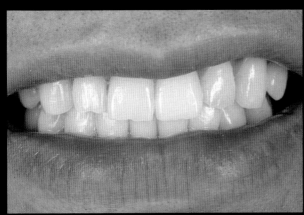
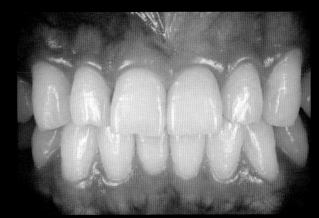

**图57～图59**　安装最终修复体后［制作技师：朗讯（LUCENT）齿科技工所 瓜坂达也］

## 临床病例总结

　　像本病例这样的单冠修复病例，制取副牙型印模及牙列印模，对制作恰当的穿龈轮廓与牙冠形态及提高精度有效。可靠地进行排龈、牙体制备、制取印模等各个步骤操作，可以获得良好的结果。

## 排龈与制取印模使用的器材

这里介绍笔者排龈与制取印模使用的器材（图60~图65）。

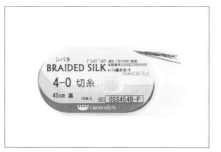

图60　牙体制备与制取印模时使用的丝线［医用缝合丝线（BRAIDED SILK）4-0切断线，CROWNJUN］

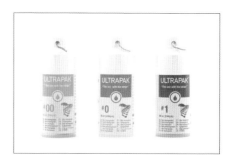

图61　制取印模时使用的压排线（ULTRAPAK，皓齿）

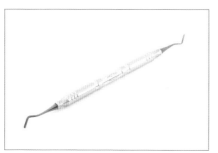

图62　排龈时使用的充填器（树脂充填器DLC，YDM）

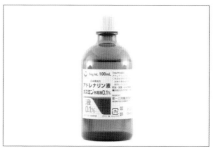

图63　取印模时使用的止血剂（盐酸肾上腺素外用液0.1%，第一三共）

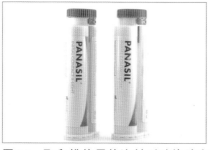

图64　取印模使用的注射型硅橡胶印模材（PANASIL INITIAL CONTACT X-LIGHT及LIGHT，白水贸易）

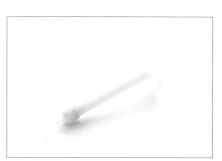

图65　取印模时使用的印模材注射器（GC塑料注射器，GC）

## 总结

本章介绍了排龈与取印模。牙体制备时使用细压排线并在压排线上方恰当的位置设定修复体边缘线。取印模时弄清单线技术或双线技术的选择，为了不侵袭牙周组织必须慎重选择压排线的大小并进行排龈操作。

## 参考文献

[1]  山﨑長郎 監修, 小濱忠一, 瀬戸延泰 編集. コンベンショナルレストレーション クラウンプレパレーション. 医歯薬出版, 2004.

[2]  Fradeani M. Esthetic Rehabilitation in Fixed Prosthodontics Volume 2. Quintessence, 2008.

[3]  Terry DA. The impression: S blueprint to restorative success. Inside Dentistry. 2006; 2(5): 66-71.

[4]  Shillingburg HT Jr. Fundamenrals of fixed prosthodontics, 4th edition. Quintessence, 2012.

[5]  Perakis N, Belser U, Magne P, Final imniquepressions; a review of material properties and description of a current technique. Int J periodontics Restorative Dent. 2004; 24(2): 109-117.

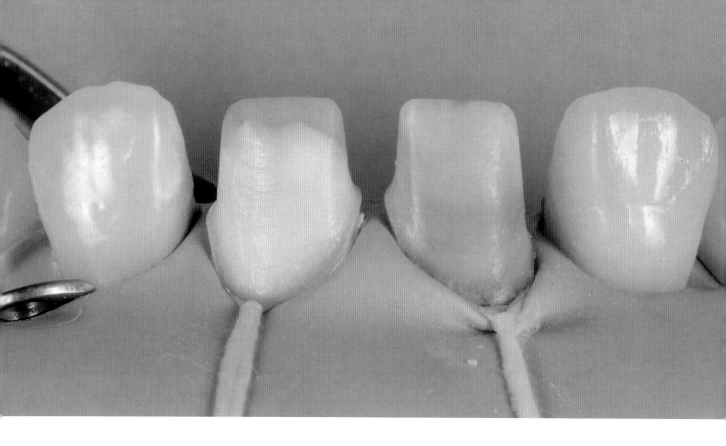

# 修复体安装

## 前言

近年来随着修复体治疗的多样化，安装也必须考虑各种要素选择合适的方法。受修复体与基牙机械摩擦力较大影响的冠、固定桥及粘接非常重要的贴面与咬合面贴面等，安装方法存在较大差异。本章介绍以下几点：

- 基牙应该考虑的事项。
- 修复体应该考虑的事项。
- 橡皮障隔湿。

## 基牙应该考虑的事项

基牙应该考虑的事项有以下几个方面：

- 基牙轴面合聚角。
- 修复体边缘设定位置。
- 基牙颜色。
- 基牙处理。

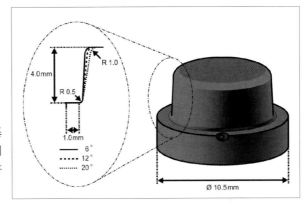

图1，表1　基牙轴面角与修复体组织面及边缘适合性的关系。基牙轴面合聚角越大，组织面及边缘适合性就越好。另外，粘接间隙越大，组织面及边缘适合性就越好（图1获得Iwai等，2008[1]许可；表1根据Iwai等，2008[1]制作）

| 合聚角 | 10μm粘接间隙 | | | | | 30μm粘接间隙 | | | | | 60μm粘接间隙 | | | | |
| --- | --- | --- | --- | --- | --- | --- | --- | --- | --- | --- | --- | --- | --- | --- | --- |
| | 最小 | 25% | 中间 | 75% | 最大 | 最小 | 25% | 中间 | 75% | 最大 | 最小 | 25% | 中间 | 75% | 最大 |
| 内面空间 | | | | | | | | | | | | | | | |
| 6° | 117.6 | 121.7 | 128.1 | 142.1 | 165.4 | 59.3 | 60.2 | 62.3 | 64.1 | 67.7 | 63.1 | 67.9 | 70.0 | 72.2 | 74.9 |
| 12° | 50.3 | 54.2 | 56.2 | 61.1 | 63.5 | 52.6 | 56.6 | 59.9 | 65.1 | 68.3 | 58.0 | 61.1 | 62.8 | 64.5 | 64.8 |
| 20° | 49.1 | 53.0 | 55.5 | 57.2 | 59.9 | 42.9 | 48.5 | 54.0 | 56.6 | 60.8 | 52.6 | 53.5 | 55.1 | 59.7 | 64.2 |
| 边缘适合性 | | | | | | | | | | | | | | | |
| 6° | 63.1 | 72.7 | 77.8 | 82.5 | 102.4 | 33.0 | 36.1 | 40.2 | 42.1 | 42.3 | 31.2 | 35.4 | 37.1 | 38.0 | 39.3 |
| 12° | 28.4 | 37.8 | 43.4 | 45.7 | 49.7 | 30.8 | 36.1 | 40.9 | 44.1 | 46.2 | 26.9 | 28.7 | 30.4 | 31.8 | 33.8 |
| 20° | 29.4 | 39.0 | 42.5 | 45.6 | 49.3 | 28.0 | 33.0 | 36.1 | 39.5 | 45.1 | 20.7 | 25.4 | 27.4 | 28.2 | 30.2 |

### 1. 基牙轴面合聚角

基牙轴面合聚角与粘接时修复体上浮有很大关系。合聚角小的情况下，安装时必须注意冠上浮（图1，表1）[1]。

### 2. 修复体边缘设定位置

修复体边缘设定位置位于龈缘下方的情况下，去除多余粘接剂比较困难。进入龈缘下方多余的粘接剂使用锐利的探针、刀片等谨慎去除。使用橡皮障隔湿使修复体边缘线清晰明了并在邻面压入牙线或特氟隆胶带是防止多余粘接剂进入龈缘下方的有效方法。修复体安装后使用X线片等确认是否有多余粘接剂残存[2]。

### 3. 基牙颜色

存在金属核或重度变色等基牙颜色问题安装全瓷修复体的情况下，必须考虑使用粘接剂的颜色[3]。使用试色糊剂确认基牙颜色是否被充分遮住后再进行最终的安装操作[4]。

### 4. 基牙处理

基牙有牙釉质残留的情况下使用磷酸酸蚀使基牙表面粗糙化[6]。基牙是否使用预处理或粘接剂材料根据使用的树脂粘接剂决定。

## 修复体应该考虑的事项

修复体应该考虑的事项有以下几个方面：

· 粘接间隙。

· 修复体种类。

· 修复体材料。

### 1. 粘接间隙

通常粘接间隙越小，粘接时修复体上浮就越大（图2，表2）[7]。但是，如果粘接间隙设计得太大，对于修复体的应力就会更集中（图3，表3）[8]。考虑这些因素决定粘接间隙。

### 2. 修复体种类

必须根据修复体种类灵活运用粘接剂（表4）。如果是冠、固定桥等修复体，考虑修复体上浮、橡皮障隔湿困难等，建议使用流动性高的双固化树脂粘接剂。关于像贴面、咬合面贴面那样的粘接修复，考虑操作性、操作时间的长短、耐磨耗性、颜色稳定性及去除多余粘接剂的难易程度，建议使用预加热且流动性高的光聚合复合树脂[9-10]。

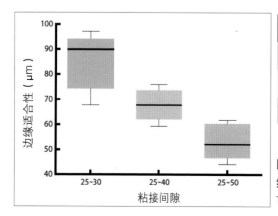

| 分组 | 样本（n） | 平均值 | 标准差 | 最小 | 最大 |
|---|---|---|---|---|---|
| 25~30 | 5 | 85 | 12 | 68 | 97 |
| 25~40 | 5 | 68 | 6 | 60 | 76 |
| 25~50 | 5 | 53 | 7 | 44 | 62 |

（单位：μm）

图2，表2　粘接间隙与边缘适合性的关系。确认粘接间隙较小组（25~30μm）修复体边缘上浮（图2获得Kale等，2016[7]许可；表2根据Kale等，2016[7]制作）

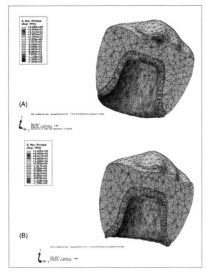

| 设计/部分 | 粘接间隙薄 | 粘接间隙厚 |
|---|---|---|
| 饰面瓷咬合面 | 80.0 | 115.0 |
| 饰面瓷牙尖 | 5.7 | 10.8 |
| 基底冠咬合面 | 33.0 | 41.0 |
| 基底冠牙尖 | 29.0 | 62.0 |

（单位：μm）

图3，表3　粘接间隙与修复体受到应力的关系。粘接间隙较厚（图3A）修复体及氧化锆基底受到的应力（图3获得Rezende等，2017[8]许可；表3根据Rezende等，2017[8]制作）

表4　修复体种类与使用的粘接剂与修复体上浮的关系。嵌体（IN）、高嵌体（ON）、咬合面贴面（OV）使用复合树脂（cr）比双固化树脂粘接剂（cem）安装，安装前后的上浮量较少（根据Magne等，2018[9]制作）

| 种类 | 粘接剂聚合后的上浮量（标准差） |
|---|---|
| INcr（1） | –0.7（1.6） |
| INcem（2） | 7.7（5.7） |
| ONcr（3） | –2.9（1.1） |
| ONcem（4） | –7.3（2.7） |
| OVcr（5） | –3.9（2.6） |
| OVcem（6） | –7（2.3） |

（单位：μm）

### 3. 修复体材料

必须根据修复体材料灵活运用修复体组织面的粘接前处理。以二硅酸锂为主的陶瓷进行组织面氢氟酸处理、硅烷偶联剂处理及粘接处理[10-13]。氧化锆陶瓷使用氧化铝颗粒或氧化硅涂层的氧化铝颗粒进行组织面喷砂处理及使用含有粘接性甲基丙烯酰氧癸基磷酸酯（MDP）处理剂进行组织面处理[14-16]。

## 橡皮障隔湿

修复治疗使用橡皮障隔湿的优点如下[17-19]：

· 防止修复体及器材的误吞与误咽。

· 保持开口度。

· 患牙的可见性或可及性变得容易。

· 排除颊黏膜与舌。

· 使用结扎或夹具排除牙龈。

· 排除龈沟渗出液与出血。

· 排除唾液防湿与防止感染。

· 排除呼气防湿。

· 通过防湿提高粘接力。

· 易于去除多余粘接剂。

病例概要：患者是30岁男性。来院主诉上前牙破折部位美学障碍。<u>1|1</u>是死髓牙，<u>2|</u>瓷贴面破折，<u>|3</u>牙冠破折的活髓牙。上前牙舌侧装有正畸治疗后的舌侧丝保持器（其他医院15年前结束正畸并保持）。首先<u>1|1</u>根管治疗并使用纤维桩核构建基牙。最终牙体制备、取印模后安装最终临时修复体，评

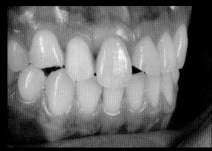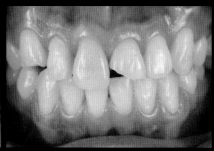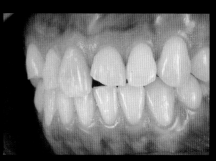

**图4 ~ 图6** 初诊时口腔内状态。<u>3|1</u>牙冠1/3破折，美学效果不协调

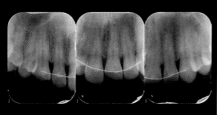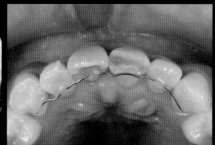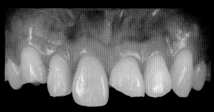

**图7** 初诊时X线片。确认<u>|3</u>冠折未达牙髓

**图8** 初诊时咬合面观察。上前牙舌侧装有正畸治疗后的舌侧丝保持器

**图9** 初诊时上颌正面观察。确认<u>1|</u>变色

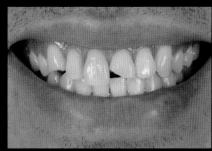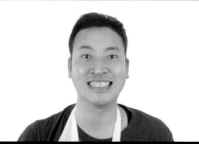

**图10，图11** 初诊时口唇及颜貌照片。确认牙冠破折导致颜貌、口唇与牙列的美学效果不协调（照片获得患者许可）

**图12** 诊断蜡型

估美学效果与功能。最终确认后完成最终修复体（ <u>1|1</u> ：氧化锆烧附饰面瓷冠， <u>32</u> ：烤瓷贴面）并安装
（图4～图80）。

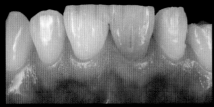

**图13**　<u>1|1</u>根管治疗与桩核制备后，从切缘及唇侧开始牙体制备

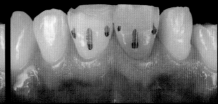

**图14**　标记引导沟，从轴面第2个面开始粗略制备

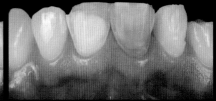

**图15**　唇侧粗略制备结束后

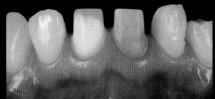

**图16**　龈缘上方进行粗略制备的状态

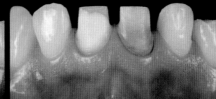

**图17**　为了龈缘下方的牙体制备，压入细压排线（4-0丝线）状态

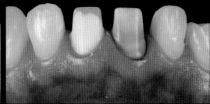

**图18**　最终牙体制备刚结束后

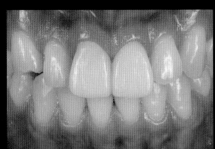

**图19**　在口腔内制作临时修复体并暂时安装

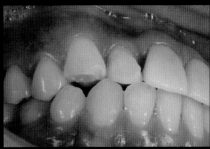

**图20，图21**　<u>1|1</u>牙体制备后，进行<u>32</u>牙体制备。确认现有状态的前牙临时修复体与前牙诱导，根据诊断蜡型获得的最终外形决定最终的制备形态

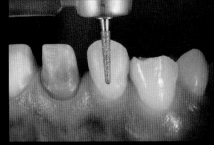

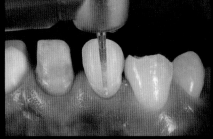

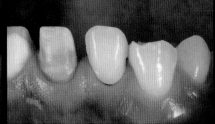

**图22** 使用金刚砂车针仔细去除 2 残存的瓷贴面及树脂粘接剂

**图23** 使用细压排线排龈，在龈缘上方制备修复体边缘线

**图24** 最终牙体制备完成后

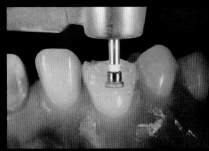

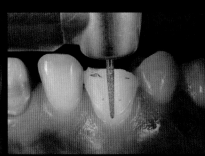

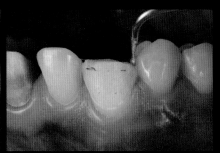

**图25** 3 牙体制备。唇侧牙颈部制备0.3mm引导沟，唇侧中央及切缘制备0.5mm引导沟

**图26** 沿引导沟粗略制备唇侧

**图27** 切缘唇侧移行部位为了不切削到邻牙，使用超声波工作尖

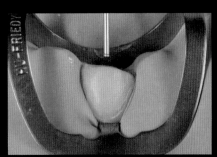

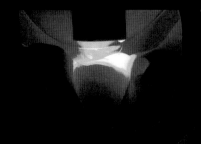

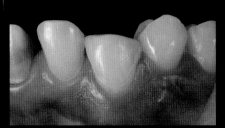

**图28** 橡皮障隔湿，切缘牙本质暴露部位进行即刻牙本质封闭（Immediate dentin sealing；IDS）

**图29** 进行光照

**图30** 最终牙体制备结束后

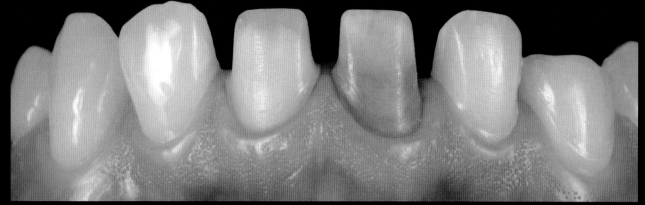

图31 最终牙体制备结束后

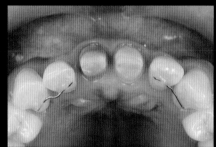

图32 最终牙体制备结束后咬合面观察。仅去除 1|1 舌侧丝保持器

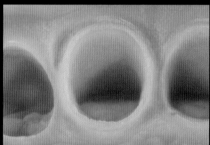

图33 全冠部位副牙型印模内面。进行双重排龈，可以确认确切地取得了龈缘下方的印模

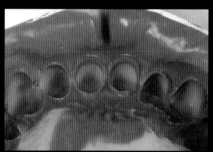

图34 牙列模型印模内面。由于 3 2| 打算使用耐火模型法制作，所以进行双重排龈制取印模

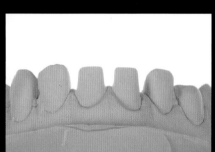

图35 工作牙列模型

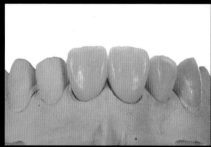

图36 最终临时修复体完成时

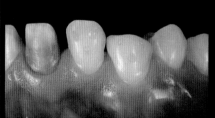

图37 使用磷酸酸蚀，基牙进行点酸蚀

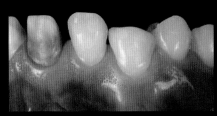

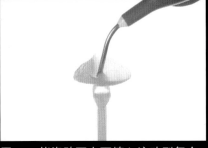

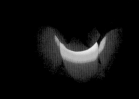

**图38** 点酸蚀后，牙釉质部分脱钙的状态

**图39** 烤瓷贴面内面填入流动型复合树脂

**图40** 压接烤瓷贴面后，去除多余粘接剂，进行光照

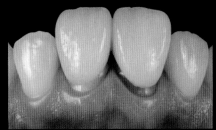

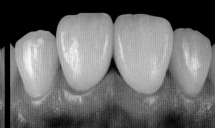

**图41** 烤瓷贴面的临时修复体暂时安装后，试戴 1|1 的临时修复体

**图42，图43** 最终临时修复体安装后。1|1 的龈缘与临时修复体还不协调

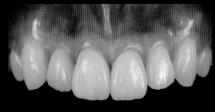

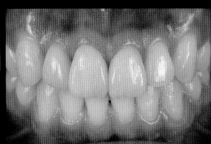

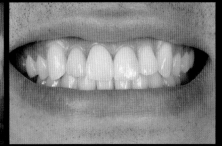

**图44~图46** 临时修复体安装1周后的口腔内状态及口唇照片。确认口唇与牙列协调。确认美学效果与功能，并且确认了与牙龈的协调，进行最终修复体制作

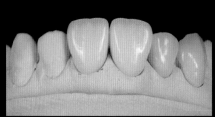

**图47** 最终修复体完成

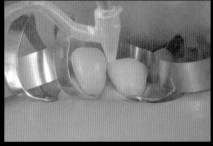

**图48** 首先安装 3 2|贴面，对基牙进行喷砂处理

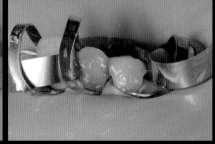

**图49** 基牙喷砂处理后进行磷酸酸蚀

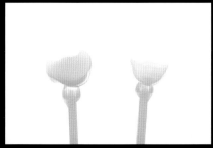

**图50** 贴面内面进行氢氟酸处理与硅烷偶联剂处理并涂布粘接剂

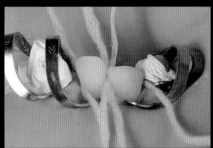

**图51** 为了方便去除多余粘接剂，在邻面压入超级牙线

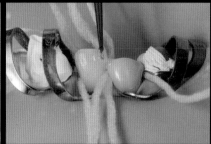

**图52** 对基牙进行预处理与粘接剂处理

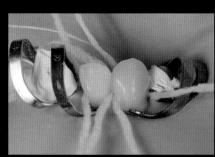

**图53** 在贴面内面填入复合树脂后，压接贴面

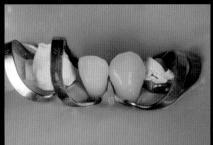

**图54** 去除多余粘接剂后在 3 2|之间插入楔子分离牙齿

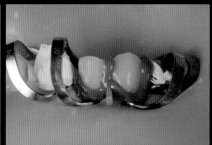

**图55** 为了便于去除邻面与牙颈部边缘附近的多余粘接剂，使用硅橡胶印模材

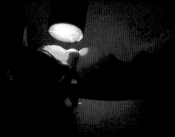 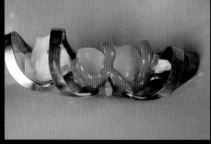 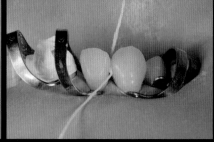

**图56** 从唇侧边压接瓷贴面，边进行3秒左右的光照，暂时聚合

**图57** 光照后去除硅橡胶印模材及楔子

**图58** 使用牙线去除邻面未聚合的多余粘接剂

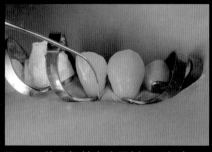 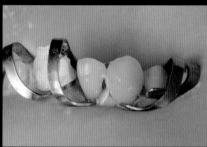 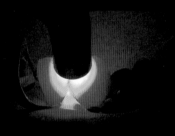

**图59** 使用探针去除唇侧牙颈部未聚合的多余粘接剂

**图60** 在边缘部位涂布空气遮蔽剂

**图61** 进行充分的光照，使粘接剂完全聚合

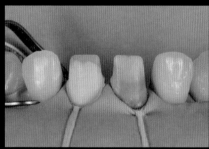 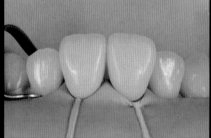 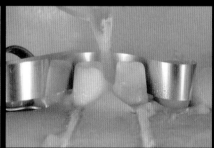

**图62** 贴面安装后为了安装全冠，更换夹具及使用牙线结扎

**图63** 全冠试戴时。确认橡皮障位于冠边缘的下方

**图64** 喷砂处理

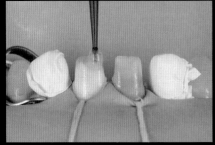

**图65** 预处理与粘接剂处理

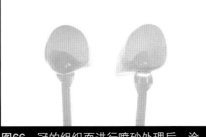

**图66** 冠的组织面进行喷砂处理后，涂布甲基丙烯酰氧基二氢磷酸酯（MDP）单体、粘接剂及填入复合树脂

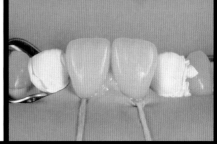

**图67** 全冠压接时。由于 1 变色严重，所以使用明度高的复合树脂

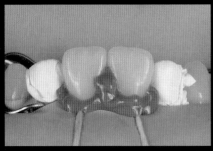

**图68** 为了便于去除邻面与牙颈部边缘附近多余粘接剂，使用硅橡胶印模材

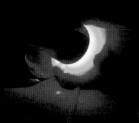

**图69** 从切缘边压接全冠边光照3秒左右进行暂时聚合

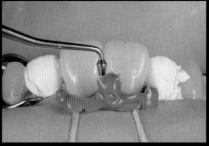

**图70** 光照后去除硅橡胶印模材

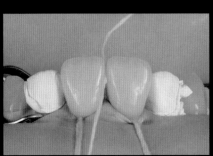

**图71** 使用牙线等去除邻面多余粘接剂

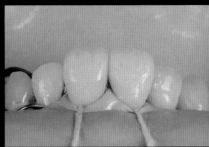

**图72** 在边缘部位涂布空气遮蔽剂

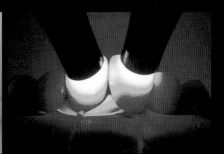

**图73** 进行充分的光照，使粘接剂完全聚合

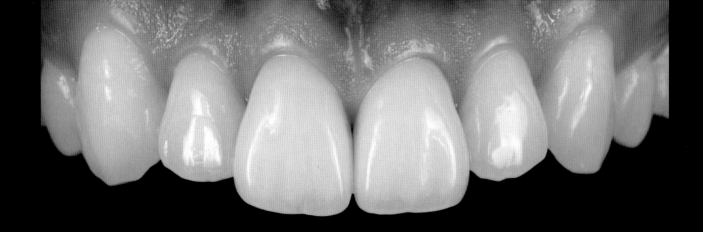

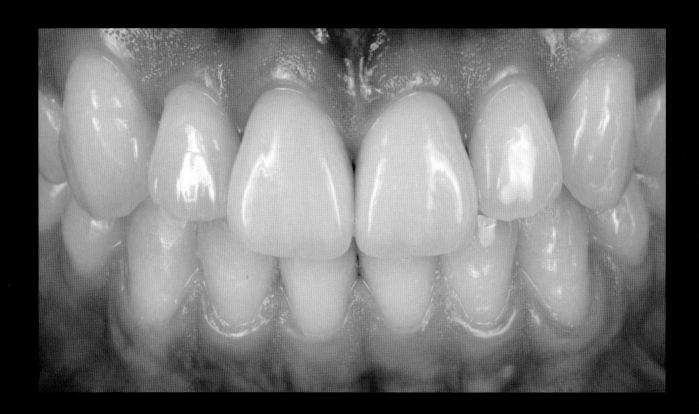

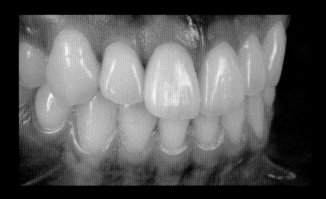

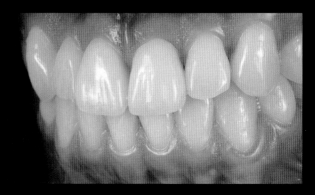

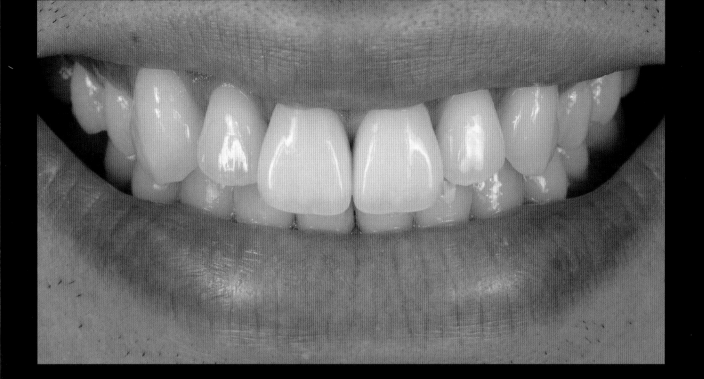

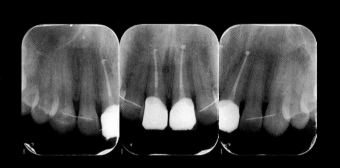

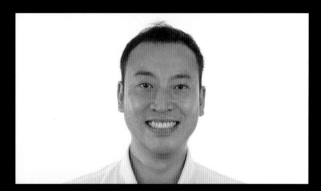

图74～图80　安装最终修复体后（制作技师：LORE青木健治）

## 病例总结

　　像本病例这样混合使用烤瓷贴面与全冠的病例，根据前面介绍的优点最好进行橡皮障隔湿。比色难度高的病例在试戴前使用试色糊剂，确认颜色后再使用光固化型或双固化型树脂粘接剂。

## 安装修复体使用的器材

这里介绍笔者安装修复体时使用的器材（图81～图86）。

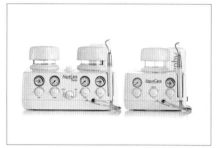

图81　空气喷磨牙面清扫切削器
（AquaCare，森村）。1台具备牙齿
切削、清扫及抑制过敏等多种功能

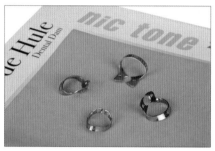

图82　隔湿使用的橡皮障（Nic Tone
橡皮障，森村）与夹具（No.W8A、
33，日本豪孚迪；No.W2A、44，
DENTECH）

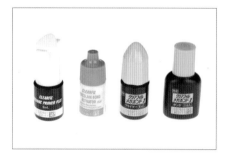

图83　笔者使用的处理剂及粘接剂
（可乐丽菲露陶瓷前处理剂Plus、可
乐丽菲露陶瓷粘接剂活化剂、Clearfil
Porcelain Bond Activator、可乐丽菲露
超级粘接剂2，可乐丽则武齿科）

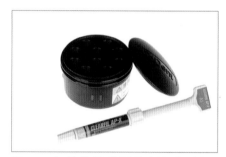

图84　加热粘接使用的光聚合型复
合树脂（可乐丽菲露AP-X，可乐丽
则武齿科）及加热器（Calset瓷贴面
Trayset，吉田）

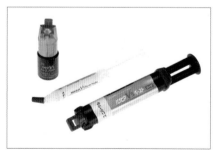

图85　安装全冠等修复体使用的双固
化型树脂粘接剂（Panavia V5 Paste，
可乐丽则武齿科）

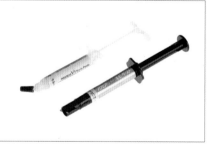

图86　安装贴面等修复体使用的光聚
合型树脂粘接剂（Panavia Veneer LC
Paste，可乐丽则武齿科）

# 总结

本章介绍了修复体安装。目前随着修复体材料及粘接系统的进一步发展，考虑各自的组合选择最合适的方法实现修复体长期的固位。

# 参考文献

[1] Iwai T, Komine F, Saito A, Matumura H. Influence of convergence angle and cement space on adaptation of zirconium dioxide ceramic copings. Acta Odontol Stand. 2008; 66(4): 214-218.（www.tandfonline.com）.

[2] Fradeani M, Barducci G. Estetic Rehabilitation in fixed prosthodontics Volume2. Quintessence Publishing, 2008.

[3] Bacchi A, Boccardi S, Alessandretti R, Pereira G. Substrate masking ability of bilayer and monolithic ceramics used for complete crowns and the effect of association with an opaque resin-based luting agent. J Prosthodont Res. 2019; 63(3): 321-326.

[4] Fachietto E, Chiapinotto G, Barreto V, Pecho O, Pereira G, Bacchi A. Masking ability of CAD-CAM monolithic ceramics : effect of ceramic type and thickness, and try-in paste shade. Quintessence Int. 2023. Online ahead of print.

[5] Buonocore MG. A simple method of increasing the adhesion of acrylic filling materials to enamel surface. J Dent Res. 1955; 34(6): 849-853.

[6] Santos M, Bapoo H, Rizkalla A, Santos G. Effect of dentin-cleaning techniques on the shear bond strength of self-adhesive resin luting cement to dentin. Oper Dent. 2011; 36(5): 512-520.

[7] Kale E, Seker E, Yilmaz B, Özçelik T. Effect of cement space on the marginal fit of CAD-CAM-fabricated monolithic zirconia crowns. J Prosthet Dent 2016; 116(6): 890-895.

[8] Rezende C, Borges A, Gonzaga C, Duan Y, Rubo J, Griggs J. Effect of cement space on stress distribution in Y-TZP based crowns. Dental Mater. 2017; 33(2): 144-151.

[9] Magne P, et al. Luting of inlays, onlays, and overlays with preheated restorative composite resin dose not prevent seating accuracy. Int J Esthet Dent. 2018; 13(3): 318-332.

[10] Magne P, Belser U. Biomimetic restorative dentistry. Quintessence, 2022.

[11] Ramakrishnaiah R, Alkheraif AA, Divakar DD, Matinlinna JP, Vallittu PK. The effect of hydrofluoric acid etching duration on the surface micromorphology, roughness, and wettability of dental ceramics. Int J Mol Sci. 2016; 17(6): E822.

[12] Aboushelib MN, Sleem D. Microtensile bond strength of lithium disilicate ceramics to resin adhesives. J Adhes Dent. 2014; 16(6): 547-552.

[13] Fonzar R, Goracci C, Carrbba M, Louca C, Ferrari M, Vinchi A. Influence of acid concentration and etching time on composite cement adhesion of lithium-silicate glass ceramics. J Adhes Dent. 2020; 22(2): 175-182.

[14] Blatz MB, Alvarez M, Sawyer K, Brindis M. How to bond zirconia: the APC concept. Compend Contin Educ Dent. 2016; 37(9): 611-618.

[15] Zhang X, Liang W, Jiang F, Wang Z, Zhao J, Zhou C, Wu J. Effects of air-abrasion pressure on mechanical and bonding properties of translucent zirconia. Clin Oral Investig. 2021; 25(4): 1979-1988.

[16] Yoshida K. Influence of alumina air-abrasion for highly translucent partially stabilized zirconia on flexural strength, surface properties, and bond strength of rein cement. J App Oral Sci. 2020; 28: e20190371.

[17] Re G, Porter K, Marshall T. Rubber dam isolation in a difficult situation. J Prosthet Dent. 1986; 56(3): 319-321.

[18] Browet S, Gerdolle D. Precision and security in restorative dentistry: the synergy of isolation and magnification. Int J Esthet Dent. 2017; 12(2): 172-185.

[19] Falacho R, Melo E, Marques J, Ramos J, Guerra F, Blatz M. Clinical in-situ evaluation of the effect of rubber dam isolation on bond strength to enamel. J Esthet Restor Dent. 2023; 35(1): 48-55.

# 译者简介 Translator

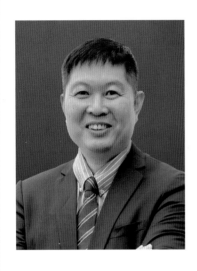

**汤学华**

博士、主任医师

南京秦淮久雅口腔诊所院长

· 1996年6月　毕业于第四军医大学
· 1996年7月—2016年12月　南京军区总医院口腔科工作
· 2001年9月—2002年9月　日本ILO协会研修
· 2005年9月—2007年12月　南京大学医学院硕士研究生在读
· 2008年4月—2012年3月　日本大阪大学齿学研究科博士研究生在读
· 2015年1月　南方医科大学硕士研究生导师
· 2017年7月　成立南京秦淮久雅口腔诊所
· 2019年8月　成立南京久雅口腔医疗管理有限公司

　　长期从事口腔修复、牙齿美学修复、咬合诊断与治疗、颞下颌关节病诊断与治疗等工作。迄今，在国内外发表论文20余篇，其中被《Journal of Dentistry》等国际知名期刊收录SCI论文9篇，翻译专著《口腔种植咬合技术》《自体牙移植与再植：从这里开始着手》《日常临床实用咬合技术》《口腔修复治疗必备咬合基础知识》《天然牙形态学（基础篇）》《天然牙形态学（进阶篇）》《片冈繁夫牙齿形态学》《舒适性全口义齿修复学》《临床功能咬合学：基于咬合7要素的临床咬合学》《自体牙移植与再植技巧》。主要进行咬合学、牙齿美学、修复与种植材料等方面的研究。